广州中医药大学特色创新教材

# 临床基本技能操作

主编 万 幸

科学出版社

北 京

# 内 容 简 介

本书是广州中医药大学临床技能实验教学中心组织编写的临床技能培训教材，主要内容包括中医诊断、针灸推拿、诊断学、内科学、外科学、急救及护理等基本技能训练。作为从基础走向临床的桥梁课程，本书适用于完成理论学习准备进入临床的学生学习使用。本书强调操作流程的完整性和规范性，为做一名合格医生打下坚实的基本功。

本书也可以作为中医院校的临床准入考试及毕业考核、中医住院医师规范化培训结业考核、中医类别执业医师资格考试的备考用书。

图书在版编目（CIP）数据

临床基本技能操作 / 万幸主编. —北京：科学出版社，2024.1
广州中医药大学特色创新教材
ISBN 978-7-03-076295-5

Ⅰ. ①临… Ⅱ. ①万… Ⅲ. ①临床医学–中医学院–教材 Ⅳ. ①R4

中国国家版本馆 CIP 数据核字（2023）第 169571 号

责任编辑：刘 亚 郭海燕 / 责任校对：周思梦
责任印制：徐晓晨 / 封面设计：蓝正设计

科学出版社 出版
北京东黄城根北街 16 号
邮政编码：100717
http://www.sciencep.com
北京虎彩文化传播有限公司 印刷
科学出版社发行 各地新华书店经销
*
2024 年 1 月第 一 版 开本：787×1092 1/16
2024 年 1 月第一次印刷 印张：14 1/4
字数：343 000
定价：88.00 元
（如有印装质量问题，我社负责调换）

# 编委会

# 前　言

　　党的二十大报告提出"教育、科技、人才是全面建设社会主义现代化国家的基础性、战略性支撑"，体现了党和国家对于新时代实施科教兴国战略的高度重视，对教育、科技、人才的高度重视。重经典，强临床是中医药高等教育的不二法宝。广州中医药大学历来重视中医学类学生的临床技能培训，2001年成立临床技能实验教学中心，2006年成为广东省高校实验教学示范中心，2010年成为国家级中医学实验教学示范中心，多年来，临床技能实验教学中心积极推进中医学实验教学体系改革和创新，力图以岗位胜任能力为导向，对临床基本技能的实验教学内容进行优化整合，提高实验（实训）教学水平，让即将进入临床的中医学生熟练掌握基本临床技能，胜任临床工作。在临床技能实验教学改革实践中，以中医学人才培养方案和教学大纲为指引，主动对标国家医师资格考试大纲及中医住院医师规范化培训，为中医学生的毕业后职业生涯铺平道路。

　　教材是学校教育的基本依据，是培养医学人才和目标的重要载体，是党的教育指导方针及教育目标全面落实的重要保障。我校高度重视医学教材编制工作，要求以教材建设为主要抓手，大力推动医学课程和教学方法改革。《临床基本技能操作》是具有中医类院校特色的实验教学专用教材，积累了我校近年实验教学改革经验，是中医学实验教学体系的重要支撑，体现实验（实训）教学特色。

　　本教材主要面向中医学、中西医结合和针灸推拿学3个专业，在编写的形式上，充分结合中医医学生临床能力培养，把握实践医学教育改革和新要求。本教材分为中医诊断、针灸推拿、内科技能、外科技能、急救技能等五大模块。编委成员来自不同的教学单位，在保留教学特色的基础上，力图使操作内容规范化、标准化。本教材第一章和第六章由杨晓军、陈鹏、吴胜菊、吴思慧、陈卓群、鲁嘉欣等老师编写，第二至四章由李万瑶、林敏、谢素君、朱圣芳、关柳青、赵斌斌、陈玮、谢嘉亮、康梦如、谢家辉、劳文俊、徐长琼、万赖思琪等老师编写，第五章由李辉、柯嘉、刘诗怡等老师编写，第七章由谭康联、邓晨晖老师编写。全书由万幸、李万瑶、杨晓军、李辉、谭康联审阅。

　　感谢所有为本教材提供建议和做出贡献的老师们！特别感谢李伟杭老师、朱圣芳博士在相关机能操作图片拍摄中做出的积极贡献和热心支持！

编　者

2022年5月8日

# 目　　录

前言

━━━━━○ **第一章　中医临床技能 / 1**
第一节　望诊 / 1
第二节　问诊 / 17
第三节　脉诊 / 30
第四节　中医临床思维训练 / 35

━━━━━○ **第二章　腧穴学 / 36**
第一节　腧穴的主治特点与规律 / 36
第二节　腧穴的定位方法 / 39
第三节　常用针灸穴位 / 41

━━━━━○ **第三章　针灸操作技术 / 79**
第一节　毫针刺法 / 79
第二节　针灸异常情况处理 / 98
第三节　灸法 / 104

━━━━━○ **第四章　推拿手法 / 115**

━━━━━○ **第五章　急诊技能 / 127**
第一节　成人心肺复苏 / 127
　　附　婴儿、儿童心肺复苏 / 130
第二节　心脏电复律 / 132
　　附　AED 的使用 / 135
第三节　气道异物梗阻的急救 / 136
　　附　气道梗阻的自救 / 139
第四节　经口气管插管术 / 139
　　附　婴幼儿气管插管 / 142

第五节　脊柱固定与搬运 / 143

第六节　伤口处理与骨折固定 / 147

第六章　**内科临床综合技能 / 153**

第一节　病史采集 / 153

第二节　体格检查 / 162

第三节　内科常用穿刺术 / 182

第四节　内科技能考核评分表 / 189

第五节　胃管置入术 / 199

第六节　导尿术 / 201

第七章　**外科基本技能 / 205**

第一节　外科手消毒 / 205

第二节　手术区消毒、铺巾 / 208

附　几种常见的手术区消毒范围 / 211

第三节　穿脱手术衣、戴脱无菌手套 / 211

第四节　外科手术基本操作 / 213

第五节　伤口换药、疮面换药 / 215

第六节　腔镜基本操作技术 / 217

**参考文献 / 220**

# 第一章　中医临床技能

中医四诊是中医诊断独有的收集病情资料、诊察疾病的方法。望闻问切，是每一位中医师必备的中医技能。《医宗金鉴·四诊心法要诀》中言"望以目察，闻以耳占，问以言审，切以指参。明斯诊道，识病根源，能合色脉，可以万全"，阐释了四诊技能在临证中的重要性。作为理论基础与临床实践联系的桥梁，四诊技能兼具理论性和实践性的特点，不仅知识点繁多、抽象，在理解和记忆上需要花费精力；在实践中，还需规范训练、反复练习，培养正确的中医临床辨证思维及独立分析问题、解决问题的能力，方能夯实中医根基，实现"上士欲会其全，非备四诊不可"。

本章以中医四诊实训教学内容为基础，结合我校临床技能实验教学中心的实训平台，主要介绍望诊、问诊、脉诊和中医临床思维训练的内容。

## 第一节　望　　诊

望诊是根据脏腑、经络等理论诊察疾病的方法。人体外部和五脏六腑关系密切，若脏腑功能活动有变化，必然反映于人体外部的神、色、形、态等各方面。五脏六腑和体表由十二经脉贯通在一起，又分别和全身的筋、骨、皮、肉、脉（五体）相配：肺主皮毛，肝主筋，脾主肌肉，心主血脉，肾主骨。五官亦与五脏相关：鼻为肺之窍，目为肝之窍，口为脾之窍，舌为心之窍，耳为肾之窍。因此，观察体表和五官形态功能的变化征象，可推断内脏的变化。同时还可反映全身精气的盈亏。精、气、神的变化主要表现在头部和双目，兼反映于全身形态、语言气息、面部色泽乃至脉象、舌象等方面。精充、气足、神旺，是健康的征象；精亏、气虚、神耗，是疾病的表现和原因。因此，望诊不仅可诊察内脏病变，还可了解人体精、气、神的动态变化情况。

望诊要求在刚一接触患者的短暂时间内，首先对患者的整体状况（神气、面部色泽、形体及动态等）进行观察；在对整体状况进行望诊的基础上，根据诊断和病情的需要，对患者的某些局部（如头面、颈项、躯体、四肢、二阴、皮肤等）的情况及某些排出物（如痰、涎、涕、呕吐物、大小便等）的形、色、质、量进行观察；常规情况下，对每个患者的舌象都要观望。如果患者为3岁以下的婴幼儿，还应注意观察患儿食指络脉的情况。

## 一、全身望诊

### （一）方法与要求

**1. 方法**

1）患者面向自然光线，取坐位或仰卧位。

2）患者体态自然，充分暴露受检部位。

3）遇到一些望诊内容在就诊刻下无法获取者，可通过询问患者、家属获取，或事后有条件时再观望获取。

**2. 操作**

（1）望神

医者首先应观察患者眼睛的明亮度，即目光是明亮有泽还是晦暗无光；其次，应观察患者眼球的运动度，即眼球运动灵活还是运动不灵，具体操作时医者可将食指竖立在患者眼前，并嘱患者眼睛随医者的食指做上下左右移动。若患者眼球移动灵活是有神的表现，反之，若移动迟钝或不能移动均为失神的表现。然后，观察患者思维意识是否正常，有无神志不清或模糊、昏迷或昏厥等；患者精神状态是否正常，有无精神不振、萎靡、烦躁、错乱等；应观察患者面部表情是丰富自然还是淡漠无情，有无痛苦、呆钝等表现。最后得出患者得神、少神、失神或假神等结论。

（2）望色

望色是指观察人体皮肤色泽变化以诊察病情的方法，又称"色诊"。色是颜色，即色调变化；泽是光泽，即明亮度。除了皮肤色泽之外，望色还包括对体表黏膜、排出物等颜色的观察，但在临证过程中望色的重点是面部皮肤的色泽。

（3）望形体

望形体包括观察患者体型、体质、营养、发育状况，以及有无体胖、体瘦、虚弱等。重点观察体型、头型、颈项、肩部、胸廓。

（4）望姿态

望姿态包括观察患者行走坐卧姿势有无异常改变。体位、步态、运动是否自如，有无蜷卧、躁动不安、强迫体征等。坐形要观察患者是坐而仰首还是坐而俯首，是端坐还是屈曲抱腹或抱头。卧式要观察患者卧时面部朝里还是朝外，仰卧还是俯卧，平卧、斜卧还是侧卧等。立姿要观察患者端正直立还是弯腰屈背，有无站立不稳或不耐久站或扶物支撑的情况。行态要观察患者行走时是否以手护腰，行走之际有无突然停步以手护心或行走时身体震动不定的情况。

异常动作要注意患者有无睑、唇、面、指（趾）的颤动，有无颈项强直、四肢抽搐、角弓反张的情况，有无猝然昏倒、不省人事、口眼㖞斜、半身不遂的情况，有无恶寒战栗、肢体软弱的情况，有无关节拘挛、屈伸不利的情况。儿童还应注意有无挤眉眨眼，努嘴伸舌的情况。

**3. 望诊注意事项**

（1）充分暴露，细致观察

诊察时要充分暴露患者受检部位，以便完整、细致地进行观察。

（2）静心凝神，排除杂念

望诊时医生应集中注意力，排除杂念，这样才能发现异常体征，捕捉到疾病的相关信息。

如望神的方法是"以神会神"，即是以医者之神去观察、体会患者之神。

（3）辨别真假，排除假象

望诊时医者应注意辨识假象。如假神与疾病好转的区别在于二者虽然都是以病情危重为前提，但假神出现多为久病、重病治疗无效的前提下，突然出现个别现象的一时性好转，且与整体病情危重情况不相一致。在对患者的面色、唇色进行望诊时一定要注意是患者本来的颜色还是化妆使然。故对女患者进行面部和口唇的望诊时，一定要嘱其在卸妆的情况下进行。观察头发，应注意是真发还是假发，头发颜色是本色还是染色，观察头发色泽时还应注意是否刚上了发蜡、发油等。

（4）注意非疾病因素的影响

望诊时应注意排除各种体内外因素所致色泽的生理性改变（如饮酒、气温、情绪激动等）及人为因素所致改变（如染发、化妆等）。要注意将患者色泽的变化与正常的色泽进行比较。

（二）望神的内容与临床意义

**1. 得神**

得神即有神，是精充气足神旺的表现。

（1）临床表现

神志清楚，语言清晰，目光明亮，精彩内含；面色荣润含蓄，表情丰富自然，反应灵敏，动作灵活，体态自如；呼吸平稳，肌肉不削。

（2）临床意义

提示精气充盛，体健神旺，为健康的表现，或虽病而精气未衰，病轻易治，预后良好。

**2. 少神**

少神又称为神气不足，是指精气不足、神气不旺的表现。介于得神与失神之间。

（1）临床表现

精神不振，两目乏神，面色少华，肌肉松软，倦怠乏力，少气懒言，动作迟缓等。

（2）临床意义

少神提示正气不足，精气轻度损伤，脏腑功能减弱。常见于虚证患者，或病后恢复期的人。

**3. 失神**

失神即无神，是精亏神衰或邪盛神乱的表现。

（1）精亏神衰

1）临床表现：精神萎靡，意识模糊，反应迟钝，面色无华，晦暗暴露，目无光彩，眼球呆滞，呼吸微弱，或喘促无力，肉消著骨，动作艰难等。

2）临床意义：提示脏腑精气亏虚已极，正气大伤，功能活动衰竭。多见于慢性久病、重病之人，预后不良。

（2）邪盛神乱

1）临床表现：神昏谵语，躁扰不宁，循衣摸床，撮空理线；或猝然昏倒，双手握固，牙关紧闭等。

2）临床意义：提示邪气亢盛，热扰神明，邪陷心包；或肝风夹痰，蒙蔽清窍，阻闭经络。提示气血功能严重障碍，气血津液失调，多见于急性病患者，亦属病重。

### 4. 假神

假神是指久病、重病患者，精气本已极度衰竭，而突然一时间出现某些神气暂时"好转"的虚假表现，是脏腑精气极度衰竭的表现。

（1）临床表现

如久病、重病患者，本已神昏或精神极度萎靡，突然神识清楚，想见亲人，言语不休，但精神烦躁不安；或原本目无光彩，突然目光转亮，但却浮光外露，目睛直视；或久病面色晦暗无华，突然两颧泛红如妆等；或原本身体沉重难移，忽思起床活动，但并不能自己转动；或久病脾胃功能衰竭，本无食欲，而突然欲进饮食等。

（2）临床意义

假神提示脏腑精气耗竭殆尽，正气将绝，阴不敛阳，虚阳外越，阴阳即将离决，属病危。常见于临终之前，为死亡的预兆。故古人比喻为回光返照、残灯复明。

### 5. 神乱

神乱是指神志错乱失常。临床常表现为焦虑恐惧、狂躁不安、淡漠痴呆和猝然昏倒等，多见于癫、狂、痴、痫、脏躁等患者。

（1）焦虑恐惧

焦虑恐惧是指患者时时恐惧，焦虑不安，心悸气促，不敢独处的症状。多由心胆气虚、心神失养所致，常见于卑愫、脏躁等患者。

（2）狂躁不安

狂躁不安是指患者毫无理智，狂躁不安，胡言乱语，少寐多梦，甚者打人毁物，不避亲疏的症状。多由痰火扰乱心神所致，常见于狂病等。

（3）淡漠痴呆

淡漠痴呆是指患者表情淡漠，神识痴呆，喃喃自语，哭笑无常，悲观失望的症状。多由痰浊蒙蔽心神，或先天禀赋不足所致，常见于癫病、痴呆等。

（4）猝然昏倒

猝然昏倒是指患者突然昏倒，口吐白沫，目睛上视，四肢抽搐，移时苏醒，醒后如常的症状。多由于脏气失调，肝风夹痰上逆，蒙蔽清窍所致，属痫病。

### （三）望色的内容与临床意义

望色要重点观察患者面部肌肤所属色调（青、赤、黄、白、黑）及光泽（荣润含蓄或晦暗枯槁）的情况，以区分常色与病色。必要时结合其他内容进一步区分常色中的主色与客色及病色中的善色与恶色等。在观望整体面色的基础上，可根据具体情况对患者面部不同部位（如额部、鼻部、左右颊部、左右颧部、下颌部等）的色泽进行重点观望，为判断疾病的部位提供依据。

**1. 面部分区**

中医认为，面部不同区域，分候不同脏腑，通过观察面部不同部位的色泽变化，可以诊察相应脏腑的病变。具体分法有两种。

（1）《灵枢·五色》分候法

《灵枢·五色》分候法即将面部不同部位，分别命名，鼻称明堂，眉间称阙，额称庭或颜，颊侧称藩，耳门为蔽（图1-1）。然后再将上述不同部位分候五脏，即庭候首面，阙上候咽喉，阙中（印堂）候肺，阙下（下极、山根）候心，下极之下（年寿）候肝，肝部左右候胆，肝下（准头）候脾，方上（脾两旁）候胃，中央（颧下）候大肠，夹大肠候肾，明堂（鼻端）以上候小肠，明堂以下候膀胱、子处（图1-2）。

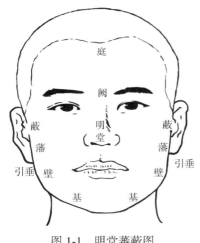

图 1-1　明堂蕃蔽图

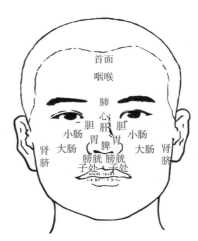

图 1-2　面部脏腑分布图

（2）《素问·刺热》分候法

左颊——肝，右颊——肺，额——心，颏——肾，鼻——脾。

**2. 五色主病的临床表现及其意义**

病色大致可分为赤、白、黄、青、黑五种，分别见于不同脏腑和不同性质的疾病。

（1）赤色

赤色主热证，亦可见于戴阳证。满面通红者，多属外感发热，或脏腑火热炽盛的实热证。两颧潮红者，多属阴虚阳亢的虚热证。久病、重病面色苍白，却颧颊部嫩红如妆，游移不定者，属戴阳证，是脏腑精气衰竭殆尽，阴阳虚极，阴不敛阳，虚阳浮越所致，属病重。

（2）白色

白色主虚证（包括血虚、气虚、阳虚）、寒证、失血证。面色淡白无华，舌、唇色淡者，多属血虚证或失血证。面色㿠白者，多属阳虚证；面色㿠白而虚浮者，多属阳虚水泛。面色苍白（白中透青）者，多属阳气暴脱之亡阳证；或阴寒凝滞，血行不畅之实寒证；或大失血之人。

（3）黄色

黄色主虚证、湿证。面色淡黄，枯槁无华，称为萎黄，常见于脾胃气虚、气血不足者。面黄虚浮，称为黄胖，多是脾气虚衰、湿邪内阻所致。若面目一身俱黄，称为黄疸，黄而鲜明如橘子色者，属阳黄，为湿热熏蒸之故；黄而晦暗如烟熏者，属阴黄，为寒湿郁阻之故。

（4）青色

青色主寒证、气滞、血瘀、疼痛和惊风。面色淡青或青黑者，属寒盛、痛剧；突然面色青灰，口唇青紫，肢凉脉微，多为心阳暴脱、心血瘀阻之象；久病面色与口唇青紫，多属心气、心阳虚衰，血行瘀阻，或肺气闭塞，呼吸不利；面色青黄（苍黄），多见于肝郁脾虚；小儿眉间、鼻柱、唇周色青者，多属惊风或惊风先兆。

（5）黑色

黑色主肾虚、寒证、水饮、瘀血、剧痛。面黑暗淡者，多属肾阳虚；面黑干焦者，多属肾阴虚；眼眶周围色黑者，多属肾虚水饮或寒湿带下；面色黧黑、肌肤甲错者，多由瘀血日久所致。

（四）望形体

望形体包括形体的强弱、胖瘦和体质类型三个部分。

（1）形体强弱的判断要点

形体强弱的判断要点包括皮肤是润泽还是枯槁，肌肉是结实还是瘦削，骨骼是粗大还是细小，胸廓是宽厚还是狭窄。

（2）形体胖瘦的判断标准

男子 BMI＞25kg/m² 为肥胖，BMI＜20kg/m² 为消瘦。女子 BMI＞24kg/m² 为肥胖，BMI＜19kg/m² 为消瘦。

注：BMI（身体质量指数）＝体重（kg）/身高²（m²）。

1）肥胖：是指身体质量指数超过正常者。体胖能食，为形气有余；体胖食少，为形盛气虚，是阳气不足、痰湿内盛的表现。

2）消瘦：是指身体质量指数小于正常者。体瘦食多，属中焦有火；体瘦食少，属中气虚弱；体瘦颧红，皮肤干枯，多属阴血不足，内有虚火；久病重病卧床不起，骨瘦如柴者，为脏腑精气衰竭，气液干枯，属病危。

（3）体质形态的观察要点

1）体型：观察体型为矮胖、瘦长还是适中。

2）头型：观察头型为偏圆、偏长还是居中。

3）颈项：观察颈项为粗短、细长还是适中。

4）肩部：观察肩部为宽大、窄小还是居中。

5）胸廓：观察胸廓为宽厚、薄平还是适中。

6）姿势：观察姿势为后仰、前屈还是挺直。

通过对上述部位的观察，再结合询问患者平素的寒热喜恶、大便溏结情况，就可对患者的体质形态进行判断。

（五）望姿态

望姿态以动静、强弱、仰俯、伸屈为要点，观察患者自然状态下的动静姿态。

观察患者患病后被迫出现的一些特殊姿态，注意姿态变化与病情变化间的关系。观察患者患病后出现的一些异常动作（如半身不遂、四肢抽搐、肌肉软弱、行走困难等）。

（1）坐形

坐而喜仰，但坐不得卧，卧则气逆，多为咳喘肺胀，或水饮停于胸腹等所致肺实气逆；坐而喜俯，少气懒言，多属体弱气虚；但卧不得坐，坐则神疲或昏眩，多为气血俱虚，或夺气脱血，或肝阳化风；坐时常以手抱头，头倾不能昂，凝神熟视，为精神衰败。

（2）卧式

卧时常向外，躁动不安，身轻能自转侧，多为阳证、热证、实证；卧时喜向里，喜静懒动，身重不能转侧，多为阴证、寒证、虚证；蜷卧缩足，喜加衣被者，多为虚寒证；仰卧伸足，掀去衣被，多属实热证；咳逆倚息不得卧，卧则气逆，多为肺气壅滞，或心阳不足，水气凌心，或肺有伏饮。

（3）立姿

站立不稳，伴见眩晕者，多属肝风内动，或脑有病变；不耐久站，站立时常欲倚靠他物支撑，多属气虚血衰；若以两手护腹，俯身前倾者，多为腹痛之征。

（4）行态

以手护腰，弯腰曲背，行动艰难，多为腰腿疼；行走之际，突然止步不前，以手护心，多为脘腹痛或心痛；行走时身体震动不定，为肝风内动。

（5）异常动作

患者睑、面、唇、指（趾）不时颤动者，在外感热病中，多是动风预兆；在内伤杂病中，多是气血不足，筋脉失养，虚风内动。四肢抽搐或拘挛，项背强直，角弓反张，常见于小儿惊风、痫病、破伤风、子痫、马钱子中毒等。猝然昏倒，不省人事，口眼㖞斜，半身不遂者，属中风。猝倒神昏，口吐涎沫，四肢抽搐，醒后如常者，属痫病。恶寒战栗（寒战），见于疟疾发作，或伤寒、温病邪正剧争欲作战汗之时。肢体软弱无力，行动不灵而无痛，是痿病。关节拘挛，屈伸不利，多属痹病。儿童手足伸屈扭转，挤眉眨眼，努嘴伸舌，状似舞蹈，不能自制，多由气血不足，风湿内侵所致。

## 二、局部望诊

### 1. 望头面

望头面包括望头颅、囟门、头发和面部。要观望头颅的大小及形状，以辨别是否存在头颅过大、过小及方颅等。观望小儿囟门的形状，以判断是否存在囟陷、囟填及囟门迟闭等；观望头发的色泽、形质、多少等情况，以判断是否出现发白、发黄、发稀疏及脱发等；观察面部及五官是否对称，表情是否自然，以及有无肿胀等，以判断是否存在口眼㖞斜、肌肉抽动、腮部肿大、颜面水肿以及惊恐貌、苦笑貌等特殊面部表情。观察头部的动态是否自然，以判断有无头摇、头颤等。

（1）头颅

重点了解其大小和形状。其大小是以头部通过眉间和枕骨粗隆的横向周长来衡量的。一般新生儿为34cm，半岁为42cm，1岁为45cm，2岁为47cm，3岁为48.5cm。明显超过这个范围为头颅过大，反之为头颅过小。

（2）囟门

重在观察前囟有无突起（小儿哭泣时除外）、凹陷或迟闭的情况。前囟位于头顶前部中央，呈菱形，在出生后12～18个月闭合。

（3）头发

主要观察头发颜色、疏密、光泽以及有无脱落等情况，其中光泽是头发望诊的重点。

（4）面部

有无面肿、腮肿、面削颧耸或口眼㖞斜；有无特殊面容，如惊恐貌、苦笑貌等。

## 2. 望五官

望五官包括望目、耳、鼻、口与唇、齿与龈和咽喉。

（1）目

1）目色：观察目眶周围的肤色有无发黑、发青等，白睛的颜色有无变红、黄染、蓝斑、出血等，目内外眦脉络的颜色有无变浅及变红等，眼睑结膜颜色是否变浅或变红。

2）目形：观察眼睑是否浮肿、下垂，有无针眼、眼丹；眼窝有无凹陷，眼球有无突出等。

3）目态：观察其眼睑的闭合、睁开是否自如、到位，有无眼睑的拘挛，有无昏睡露睛等；眼球是否可灵活转动，有无瞪目直视、戴眼、横目斜视等；两眼的瞳孔是否等大等圆，对光反射是否存在，以及有无瞳孔缩小、瞳孔散大等。

（2）耳

1）耳廓：观望耳廓的色泽、大小、厚薄等，以辨别是否出现耳轮淡白、青黑及红肿、干枯焦黑、甲错等；对于发热小儿，观察其耳背有无红络出现，以辨别是否麻疹将出。

2）耳道：观望耳道内有无分泌物、耳痔、耳疖及异物等。

（3）鼻

观察鼻部的色泽、形状及动态等，以辨别是否出现鼻部红肿或生疮、酒渣鼻、鼻部色青及鼻翼扇动等。观察鼻道内有无分泌物及其质地、颜色等。

（4）口与唇

1）口唇：观察口唇的颜色、形状、润燥及动态的情况，以辨别口唇的色泽是否有淡白、深红、青紫等改变，口唇是否出现肿胀、干裂、渗血、脱皮、水疱、糜烂、结痂等，口角有无流涎，口开合是否自如及有无口噤、口僻、口振、口动、口张等。

2）口腔：观察口腔内有无破溃、出血及黄白腐点等，以辨别有无口疮、鹅口疮及糜烂等。

（5）齿与龈

1）牙齿：观察牙齿的形质、润燥及动态，以辨别是否存在牙齿干燥、牙齿稀疏松动、齿根外露及牙关紧闭等。

2）牙龈：观察牙龈的色泽、形质等，以辨别是否存在牙龈色淡、红肿、溢脓、出血及黑线、萎缩等。

（6）咽喉

观察咽喉部的色泽、外形等，以辨别咽喉部色泽有无加深变红、出现伪膜，喉核有无肥大、红肿、溃烂及脓液。如有伪膜应观察其颜色、形状、分布范围及擦除的难易程度。

**3. 望躯体**

望躯体包括颈项部、胸胁部、腹部、腰背部。

（1）颈项部

观察颈项部是否对称，活动是否自如，生理前曲是否正常，有无平直或局限性后凸、侧弯、扭转等畸形，局部肌肉有无痉挛或短缩，有无项强及项软等。观察颈项部有否包块，并结合按诊辨别是否存在瘿瘤、瘰疬、外伤以及颈脉搏动、颈脉怒张等。

（2）胸胁部

1）胸廓形态：观察胸廓形态是否正常、对称，注意有无桶状胸、扁平胸、鸡胸、漏斗胸、肋如串珠等。

2）呼吸：观察胸式呼吸是否均匀，节律是否规整，胸廓起伏是否左右对称、均匀协调，吸气时肋间隙及锁骨上窝有无凹陷等。

3）乳房：观察两侧乳房、乳头的大小、形状、位置、对称性、皮肤及乳晕颜色、有无凹陷、有无异常泌乳及分泌物。男性有无乳房增生等。

（3）腹部

观察腹部是否平坦，注意有无胀大、凹陷及局部膨隆。观察腹式呼吸是否存在或有无异常，观察腹壁有无青筋暴露、怒张及突起等。

（4）腰背部

观察腰背部两侧是否对称，脊柱是否居中，注意颈、胸、腰、骶段之生理弯曲是否正常，注意有无脊柱侧弯、龟背或驼背、背屈肩堕及脊疳等。观察腰部活动是否自如，有无局部的拘挛、活动受限等。

**4. 望四肢**

（1）手足

注意观察肢体有无萎缩、肿胀的情况，四肢各个关节有无肿大、变形，小腿有无青筋暴露，下肢有无畸形，观察患者肢体有无运动不灵，手足有无颤动、蠕动、拘急及抽搐的情况，高热神昏的患者还应观察其有无扬手踯足的情况。对于病重神昏的患者，还应注意观察有无循衣摸床或撮空理线等异常动作。

（2）手掌

注意观察手掌的厚薄、润燥以及有无脱屑、水疱、皲裂的情况。

（3）鱼际

观察患者鱼际（大指本节后丰满处）是丰满还是瘦削，颜色有无发青、红赤等情况。

（4）指趾

观察手指有无挛急、变形，脚趾皮肤有无变黑、溃烂，趾节有无脱落。注意爪甲颜色是粉红（正常）还是淡白、鲜红、深红、青紫或紫黑，另外，为了观察气血运行是否流畅，医者可用拇指、食指按压患者手指爪甲，并随即放手，观察其甲色变化情况及速度。若按之色白，放手即红，说明气血流畅，其病较轻；反之，若按之色白，放之不即红者为气血不畅之象，病情较重。

### 5. 望二阴

（1）前阴

观察男性的阴茎、阴囊和睾丸有无肿胀、内缩及其他异常的形色改变。观察女性的外阴部有无肿胀、溃疡、肿瘤、畸形及分泌物等。

（2）后阴

观察肛门及其周围有无肿物、脱出物以及红肿、分泌物等，注意有无肛痈、肛裂、痔瘘、脱肛等。

### 6. 望皮肤

观察皮肤的色泽、润燥、形质等，注意有无肌肤颜色的异常，是否出现肌肤干燥、甲错，以及有无斑、疹、水疱、疮疡等。

### 7. 望排出物

观察患者的痰、涎、涕、唾、月经、带下、大便、小便、呕吐物等分泌物、排泄物、病理产物的形、色、质、量等，望排出物总的规律是色白质稀者属虚寒，色黄质稠者属实热。

## 三、望小儿指纹

望小儿指纹的对象为3岁以内小儿，部位在食指掌侧前缘部的浅表络脉。

### 1. 操作方法

让家长抱小儿于光线明亮处，医生用左手拇指和食指握住小儿食指末端，以右手拇指在小儿食指掌侧前缘从指尖向指根部推擦数次，即从命关向气关、风关直推，络脉愈推愈明显，直至医者可以看清络脉为止，注意用力要适中，以络脉可以显见为宜。病重患儿，络脉十分显著，不推即可观察。

### 2. 观察内容

观察络脉显现部位的浅深（浮沉）及所在食指的位置，络脉的形状（络脉支数的多少、络脉的粗细等）、色泽（红、紫、青、黑）及淡滞（浅淡、浓滞）。

风关（又名寅关）即食指的第三指节（近端指节，即掌指横纹至第二节横纹之间），气关（又名卯关）即食指的第二指节（中间指节，即第二节横纹至第三节横纹之间），命关（又名辰关）即食指的第一指节（远端指节，即第三节横纹至指端），如图1-3所示。

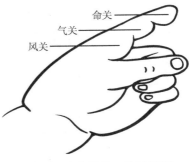

图1-3　小儿指纹三关示意图

### 3. 注意事项

1）注意小儿卧位时，如果侧卧则下面手臂受压，或上臂扭转，或手臂过高或过低，与心脏不在一个水平面时，都可能影响气血运行，使指纹色泽形态失真。

2）医生诊察所用手指或小儿指纹局部有皮肤病变时，则不宜用该侧进行望小儿指纹操作。

3）医生应严格按照望小儿指纹的方法进行操作。推指时切不可从风关推向命关，用力不可过大或过轻。

4）重视个体差异，体质有强弱胖瘦之别，反映在指纹上也各有不同，应综合考虑。

5）诊病时小儿易哭闹，而使小儿指纹失真，应注意使小儿保持安静。

6）结合四时分析。四时对人体的生理病理活动有重要影响，望小儿指纹也不例外，要排除情志干扰。

7）注重指纹与证合参，注意指纹色泽形态变化与病儿临床表现之间的内在联系。

8）医生在望小儿指纹时面部表情宜和蔼可亲，或使用玩具，以免由于小儿对医生有恐惧及陌生感而产生的紧张或哭闹现象对指纹产生影响。

### 4. 正常指纹

正常小儿指纹的表现是：浅红微黄，隐现于风关之内，既不明显浮露，也不超出风关。其形态多为斜行，单支，粗细适中。指纹的长短与年龄有关，1岁以内的最长，随年龄增长而缩短。

### 5. 异常指纹与意义

对小儿异常指纹的观察，应注意其浮沉、颜色、长短、形状四个方面的变化。

（1）常见异常指纹特征及其临床意义

常见异常指纹特征及其临床意义如表1-1所示。

**表1-1　常见异常指纹特征及临床意义**

| 指纹特征 | | 临床意义 |
| --- | --- | --- |
| 浮沉 | 浮显 | 主病在表，多见于外感表证 |
| | 沉隐 | 主病在里，多见于脏腑病变 |

续表

| 指纹特征 | | 临床意义 |
| --- | --- | --- |
| 颜色 | 鲜红 | 属外感表证 |
| | 紫红 | 为里热证 |
| | 青色 | 主惊、主风、主痛 |
| | 紫黑 | 为血络瘀闭，病情危重 |
| | 淡白 | 为虚证 |
| 长短 | 显于风关 | 表明邪气初起，邪浅病轻，可见于外感初起 |
| | 达于气关 | 其色较深，为邪气渐深，病情渐重 |
| | 达于命关 | 其色更深，为邪入脏腑，病情严重 |
| | 透关射甲 | 其色紫黑，多病情凶险，预后不良 |
| 形状 | 指纹增粗 | 其分支显见，多属实证、热证 |
| | 指纹变细 | 其分支不显，多属虚证、寒证 |

（2）复合异常指纹特征及其临床意义

复合异常指纹特征及其临床意义如表 1-2 所示。

**表 1-2　复合异常指纹特征及其临床意义**

| 指纹特征 | 临床意义 |
| --- | --- |
| 浮显、色鲜红、显于风关、指纹增粗 | 主外感表证；属实证；为病初起，邪浅病轻 |
| 沉隐、色紫红、达于气关、指纹增粗 | 主里热证；属实证；为邪气渐深，病情渐重 |
| 沉隐、青色、达于气关、指纹变细 | 主里寒证、主惊风；病情较重 |
| 沉隐、色紫黑、达于命关、指纹变细、分支不显 | 主血瘀、病情严重；若透关射甲，为血络瘀闭，多病情凶险，预后不良 |
| 沉隐、淡白、达于命关、指纹变细、分支不显 | 主虚证、寒证；病在里；病情较重 |

（3）三关的意义

根据指纹显现的部位判别疾病的轻重。达于风关属病轻，达于气关属病重，达于命关属病危。若达于指端，称"透关射甲"，属病凶险，预后不佳。

# 四、舌诊

## （一）望舌方法

### 1. 操作方法

1）望舌时，医者的姿势可略高于患者，保证视野平面略高于患者的舌面，以便俯视舌面。

2）望舌时注意光线必须直接照射于舌面，使舌面明亮，以便于正确进行观察。

3）望舌一般应当按照基本顺序进行：先察舌质，再察舌苔。察舌质时先查舌色，次察舌形，再察舌态。查舌苔时，先察苔色，次察苔质，再察舌苔分布。对舌分部观察时先看舌尖，再看舌中、舌边，最后观察舌根部。

4）望舌时做到迅速敏捷，全面准确，时间不可太长。若一次望舌判断不准确，可让患者休息3～5分钟后重新望舌。

5）对患者伸舌时的不符合要求的姿势，医生应予以纠正。例如，伸舌时过分用力；患者伸舌时，用牙齿刮舌面；伸舌时，口未充分张开，只露出舌尖；舌体伸出时舌边、尖上卷，或舌肌紧缩，或舌体上翘，或左右歪斜等，影响舌面充分暴露。

6）当舌苔过厚，或者出现与病情不相符合的苔质、苔色时，为了确定其有根、无根，或是否染苔等，可结合揩舌或刮舌方法，也可直接询问患者在望舌前的饮食、服用药物等情况，以便正确判断。

A. 揩舌：医生用消毒纱布缠绕右手食指两圈，蘸少许清洁水，力量适中，从舌根向舌尖揩抹3～5次。

B. 刮舌：医生用消毒的压舌板边缘，以适中的力量，在舌面上从舌根向舌尖刮3～5次。

7）望舌过程中还可穿插对舌部味觉、感觉等情况的询问，以便全面掌握舌诊资料。

8）观察舌下络脉时，应按照下述方法进行：

A. 嘱患者尽量张口，舌尖向上腭方向翘起并轻轻抵于上腭，舌体自然放松，勿用力太过，使舌下络脉充分暴露，便于观察。

B. 首先观察舌系带两侧大络脉的颜色、长短、粗细，有无怒张、弯曲等异常改变，然后观察周围细小络脉的颜色和形态有无异常。

**2. 注意事项**

（1）舌象的生理差异

1）年龄因素：儿童阴阳稚嫩，脾胃尚弱，生长发育很快，往往处于代谢旺盛而营养相对不足的状态，舌质纹理多细腻而淡嫩，舌苔偏少易剥落；老年人精气渐衰，脏腑功能渐弱，气血运行迟缓，舌色较暗红。

2）个体因素：由于体质禀赋的差异，舌象可有不同。例如，先天性裂纹舌、齿痕舌、地图舌等；肥胖之人舌多偏胖，形体偏瘦者舌多略瘦等。这些情况舌象虽见异常，但一般无临床意义。

3）性别因素：性别不同一般舌象无明显差异。但是，女性经前期可以出现蕈状乳头充血而舌质偏红，或舌尖部的点刺增大，月经过后可恢复正常，属生理现象。

（2）饮食或药物等因素影响

如进食后舌苔可由厚变薄，饮水可使舌苔由燥变润，饮酒或食入辛热之品可使舌色变红或绛，食绿色蔬菜可染绿苔等。应用肾上腺皮质激素、甲状腺激素，可使舌质较红；黄连、核黄素可使舌苔染黄；服用大量镇静剂后舌苔可厚腻；长期服用抗生素，舌苔可见黑腻或霉腐等。

（3）季节因素影响

夏季暑湿盛而苔易厚，易淡黄；秋季燥盛，舌苔多略干燥；冬季严寒舌常湿润。

此外，牙齿残缺、镶牙、睡觉时张口呼吸、长期吸烟等因素也可致舌象异常，应当注意结合问诊或刮舌、揩舌方法予以鉴别。

## （二）望舌内容

望舌的基本内容包括望舌质和望舌苔两大部分，其中望舌质分望舌神、望舌色、望舌形、望舌态四方面；望舌苔分望苔色与望苔质两方面。

### 1. 正常舌象与意义

正常舌象的特征：舌质淡红、鲜明、润泽；舌体大小适中，柔软而运动灵活；舌苔均匀、薄白而干湿适中。正如《舌鉴总论》中"红必红润内充，白必胎微不厚，或略厚有花，然皆干湿得中，不滑不燥"。

临床意义：心气旺盛，胃气充足，气血运行正常，为气血调和的征象。

### 2. 异常舌象与意义

（1）望舌质

望舌质应从神、色、形、态等方面进行考察，具体见表1-3。

表 1-3　望舌质的临床意义

| 类别 | 名称 | 舌象特征 | 临床意义 |
|---|---|---|---|
| 舌神 | 荣舌（有神舌） | 舌色红润，鲜明光泽，运动自如 | 见于健康之人或初病轻浅，预后良好者 |
| | 枯舌（无神舌） | 舌色晦暗，活动呆滞 | 气血阴阳皆衰，生机已微，预后较差 |
| 舌色 | 淡红舌 | 舌色淡红润泽 | 见于健康之人；或外感初起，病情轻浅，气血内脏未伤 |
| | 淡白舌 | 舌色较正常舌淡 | 主虚证、寒证或气血两亏 |
| | | 若舌全无血色则称枯白舌 | 为夺气脱血 |
| | 红舌 | 较淡红舌色深，甚者呈鲜红 | 主热证 |
| | 绛舌 | 较红舌色更深 | 热入营血或阴虚火旺，或血行不畅 |
| | 青紫舌 | 全舌色呈紫暗，或绛紫，或青紫，或舌的局部呈现青紫色的斑、点 | 轻者气血运行不畅，甚者瘀血 |
| 舌形 | 老舌 | 舌质纹理粗糙，形色坚敛苍老 | 主实证 |
| | 嫩舌 | 舌体浮胖娇嫩，纹理细腻，舌色浅淡 | 主虚证 |
| | 胖大舌 | 较正常舌体大而厚，甚者伸舌满口 | 主水湿痰饮证 |
| | 肿胀舌 | 舌体红肿而大，盈口满嘴，甚者不能闭口，不能缩回 | 主热郁、中毒 |
| | 薄瘦舌 | 舌体瘦小而薄 | 主气血两虚，阴虚火旺 |
| | 点、刺舌 | 点指鼓起于舌面的红色、白色或黑色星点；刺指舌面上的软刺高起突出舌面，形成芒刺，摸之棘手 | 主热盛 |
| | 裂纹舌 | 舌面上深浅不一，形态各异的沟裂 | 主阴血亏虚 |
| 舌态 | 强硬舌 | 舌体不柔，运动不灵 | 热入心包；高热伤津；痰浊内阻；中风或中风先兆 |
| | 痿软舌 | 舌体软弱，屈伸无力 | 气血俱虚；阴亏津伤 |
| | 颤动舌 | 舌体震颤抖动，不能自主 | 肝风内动 |
| | 歪斜舌 | 舌体偏于一侧 | 中风或中风先兆 |

续表

| 类别 | 名称 | 舌象特征 | 临床意义 |
|------|------|---------|---------|
| 舌态 | 吐弄舌 | 舌伸出口外，不即回缩，为吐舌 | 心、脾二经有热，吐舌或为疫毒攻心，或为正气已绝；弄舌或为动风先兆，或为小儿智力不全 |
| | | 反复微吐即缩，或吐出后掉动不停，舐口唇四周，为弄舌 | |
| | 短缩舌 | 舌体紧缩，不能伸长 | 寒凝，痰阻，津伤，阴血亏虚 |
| | 舌纵 | 舌伸长于口外，内收困难 | 为实热内踞，痰火扰心，气虚之证 |
| | 舌麻痹 | 舌体麻木，运动不灵 | 气血虚，肝风内动，或风气夹痰，阻滞舌络 |

（2）望舌下络脉

舌下络脉分布于舌体之下，通过经络与脏腑气血相联系，望舌下络脉可判断脏腑气血的寒热虚实之变化。望舌下络脉主要关注络脉的长短粗细和色泽改变，具体见表1-4。

表1-4 望舌下络脉的临床意义

| 类别 | 舌象特征 | 临床意义 |
|------|---------|---------|
| 正常络脉 | 舌下络脉根部稍粗，末端渐细，呈淡紫色，少有迂曲 | 气血充盈，运行正常 |
| 异常络脉 | 舌下络脉短细，周围小络脉不显 | 多属气血虚 |
| | 舌下络脉粗胀，呈青紫或紫黑或迂曲，形如珠子 | 多为瘀血之征 |
| | 络脉色紫粗胀，弯曲柔软，或周围有结节色不深 | 多是气滞血瘀 |
| | 色青或淡紫，脉形直而紧束 | 为寒凝血瘀或阳虚气血不畅 |
| | 舌底瘀丝，色青或紫，在脉络之间有紫色瘀点 | 提示血瘀证早期及郁证 |

（3）望舌苔

舌苔由胃气所生，《黄帝内经》曰"五脏者，皆禀气于胃，胃者五脏之本也"。故望舌苔可判知五脏寒热虚实变化、病邪的性质和病位的深浅。望舌苔主要关注苔质和苔色，具体见表1-5。

表1-5 望舌苔的临床意义

| 类别 | | | 舌象特征 | 临床意义 | |
|------|------|------|---------|---------|---|
| 苔质 | 厚薄苔 | 薄苔 | 透过舌苔能隐隐见到舌质（称见底） | 一般反映病位的深浅 | 病位浅，常见于外感表证，或内伤轻病 |
| | | 厚苔 | 透过舌苔不能见到舌质（称不见底） | | 病位深，常见于内有痰饮、湿浊、食积等里证 |
| | 润燥苔 | 润苔 | 舌苔干湿适中 | 可了解津液的盛衰 | 津液未伤 |
| | | 滑苔 | 舌苔津液过多，甚者伸舌欲滴 | | 痰饮、水湿内停 |
| | | 燥苔 | 舌苔干燥少津 | | 热盛伤津 |
| | | 糙苔 | 舌质毫无水分，苔质粗糙，甚者糙裂 | | 热盛津涸 |
| | 腻腐苔 | 腻苔 | 苔质颗粒细腻致密，揩之不去，刮之不脱，舌面如涂油腻状黏液 | | 湿浊，痰饮，食积，湿热 |
| | | 腐苔 | 苔质颗粒疏松，粗大而厚，形如豆腐渣堆积舌面，揩之可去 | | 食积胃肠，痰浊内蕴 |

续表

| 类别 | | | 舌象特征 | 临床意义 | |
|---|---|---|---|---|---|
| 苔质 | 剥落苔 | | 舌苔全部或部分脱落 | 胃气大伤，胃阴枯竭，气血两虚 | |
| | 真假苔 | 真苔 | 舌苔坚敛着实，紧贴舌面，刮之难去，像从舌体长出来的，也称有根苔 | 了解胃气阴的存亡 | 邪气较盛，胃气阴尚存，预后较好 |
| | | 假苔 | 苔不着实，似浮涂舌上，刮之即去，不像从舌上生出来的，称为无根苔 | | 胃气阴衰败，预后不良 |
| 苔色 | 白苔 | | 舌苔呈现白色 | 主表证、寒证 | |
| | 黄苔 | | 舌苔呈现黄色 | 主里证、热证 | |
| | 灰苔 | | 舌苔呈现浅黑色 | 主里证，常见于里热证，也见于寒湿证 | |
| | 黑苔 | | 舌苔呈现黑色 | 主里证，或为热极，或为寒盛 | |

（4）危重舌象

古人通过望舌质、望舌苔判断气血津液虚实，评估疾病的预后，总结了危重病证的舌象特点（表1-6）。但随着医疗技术的提高，过去认为的危重症现在也可以获得良好的救治。

表1-6　危重舌象的临床意义

| 名称 | 舌象特征 | 临床意义 |
|---|---|---|
| 猪腰舌 | 舌光绛而干如镜面，暗红似去膜之猪腰 | 胃气将绝，阴液耗竭之象 |
| 砂皮舌 | 舌面粗糙有刺，似鲨鱼皮，且干枯燥裂 | 津液枯竭之危象 |
| 干荔舌 | 舌敛缩如荔枝干肉，干红而无津 | 热极津枯重证 |
| 火柿舌 | 舌质晦暗，青紫而干，如猪肝色，或红如火柿色 | 为气血败坏之候 |
| 赭黑舌 | 舌色绛紫带黑 | 为肾将绝之候 |
| 雪花舌 | 舌起白苔如雪花片 | 为脾阳将绝之候 |
| 饭花舌 | 舌底干燥，苔白或黄，状如豆渣或碎饭粒 | 病多危重 |
| 强直舌 | 舌本强直，转动不灵，语言謇涩 | 病多难治 |
| 卷缩舌 | 舌卷短缩 | 为肝气将绝 |
| 质蓝苔黑舌 | 舌质由淡紫转蓝，舌苔由淡转灰黑 | 病多危重难治 |

# 五、实训教学

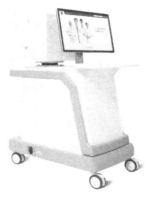

图1-4　中医望诊信息采集教学
管理系统

"望而知之谓之神"，望诊可为临床诊断提供大量信息。正因为望诊内容多且杂，增加了学习的难度，且望诊资料多源于临床，具有形象性和客观性，所以望诊技能更需要具象的教学资源为学生提供实训。我校应用某公司研发的中医望诊信息采集教学管理系统开展望诊的实训教学（图1-4，图1-5），可利用其内置丰富的临床案例开展面诊教学和舌象教学，或者通过采集真人的面象和舌象信息，计算机智能化生成诊断报告，满足案例教学的需要。解决了传统课堂上望诊教学资源不足、不够形象化等问题，有助于学生掌握面诊和舌诊技能。同时教师可通过系统的练习题或者自行编辑考题，考查学生的学习效果。

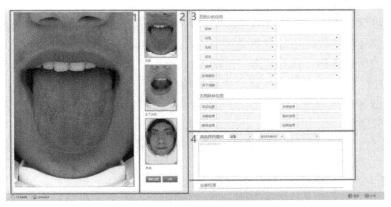

图 1-5 舌象采集界面

# 第二节 问 诊

问诊是医生通过询问患者或家属，以了解疾病的发生、发展、治疗经过及自觉症状等情况的一种诊察方法。问诊的过程，是医生辨证思维的过程。在问诊过程中，医生应重视对患者的主要症状进行思考与分析，根据中医辨证理论，结合其他三诊的信息，不断追踪新的线索，以利于疾病的正确诊断。

正确的问诊往往能把医生的思维判断引入正确轨道，有利于对疾病做出迅速准确的诊断。对复杂的疾病，也可通过问诊为下一步继续诊察提供线索。

## 一、问诊方法

### 1. 对一般患者的问诊方法

（1）一般情况

询问患者的姓名、性别、年龄、民族、职业、婚否、籍贯、现单位、现住址、邮编、电话号码（包括固定电话和移动电话号码）、电子邮箱等信息。

（2）主诉

询问促使患者就诊的最感痛苦的症状或体征及其持续时间。

（3）现病史

围绕患者的主诉，询问从其本次起病到此次就诊时，疾病的发生、发展、变化和诊治的经过。具体询问以下内容：

1）发病情况：询问患者发病的具体时间，起病的方式，有无诱发因素（如饮食、劳逸、情志、气候变化等），最初的症状及其特点，发病当时曾做过何种处理（包括自行处理及服药等）。

2）病程经过：询问患者从起病到就诊时的病情发展变化情况，以了解患者疾病的演变及发展趋势。一般按照发病时间的先后顺序进行询问。包括在发病前的先兆症状，发病后某一阶段出现哪些症状，症状的性质、程度变化、何时加重或减轻，何时出现新的症状，病情变化有无规律（如昼夜变化，午后症状是否加重，进食油腻饮食或生冷饮食后症状变化等），病情缓解的方式（如服药、休息后多长时间可以缓解），伴随的症状等。

3）诊治经过：询问患者患病后至此次就诊前所接受过的诊断与治疗情况，按时间顺序进行询问。如曾做过哪些检查，结果如何；做过何种诊断，依据是什么；经过哪些治疗，治疗效果及反应如何等。

4）现在症状：询问患者就诊时感到的所有痛苦和不适的症状表现。

（4）既往史

询问患者平素的身体健康状况和过去患病（包括传染病）、手术、外伤、过敏（食物及药物）、预防注射等情况。

（5）个人生活史

询问患者的个人生活经历、精神情志、饮食习惯、烟酒或其他嗜好以及生活起居、婚姻生育等情况。

1）生活经历：询问患者的出生地点，主要和曾经生活的地方等。

2）精神情志：询问患者平时的精神、心理、情志状态，如开朗、抑郁、焦虑、急躁、多恐善惊等。

3）饮食嗜好：询问患者平时的饮食喜爱和嗜好，如喜爱酸、甜、辛辣饮食等。

4）生活起居：询问患者平时的生活起居习惯等。

5）婚姻状况：询问患者是否结婚或同居。询问后者宜慎重，并注意保护患者隐私。

6）月经、生育状况：询问患者是否生育、怀孕等。妇女尤应询问月经初潮年龄或绝经年龄，月经周期、行经天数、带下的量、色、质等情况。已婚妇女应询问妊娠次数、生产胎数，以及有无流产、早产、难产史等。

（6）家族史

询问患者父母、兄弟姐妹、子女，以及其他与患者生活关系密切者，如配偶、同居伴侣等的健康和患病状况，包括询问直系亲属的死亡原因。

在接诊患者时，对患者一般情况登记完成后，首先应当从主诉开始进行询问，围绕主诉对患者展开有目的、有步骤地询问。确切的主诉常可作为某系统疾病诊断的向导，是进一步调查、认识、分析、处理疾病的重要线索和依据。通过主诉常可确定询问或检查的主次和顺序，初步估计病情的轻重缓急及其救治原则。

为了系统有效地获得准确的资料，询问者应遵循从一般到特殊的提问进程，如先问"你哪里不舒服？""你这症状有多长时间（有多久）？"等不局限答案的开放性问题，以获取患者的基础病情信息。针对某一内容为询问细节可采用回答选项固定的封闭性问题，如"是你的工作使你焦虑不安吗？"通过问诊可以直接了解患者的发病原因、情绪状况、生活习惯、工作压力等影响因素。

《黄帝内经》曰："数问其情，以从其意。"嘱咐医者要重视患者的情志因素。在问诊过程中，医生要询问、也要倾听，通过患者的自由表达医生可以全面了解患者的身心不适；通过耐心倾听可以了解患者的心理需求并针对性地给予关怀和治疗。所以说中医问诊兼有心理治疗作用，可及时给予患者具有针对性的心理疏导和健康教育，有利于疾病的早日康复。

### 2. 对危重患者的问诊方法

对于急性或危重疾病患者，应抓住主症扼要询问，重点检查，以便争取时机，迅速治疗、抢救。待病情缓解后，再进行详细询问，切不可机械地苛求完整记录而延误治疗、抢救时机。

### 3. 对复诊、转诊患者的问诊方法

对复诊患者，应重点询问用药后的病情变化。有些患者，尤其是患病较久者，在就诊前已经在其他医院进行过诊断和治疗，所以对转诊者，有必要询问曾做过哪些检查，结果怎样，有过何种诊断，诊断的依据是什么，经过哪些治疗，治疗的效果及反应如何等。既往诊断和治疗的情况，可作为当前诊断与治疗的参考。

### 4. 对特殊患者的问诊方法

当患者有如下特殊情况时，如缄默与忧伤、焦虑与抑郁、多话与唠叨、愤怒与敌意、多种症状并存、文化程度低下或语言障碍，或为重危或晚期患者、残疾患者、老年人、儿童、精神病患者，在询问病史时应根据患者的具体情况给予适当安抚、鼓励、启发、引导。必要时请陪同人员协助提供病史。

问诊时应及时核定患者陈述中的不确切或有疑问的情况，如病情与时间，某些症状与检查结果等，以提高病史的真实性。

### 5. 注意事项

（1）环境适宜

医患交流必须有一个安静适宜的诊室环境，既有利于医生诊疗，也有利于患者敞开心境，充分叙述病情，对于某些病情不便当众表述者尤为重要。

（2）态度和蔼

医生应通过沟通在最短时间内赢得患者认可，做到态度和蔼而严肃认真。问诊开始时，有必要进行自我介绍，征求患者意愿，是否可以开始问诊。与患者的交流过程中要微笑着、注视着对方的眼睛说话，适当的时候应微笑或赞许地点头示意，采取前倾姿势注意倾听。不要轻易打断患者讲话，让患者有足够的时间回答问题。成功的倾听不仅应该是形式上的礼貌待患，而且是内容上的服从医疗；不仅是现象上的尊重患者，而且是本质上的关爱患者。这样就能构建健康有效的医患沟通关系。

（3）用语通俗

问诊时医生语言要通俗易懂，避免使用特定意义的医学术语，如隐血、心绞痛、里急后重、尿频尿急等。在询问过程中，对于患者的病情，切忌有惊讶的语言和表情反应，以免给患者带来不良刺激，增加其思想负担而使病情加重。

（4）避免暗示

问诊时遇到患者叙述病情不够清楚全面时，医生可以适当给予启发式引导；但不能凭自己的主观意愿去暗示或诱导患者叙述病情，暗示性提问是一种能为患者提供带倾向性的特定

答案的提问方式，易使患者为满足医生而随声附和，如"你的左胸痛放射至左手指尖，对吗？"；恰当的提问应是"你除胸痛外还有什么地方痛吗？"。不提复杂或诱导性问题，如"当你头痛时伴有呕吐吗？下午你发热对吗？"。如果问"你头痛时还有其他不舒服吗？"患者会按照自身症状，说出其他感受，如此可获得真实资料。

## 二、问诊的内容

问诊的内容主要包括问一般情况、主诉、现病史、既往史、个人生活史、家族史等。临床应根据初诊或复诊、门诊或住院等不同的病历书写要求，进行有目的的系统而有重点的询问。

问刻下症所涉及的范围较为广泛，内容较多，初学者可参考"十问歌"进行问诊，即"一问寒热二问汗，三问头身四问便，五问饮食六胸腹，七聋八渴俱当辨，九问旧病十问因，再兼服药参机变，妇女尤必问经期，迟速闭崩皆可见，再添片语告儿科，天花麻疹全占验"。

### 1. 问寒热

（1）询问要点

问寒热应询问患者有无怕冷或发热的症状、出现的时间、类型、特征及其兼症。

（2）一般规律

1）恶寒发热：为表证。①恶寒重发热轻为表寒证；②发热重恶寒轻为表热证；③发热轻而恶风为伤风表证。

2）但寒不热：为里寒证。①新病恶寒为里实寒证；②久病畏寒为里虚寒证。

3）但热不寒：为里热证。①壮热为里实热证；②潮热者，日晡潮热为阳明腑实证，午后潮热兼身热不扬为湿温病，夜间潮热为阴虚证；③微热见于气虚发热、阴虚发热、气郁发热等。

4）寒热往来：为半表半里证。①寒热往来，发无定时见于少阳证；②寒热往来，发有定时则为疟疾。

寒热常见类型特点及临床意义见表 1-7。

**表 1-7　寒热常见类型及临床意义**

| 常见类型 | 症状特点 | 临床意义 |
| --- | --- | --- |
| 恶寒发热 | 恶寒与发热同时出现 | 表证 |
| 但寒不热 | 只感寒冷而不发热 | 里寒证 |
| 但热不寒 | 只发热而无怕冷 | 里热证 |
| 寒热往来 | 恶寒与发热交替发作 | 半表半里证、疟疾 |

### 2. 问汗

（1）询问要点

询问患者有无当汗出而无汗，不当汗出而出汗或汗出较多的现象。患者无汗时询问患者是全身无汗还是某一局部无汗，如是局部无汗出，详细询问其具体部位（如左半身、右半身、上半身、下半身等）。询问患者汗出的时间（如醒时、睡觉时、寒战后等）、部位（全身或某一局部）、量的多少、质地的稀或黏、颜色的有无及伴随的症状等，以区分自汗、盗汗、战汗、大汗、绝汗、黄汗、局部汗出（如头汗、心胸汗、手足心汗、阴汗）等。

（2）一般规律

1）有汗无汗：①表证有汗，多为外感风热或中风表虚证；②表证无汗，多为外感风寒表证；③里证有汗，多为里热；④里证无汗，多为气血亏耗或阳气不足。

2）汗出特点：①自汗多为阳气虚；②盗汗多为阴虚；③绝汗多为亡阴亡阳；④战汗则为伤寒邪正斗争之转折点。

3）汗出部位：①头汗多为上焦邪热、中焦湿热或虚阳外越；②半身汗多见于中风、痿证、截瘫患者，患侧无汗；③心胸汗出可见于心脾两虚或心肾不交；④下半身汗出，或为肾阴虚，或为肝胆湿热下注；⑤手足心汗出过多，多与脾胃有关，或为阴经郁热，或为阳明热盛，或为中焦湿热郁蒸。

特殊汗出常见类型及临床意义见表1-8。

表1-8　特殊汗出常见类型及临床意义

| 常见类型 | 症状特点 | 临床意义 |
| --- | --- | --- |
| 自汗 | 醒时经常汗出，活动尤甚 | 气虚证或阳虚证 |
| 盗汗 | 睡时汗出，醒则汗止 | 阴虚证 |
| 绝汗 | 病情危重的情况下，出现大汗不止 | 亡阴或亡阳 |
| 战汗 | 患者先恶寒战栗而后汗出 | 温病或伤寒邪正交争剧烈 |

### 3. 问疼痛

（1）询问要点

询问患者有无疼痛的现象，疼痛的部位（如头、面、五官、颈、胸、胁、胃脘、腹、腰、背、四肢、周身等），性质（如胀痛、刺痛、窜痛、固定痛、冷痛、灼痛、酸痛、重痛、闷痛、绞痛、掣痛、隐痛、空痛），发作时程度的轻重，持续时间的长短，喜恶（如喜按或拒按、喜温或喜凉等），缓解方式及发作的诱因与伴随症状等。

（2）一般规律

1）实性疼痛：多因感受外邪、气滞血瘀、痰浊凝滞，或食积、虫积、结石等阻滞脏腑经脉，气血运行不畅所致，即所谓"不通则痛"。

2）虚性疼痛：多因阳气亏虚，精血不足，脏腑经脉失养所致，即所谓"不荣则痛"。

常见疼痛部位和性质及临床意义见表1-9、表1-10。

表1-9　常见疼痛部位

| 部位 | 病变所属脏腑经络 |
| --- | --- |
| 头痛 | 太阳经病：头项强痛，头痛连及项背，颈项不利 |
| | 阳明经病：前额头痛，常连及眉棱骨 |
| | 少阳经病：太阳穴周围疼痛或偏头痛 |
| | 厥阴肝经病：头顶痛常连及头角 |

续表

| 部位 | 病变所属脏腑经络 |
|------|------------------|
| 胸胁痛 | 心的病变：心阳不振，心血瘀阻；痰湿阻滞，闭阻胸阳；气阴两虚，心脉失养 |
| | 肺的病变：肺阴虚、肺热、肺痈、风热犯肺等 |
| | 肝胆经病变：肝气郁结、肝胆湿热、肝郁化火、气滞血瘀、饮停胁下等 |
| 脘痛 | 胃的病变：胃瘀血、胃热、胃寒、食滞胃脘、肝气犯胃等 |
| 腹痛 | 大腹痛：脾胃病变 |
| | 小腹痛：大肠、膀胱、胞宫等病变，如湿热下注、瘀血阻滞等 |
| | 少腹痛：多指小腹两侧之疼痛，多属肝经病变，如寒滞肝脉等 |
| 腰痛 | 肾的病变：如肾阴虚，肾阳虚；或肾虚，复受风、寒、湿热之邪；以及挫闪瘀血等 |

**表 1-10　常见疼痛性质及临床意义**

| 性质 | 特点 | 临床意义 |
|------|------|----------|
| 胀痛 | 痛而且胀 | 气滞，但头部胀痛或目胀而痛为肝阳上亢或肝火上炎 |
| 刺痛 | 痛如针刺 | 瘀血 |
| 窜痛 | 疼痛部位游走不定 | 气滞、风证 |
| 冷痛 | 痛有冷感而喜暖 | 阳气不足或寒邪阻络 |
| 灼痛 | 痛有灼热感而喜凉 | 火邪窜络，或阴虚阳亢 |
| 绞痛 | 痛势剧烈如刀绞 | 有形实邪阻闭气机 |
| 隐痛 | 痛不剧烈，绵绵不休 | 虚证 |
| 重痛 | 痛有沉重感 | 湿证，但头部重痛为肝阳上亢 |
| 酸痛 | 痛而有酸软感觉 | 湿证，唯腰膝酸痛，多属肾虚 |
| 掣痛 | 抽掣牵扯而痛 | 经脉失养或阻滞不通所致 |
| 空痛 | 痛有空虚感 | 虚证 |

### 4. 问头身胸腹不适

（1）询问要点

询问患者是否存在疼痛以外的其他头、身、胸、腹部的不适（如头晕、目眩、目昏、耳鸣、耳聋、胸闷、心悸、心烦、健忘、胁胀、脘痞、恶心、腹胀、身重、麻木、疲劳等），以及这些不适程度的轻重、持续时间的长短、发作时的喜恶（如喜按或拒按、喜温或喜凉、喜动或喜静等）、缓解方式及发作的诱因与伴随症状等。

（2）一般规律

询问头身胸腹部的不适，以了解人体气血阴阳的虚实，常见类型和特点见表 1-11。

**表 1-11　头身胸腹不适类型及临床意义**

| 类型 | 症状表现 | 临床意义 |
|------|----------|----------|
| 头晕 | 指患者自觉头脑眩晕，轻者闭目自止，重者感觉自身或眼前景物旋转，不能站立的症状 | 肝阳上亢、痰湿内阻、气血亏虚、肾精亏虚、瘀血内阻 |
| 耳鸣 | 指患者自觉耳内鸣响的症状，但周围环境无相应的声源 | 暴鸣多实证，渐鸣多虚证 |

续表

| 类型 | 症状表现 | 临床意义 |
|------|---------|---------|
| 耳聋 | 指听力减退,甚至听觉完全丧失 | 暴聋多实证,渐聋多虚证 |
| 目眩 | 亦称眼花。指患者自觉视物旋转动荡,如坐舟车,或眼前如有蚊蝇飞动 | 肝阳上亢、痰湿内阻、气血亏虚、肾精亏虚 |
| 胸闷 | 指患者自觉胸部压闭满闷(憋气) | 气虚、气滞致心肺疾患 |
| 心悸 | 指患者自觉心跳不安的症状。心悸包括怔忡与惊悸 | 心神不安 |
| 脘痞 | 指患者自觉胃脘痞塞不舒 | 脾胃气虚,湿邪困脾 |
| 腹胀 | 指患者自觉腹部胀满,痞塞不适,甚则如物支撑 | 喜按属脾胃虚弱,拒按属胃肠积滞 |
| 身重 | 指患者自觉身体沉重 | 气虚不运,水湿泛滥 |
| 麻木 | 指患者肌肤感觉减退,甚至消失 | 气血不畅,肌肤失养 |

### 5. 问饮食口味

(1)询问要点

询问患者有无口渴、饮水的多少、喜冷喜热等,以区分其属于口不渴或口渴,口渴多饮或渴不多饮,渴喜冷饮或渴喜热饮等。询问患者有无食欲的改变、食量的多少、对食物的喜恶等,以分辨是否存在食欲减退、厌食、消谷善饥、饥不欲食、偏嗜食物等。如有偏嗜食物,应具体询问是偏酸、偏苦、偏甜、偏辛、偏咸、偏肥甘、偏生冷等,或偏食何种异物(如生米、泥土、纸张等)。询问患者口中有无异常味觉(或感觉),如有具体是口淡、口苦、口甜、口酸、口咸、口涩、口黏腻等。

(2)一般规律

口渴者多为燥证、热证;不渴者多为寒证、湿证。大渴饮冷者多为里热炽盛;口微干者多为外感温热病初起;口渴多饮,多尿多食者多为消渴;渴不多饮者,或为痰饮内停,或为阳气虚弱,或为湿热内阻,或为热入营分,或为瘀血内阻。

食欲减退:不欲食、纳少、纳呆、厌食等,新病者,乃正气抗邪之反映,久病者或为脾胃虚弱,或为湿盛困脾,或为饮食停滞,亦见于妊娠恶阻。食欲逐渐减退是脾胃功能衰弱之象。

食欲增加:消谷善饥多见于胃火炽盛;本不能食而突然暴食者称"除中",为脾胃之气将绝之象;食欲还渐增加者为胃气渐复之征。

特殊变化:饥不欲食多胃阴不足;偏嗜异物者常见于小儿,多为虫积;五味偏嗜太过者,则易伤相应的脏腑。

口渴与饮水常见类型及临床意义见表1-12,食欲异常的类型及临床意义见表1-13。

表 1-12 口渴与饮水的常见类型及临床意义

| 类型 | 症状表现 | 临床意义 |
|------|---------|---------|
| 口不渴 | 口不渴 | 津液未伤,见于寒证,无明显热邪 |
| 口渴多饮 | 大渴喜冷饮,兼见面赤壮热,烦躁多汗,脉洪大 | 实热证 |
|  | 大渴引饮,小便量多,兼见能食消瘦 | 消渴 |
|  | 大汗后,或剧烈吐下后,或大量利尿后,出现口渴多饮 | 吐、下、利后耗伤津液 |

续表

| 类型 | 症状表现 | 临床意义 |
|---|---|---|
| 渴不多饮 | 口干，但不欲饮，兼见潮热、盗汗、颧红等症 | 阴虚证 |
| | 口渴，饮水不多，兼见头身困重，身热不扬，脘闷苔腻 | 湿热证 |
| | 渴喜热饮，但饮量不多，或水入即吐，兼见头晕目眩，胃肠有振水音 | 痰饮内停 |
| | 口干，但欲漱水而不欲咽，兼见舌质隐青或有青紫色瘀斑，脉涩 | 内有瘀血 |

**表 1-13　食欲异常的类型及临床意义**

| 类型 | 症状表现 | 临床意义 |
|---|---|---|
| 食欲减退 | 食欲减退，甚至不想进食 | 脾胃功能减退 |
| 厌食 | 脘腹胀痛，嗳腐食臭，舌苔厚腻 | 食滞胃脘 |
| | 厌食油腻，脘闷呕恶，便溏不爽，肢体困重 | 湿热蕴脾 |
| | 厌食油腻，胁肋灼热胀痛，口苦泛恶 | 肝胆湿热 |
| 消谷善饥 | 多饮多尿，形体消瘦 | 消渴胃火炽盛，腐熟太过 |
| | 大便溏泻 | 胃强脾弱 |
| 饥不欲食 | 饥不欲食，兼脘痞，干呕呃逆 | 胃阴虚 |

## 6. 问睡眠

（1）询问要点

问失眠表现特点（不易入睡、睡后易醒、时时惊醒、彻夜不眠），问嗜睡表现特点（睡意浓、困倦昏沉、食后嗜睡、神疲嗜睡等），注意兼症，以资鉴别。

（2）一般规律

1）失眠：有营血不足而心神失养者；有阴虚火旺而内扰心神者；有痰热内扰而心神不安者；有食滞胃脘而夜卧不安者。

2）嗜睡：病因如痰湿困脾、中气不足、大病之后、心肾阳虚、热病昏迷、中风昏迷等，个症兼症各有不同。

失眠、嗜睡的常见类型及临床意义见表 1-14。

**表 1-14　失眠、嗜睡的常见类型及临床意义**

| 类型 | 症状表现 | 临床意义 |
|---|---|---|
| 失眠 | 患者经常不易入睡，或睡而易醒，难以复睡，或时时惊醒，睡不安宁，甚至彻夜不眠 | 心肾不交：心烦不寐 |
| | | 心脾两虚：心悸难寐 |
| | | 胆郁痰扰：惊悸易醒 |
| | | 食滞胃脘：腹胀不寐 |
| 嗜睡 | 患者精神疲倦，睡意很浓，经常不自主地入睡 | 痰湿困脾：困倦嗜睡，肢体困重 |
| | | 脾气亏虚：饭后嗜睡，神疲食少 |
| | | 阳气亏虚：疲惫嗜睡，畏寒肢冷 |

### 7. 问二便

（1）询问要点

1）大便。健康人大便一般每日或隔日一次，质软成形，干湿适中，排便通畅，内无脓血、黏液及未消化的食物。

大便改变包括便次、便质以及排便感方面的变化。

便次异常：询问患者每日大便的次数或排便的间隔时间、每次排便时间的长短、每次排便时是否存在困难等，以区分是否存在便次的异常以及属于便秘或泄泻等。

便质异常：询问患者大便是否成形、软硬情况，以及是否含有较多未消化的食物，是否夹有脓、血等，以区分大便质地正常与否，以及是否存在大便干结、大便溏软、时干时稀、初硬后溏、完谷不化、黏液便、脓血便、便血等。

排便感异常：询问患者每次排便时是否存在异常的感觉以及具体情况，以判断是否存在肛门灼热、肛门下坠或脱肛、排便不畅、大便失禁及里急后重等感觉。

2）小便。健康成人在一般情况下，白天小便 3～5 次，夜间 0～1 次，一天的尿量为 1000～1800ml。尿次和尿量受饮水、温度、汗出、年龄等因素影响。

小便的改变包括尿量、尿次、尿质及排尿感异常等几方面。

尿量异常：询问患者每天的尿次、尿量是否存在明显的超过正常或少于正常，以判断是否存在尿量增多或尿量减少。

尿次异常：询问患者每天小便的次数以及每次小便的量、颜色与感觉等，以判断是否存在小便频数而短黄急迫、小便频数而量多色清、夜尿增多、小便癃或闭等。

尿质异常：询问患者小便中是否排出砂石、夹有血丝血块及脂膏样物质，询问患者是否伴有小便混浊不清及颜色变红等，以判断是否存在砂石、尿血、尿浊等。

排尿感异常：询问患者排尿时及排尿前后的感觉，以判断是否存在排尿不畅或困难、尿道灼热疼痛、尿后余沥不尽、尿失禁及遗尿等。

（2）一般规律

询问大、小便的情况，可以直接了解消化功能和水液的盈亏与代谢情况，判断疾病的寒热虚实。诚如《景岳全书》所说："二便为一身之门户，无论内伤外感，皆当察此，以辨其寒热虚实。"常见二便异常类型及临床意义见表 1-15、表 1-16。

#### 表 1-15 大便异常类型及临床意义

| 类型 | | 症状表现 | 临床意义 |
|---|---|---|---|
| 便次异常 | 便秘 | 大便燥结，排便时间延长，便次减少，或时间虽不延长但排便困难 | 实证：胃肠积热或腹内结块阻结等 |
| | | | 虚证：气血阴津亏损或阳虚寒凝等 |
| | 泄泻 | 大便次数增多，粪质稀薄不成形，甚至呈水样 | 实证：外感风寒湿热疫毒之邪，或饮食所伤，食物中毒，痨虫或寄生虫积于肠道，或情志失调，肝气郁滞 |
| | | | 虚证：久病脾肾阳气亏虚 |
| 便质异常 | 完谷不化 | 大便中含有较多未消化食物 | 实证：新起者多为食滞胃肠 |
| | | | 虚证：病久体弱者见之，多属脾虚肾虚 |
| | 溏结不调 | 大便时干时稀 | 肝郁脾虚，肝脾不调；肠癌 |
| | 脓血便 | 大便中含有脓血黏液 | 痢疾、肠癌 |

续表

| 类型 | | 症状表现 | 临床意义 |
|---|---|---|---|
| 便质异常 | 便血 | 血自肛门排出,包括血随便出,或便黑如柏油状,或单纯下血 | 实证:胃肠积热,湿热蕴结,气血瘀滞等 |
| | | | 虚证:多因脾胃虚弱,气不统血 |
| 排便感异常 | 肛门灼热 | 排便时自觉肛门灼热 | 大肠湿热,或热结旁流,热迫直肠 |
| | 里急后重 | 便前腹痛,急迫欲便,便时窘迫不畅,肛门重坠,便意频数 | 湿热内阻,肠道气滞 |

表 1-16　小便异常类型及临床意义

| 类型 | | 症状表现 | 临床意义 |
|---|---|---|---|
| 尿次异常 | 频数 | 排尿次数增多,时欲小便 | 实证:湿热蕴结膀胱,热迫气滞 |
| | | | 虚证:肾阳虚或肾气不固 |
| | 癃闭 | 小便不畅,点滴而出为癃;小便不通,点滴不出为闭,合称癃闭 | 实证:瘀血、结石或湿热阻滞 |
| | | | 虚证:久病或年老气虚、阳虚 |
| 尿量异常 | 尿量增多 | 明显超过正常量 | 虚证:阳虚不能蒸化水液 |
| | | | 虚实夹杂:燥热阴虚,肾阳偏亢 |
| | 尿量减少 | 明显少于正常量 | 实证:尿路损伤、阻塞 |
| | | | 虚证:小便化源不足(热盛伤津、腹泻伤津)或水液内停(心阳衰竭及脾、肺、肾功能失常) |
| 排尿感异常 | 尿道涩痛 | 排尿时自觉尿道灼热疼痛,小便涩滞不畅 | 实证:湿热内蕴、结石或瘀血阻塞、肝郁气滞 |
| | | | 虚证:阴虚火旺,中气下陷 |
| | 余沥不尽 | 小便之后仍有余溺,点滴不净 | 实证:湿热阻滞 |
| | | | 虚证:病久体弱,肾阳亏虚,肾气不固 |
| | 小便失禁 | 小便不能随意控制而自行溢出 | 实证:湿热瘀血阻滞 |
| | | | 虚证:肾气亏虚,脾虚气陷,膀胱虚寒,不能约摄尿液 |
| | 遗尿 | 指成人或 3 岁以上小儿于睡眠中经常不自主地排尿 | 实证:肝经湿热,下迫膀胱 |
| | | | 虚证:禀赋不足,肾气亏虚,或脾虚气陷,膀胱虚寒 |

## 8. 问情绪相关症状

（1）询问要点

询问患者有关情绪方面的一些主观体验,结合观察患者的面部表情、姿态、动作及讲话的语气、声音等,判断患者是否存在抑郁、情绪高涨、焦虑、恐惧、急躁易怒、烦躁等情绪的异常变化,以及占主导的情绪状态。

（2）常见类型

1）抑郁:通过询问患者,判断其是否有持续的情绪低落,寡言少语,善悲易哭,兴趣减退或缺乏,意志消沉,悲观绝望,自罪自责,自杀倾向或行为等。

2）情绪高涨:通过询问患者,判断其是否有兴奋多语,精神亢奋,与环境不相符的过多愉快、欢乐,对一切都感到非常乐观,对任何事物都感有兴趣等。

3）焦虑:通过询问患者,判断其是否经常因担心可能发生和难以预料的某种危险或不幸事件而感到忧虑不安、紧张恐惧、顾虑重重等，或出现过突发的极端焦虑状态、强烈的恐惧感，同时感到心悸、胸闷等。

4）恐惧：询问患者是否遇到事情时有不能摆脱的紧张、害怕、提心吊胆，并伴随心悸、气促、汗出、身体颤抖、面色改变等。

5）急躁易怒：询问患者是否脾气急躁，容易被激怒，即使是很小的事情也感到很气愤。

6）烦躁：询问患者是否存在心中烦热不安、手足燥热不宁等。

### 9. 问妇女

询问妇女患者的月经、带下、妊娠、产后等方面的情况。处于非妊娠期、产后期的妇女，一般重点询问月经、带下，而妊娠、产育的情况只作为个人生活史的内容询问。

（1）月经

1）经期异常者：询问月经周期是否提前或延后7天以上，或提前、延后无规律，以及是否连续发生2个以上月经周期，以判断属于月经先期、月经后期还是月经先后不定期。行经期延长者询问行经时间是否超过7天，而月经周期不变。

2）经量异常者：询问月经量是否较常量明显增多或明显减少，而月经周期、经期基本正常，以判断是否属于月经过多或月经过少。询问是否存在非行经期间，阴道内忽然大量出血，或持续出血而淋漓不止的现象，以判断有无崩中、漏下。

3）经色、经质异常者：询问月经颜色是正红、淡红还是紫暗，质地是适中还是偏稀、偏稠，有无血块等，以判断月经的颜色、质地是否异常。

4）闭经者：询问是否年逾16周岁尚未有月经来潮，或不足绝经年龄的妇女是否有月经中断3个月以上而不是因为妊娠与哺乳等原因。

5）经间期出血者：询问两次月经之间是否出现少量的出血，并有周期性规律。

6）痛经者：询问是否有经期或行经前后的周期性小腹疼痛，或痛引腰骶等。

7）有经行前后症状者：询问经前1周左右，是否出现一些症状（如疲劳乏力、急躁、抑郁、焦虑、失眠、忧伤、过度敏感、猜疑、情绪不稳、乳房胀痛、四肢肿胀、腹胀不适、头痛等）；询问前述症状是否逐渐加重，至月经前2～3天最为严重，经后消失；询问前述症状是否出现了3个月经周期或以上。

8）有绝经前后症状者：询问是否处于绝经年龄，是否有月经周期、行经期及月经量的变化，是否存在烘热汗出、心悸、眩晕、焦虑、抑郁、喜怒无常、记忆力下降、注意力不集中、失眠多梦等症状。

（2）带下

带下者询问带下量的多少及颜色、质地和气味的变化，以判断是否存在白带、黄带、赤白带及五色带等异常变化。

（3）妊娠

妊娠者询问妊娠期间的饮食、营养情况，肢体是否肿胀，胎动是否正常，以判断有无妊娠恶阻、胎动不安、子肿等异常表现。

（4）产后

产后要询问产后恶露、乳汁等情况，以判断有无产后恶露不绝、缺乳等异常表现。

常见月经异常类型及临床意义见表 1-17。

**表 1-17　常见月经异常类型及临床意义**

| 类型 | 表现 | 临床意义 |
| --- | --- | --- |
| 月经过多 | 行经期间月经血量较常量明显增多 | 血热内扰，迫血妄行<br>气虚不固，冲任失约<br>瘀血阻滞，血不归经 |
| 崩漏 | 非正常行经期间阴道出血，势猛量多谓崩；势缓量少，淋漓不断谓漏 | 热伤冲任，迫血妄行<br>瘀血阻滞，血不循经<br>脾气亏虚，血失统摄<br>肾阳虚衰，冲任不固<br>肾阴不足，虚火迫血妄行 |
| 月经过少 | 行经期间月经血量较常量明显减少 | 肾气亏虚，精血不足<br>寒凝、血瘀、痰湿阻滞 |
| 闭经 | 女子年逾 16 周岁，月经尚未来潮；已行经，未受孕、不在哺乳期，停经达 3 个月以上 | 肝肾不足，气血亏虚<br>阴虚血燥，血海空虚 |

### 10. 问男子

男子在阴茎勃起、排泄精液等方面的异常不仅是男科的常见疾病，也是全身性病理变化的反映，因此，应加以询问，作为诊断男科或其他疾病的依据。询问男子有无阴茎勃起、排泄精液等方面的异常改变及其具体特征，以判断是否存在阳痿、阳强、遗精（梦遗或滑精）及早泄等。

（1）阳痿

阳痿指患者阴茎不能勃起，或勃起不坚，或坚而不能持久，不能进行性交的症状。阳痿不是患者的不适感觉，而是性功能低下的表现。

（2）遗精

遗精指患者不性交而精液遗泄的症状。其中，清醒时精液流出者，谓之"滑精"；梦中性交而遗精者，谓之"梦遗"。

### 11. 问小儿

对于小儿应常规询问家长小儿出生前后情况（如妊娠期及产育期的营养健康状况，是否患病，是否服用药物，生产的方式，分娩时是否难产、早产等，喂养小儿的方法，小儿的营养状况，小儿的发育情况等），预防接种史，传染病病史，传染病接触史，发病原因（如受凉、衣着过厚、伤食、受惊等），以及家庭遗传病史等。

对不同年龄段的孩子，应重点询问不同的内容。如新生儿应询问是否有不肯吃奶、哭声轻弱或不哭、哭闹不停、睡眠少、体温异常、肤色发黄或口唇紫暗、大小便次数减少或增多、大便颜色发灰发绿、呼吸异常等，婴幼儿应询问是否有生长发育过慢或过快、厌食等，其余症状问诊可参见常规问诊。

## 三、标准化病人在中医问诊教学中的应用

### 1. 概况

"问而知之谓之工",中医问诊技能训练涉及知识点理解记忆和医患沟通能力运用,仅靠单纯的理论讲授远远不够,必须模拟临床情境,创设医患沟通的机会,让学生在案例中与患者沟通,方能得到有效提升。但是在当前医疗环境中,让每一位学生都在真实病人身上实践问诊练习并不现实,在中医问诊教学中引入标准化病人,可以解决学生练习机会不足、教师指导不充分等问题,切实提升学生的问诊实践能力。

标准化病人(standardized patient,SP),又称模拟病人(simulated patient),是指无医疗学习或工作背景的正常人或轻度患者,经过标准化培训后,能准确地模仿病人的症状、体征及病史,具有扮演者、评估者和指导者三种功能。

广州中医药大学标准化病人团队成立于 2012 年,经过 10 多年的建设,团队成员已有 30 余名,其中不乏教学和考核经验丰富的成员。在团队成员和临床技能实验教学中心老师的共同努力下,已在我校高年级学生的中医问诊训练课上引入标准化病人,参与问诊训练和指导,深受同学们的欢迎和喜爱。

### 2. 教学模式

(1)剧本编写

病种选取内、外、妇、儿常见疾病,如冠心病、慢性胃炎、急性阑尾炎、月经失调、小儿肺炎等,剧本雏形源于临床真实病案,根据授课要求及考试要求进行改编,一般包含病人信息、现病史、既往史、个人史、婚育史、家族史等。病情的描述中除了涵盖问诊内容各项主要信息外,还加入少量与疾病诊断不太相关的混淆症状,以考查学生识别提取有效信息的能力。此外,部分剧本还添加了其余三诊的信息,以便培养学生四诊合参及中医临床思维能力。

(2)SP 培训

本校 SP 来源于社会公开招募的非医疗背景人员,经过一系列的培训及观摩训练后颁发 SP 聘任证方可参与课堂教学。SP 培训内容包括标准化病人的功能和职责、医学基础知识、剧本的理解和识记、表演的技巧等,具体内容参考人民卫生出版社黄一沁主编的《标准化病人手册》。在统一培训后教师会根据教学需要针对某一剧本对某几位 SP 进行剧本的角色扮演和指导,加深 SP 对剧本的理解和记忆。同时在教学和考核中也会邀请尚未有扮演经历的 SP 在现场观摩,增加 SP 的参与度和 SP 团队成员的交流。

(3)模拟接诊

将全班分为若干小组(一般每组 6～10 人),每组配备 1 名 SP 及 1 名指导老师,由学生对 SP 进行 10 分钟的问诊训练。问诊完成后由 SP 及教师分别对学生的问诊表现进行指导。在 2020 年"停课不停学"期间,我校运用线上平台开展课堂上学生和 SP 连线的"云问诊",虚拟仿真平台的"虚拟问诊",拓展了学生问诊训练的平台。

(4)评价

问诊的点评形式可分为 SP 点评、学生自评、学生互评和教师点评。经过培训的 SP 已掌

握病例的关键信息及问诊的基本要求，且在扮演病人与学生的交流过程中可感受到学生的态度、情感和语言是否具有符合医学人文关怀的要求，可对学生的问诊内容完整性及职业态度进行评价。学生自评和学生互评均从学生的角度出发，通过反思自身或者观摩同伴在问诊中的表现，查缺补漏，取长补短，可发挥团队学习的效应。教师点评除了指导学生更全面系统地完成问诊之外，还可通过教师的临床经验指导学生如何在接诊中做到自然、自信，更能与病人共情，更贴近临床。

# 第三节　脉　　诊

切诊包括切脉和按诊两个部分，其中切脉又称脉诊，是通过切按患者的脉搏来了解病情，为切诊中最主要的内容。本节主要介绍脉诊的操作方法及注意事项、脉象分析方法、各类主要脉象的临床意义。

（一）操 作 方 法

## 1. 患者体位

诊脉时患者应取正坐位或仰卧位，前臂自然向前平展，与心脏置于同一水平，手腕伸直，手掌向上，手指微微弯曲，在腕关节下面垫一松软的脉枕，使寸口部位充分伸展，局部气血畅通，便于诊察脉象。

## 2. 医生指法

诊脉指法主要包括选指、布指、运指三部分。

（1）选指

医生用左手或右手的食指、中指和无名指三个手指指目诊察，指目是指尖和指腹交界棱起之处，是手指触觉较灵敏的部位。诊脉者的手指指端要平齐，即三指平齐，手指略呈弓形，与受诊者体表约呈 45°为宜，这样的角度可以使指目紧贴于脉搏搏动处。

（2）布指

中指定关，医生先以中指按在掌后高骨内侧动脉处，然后食指按在关前（腕侧）定寸，无名指按在关后（肘侧）定尺。布指的疏密要与患者手臂长短和医生手指粗细相适应，如患者的手臂长或医者手指较细，布指宜疏，反之宜密。定寸时可选取太渊穴所在位置（腕横纹上），定尺时可考虑按寸到关的距离确定关到尺的长度以明确尺的位置。寸关尺不是一个点，而是一段脉管的诊察范围。

（3）运指

医生运用指力的轻重、挪移及布指变化以体察脉象。常用的指法有举、按、寻、循、总按和单诊等，注意诊察患者的脉位（浮沉、长短）、脉次（至数与均匀度）、脉形（大小、软硬、紧张度等）、脉势（强弱与流利度等）及左右手寸关尺各部表现。

1）举法：是指医生用较轻的指力，按在寸口脉搏跳动部位，以体察脉搏部位的方法。亦称"轻取"或"浮取"。

2）按法：是指医生用较重的指力，甚至按到筋骨，体察脉象的方法。此法又称"重取"或"沉取"。此外，医生手指用力适中，按至肌肉以体察脉象的方法称为"中取"。

3）寻法：是指切脉时指力从轻到重，或从重到轻，左右推寻，调节最适当指力的方法。在寸口三部细细寻找脉动最明显的部位，统称寻法，以捕获最丰富的脉象信息。

4）循法：是指切脉时三指沿寸口脉长轴循行，诊察脉之长短，比较寸关尺三部脉象的特点。

5）总按：即三指同时用力诊脉的方法。从总体上辨别寸关尺三部和左右两手脉象的形态、脉位的浮沉等。总按时一般指力均匀，但亦有三指用力不一致的情况。

6）单诊：是指用一个手指诊察一部脉象的方法。主要用于分别了解寸、关、尺各部脉象的形态特征。

首先应先用总按的方法，从总体上辨别脉象的形态、脉位的浮沉，然后再使用循法和单诊手法等辨别左右手寸、关、尺各部脉象的形态特征。

### 3. 平息

医生在诊脉时注意调匀呼吸，即所谓"平息"。一方面医生保持呼吸调匀，清心宁神，可以自己的呼吸计算患者的脉搏至数；另一方面，平息有利于医生思想集中，可以仔细地辨别脉象。

### 4. 切脉时间

一般每次诊脉每手应不少于1分钟，两手以3分钟左右为宜。

诊脉时应注意每次诊脉的时间至少应在五十动，一则有利于仔细辨别脉象变化，再则切脉时初按和久按的指感有可能不同，对临床辨证有一定意义，所以切脉的时间要适当长些。

### 5. 小儿脉诊法

小儿寸口部位甚短，一般用"一指（拇指或食指）定关法"，不必细分寸、关、尺三部。

具体操作方法是，用左手握住小儿的手，对3岁以下的小儿，可用右手大拇指按于小儿掌后高骨部脉上，不分三部，以定至数为主。对3～5岁的小儿，则以高骨中线为关，以一指向两侧转动以寻察三部。6～8岁小儿，则可挪动拇指诊三部。9～10岁，可以次第下指，依寸、关、尺三部诊脉。10岁以上，可按成人三部脉法进行辨析。

### 6. 注意事项

1）注意患者卧位时，如果侧卧则下面手臂受压，或上臂扭转，或手臂过于高或过于低，与心脏不在一个水平面时，都可以影响气血的运行，使脉象失真。

2）医生诊脉所用三指或患者脉诊局部有皮肤等病变时，则不宜用该侧进行诊脉操作。

3）诊脉过程中如察其脉律不匀、有间歇的现象时，应适当延长诊脉时间，应注意间歇出现是否有规律。

4）重视生理异常脉位，常见有反关脉与斜飞脉。

5）重视个体差异，患者有男女老幼的不同，有强弱胖瘦之别，反映在脉象上也各有不同，应综合考虑。

6）排除情志干扰，情志变化可使脉搏发生相应改变，应注意排除。

7）结合四时分析，四时对人体的生理、病理活动有重要影响，诊脉也不例外。中医素有春弦、夏洪、秋浮、冬沉之说，应引起我们的注意。

8）注重脉症合参，注意脉象与患者临床表现之间的内在联系。

## （二）操作技巧

### 1. 八要素分析法

中医脉象的辨识主要依靠手指的感觉，体会脉搏的部位、至数、力度和形态等方面。将复杂的脉象表现按八要素分析辨别是一种执简驭繁的重要方法。

脉象的各种因素，大致归纳为脉象的部位、至数、长度、宽度、力度、流利度、紧张度和均匀度八个方面。每种脉象可用不同的脉象要素来描述与区分。

在二十八脉中，有些脉象仅主要表现为某一个脉象要素方面的改变。例如，①浮脉、沉脉主要表现在脉位上的异常，浮脉主要就是脉位浮，沉脉主要就是脉位沉。②迟脉、数脉、疾脉主要表现为至数方面的改变，迟脉至数慢，一息三至；数脉至数快，一息六至；疾脉更快，一息七至以上。③滑脉、涩脉主要在于流利度的改变，滑脉往来流利，涩脉往来艰涩。④弦脉主要表现为紧张度的增高，如按琴弦。⑤细脉主要表现在脉宽的细小。⑥长脉、短脉主要是脉长度方面的异常，前者脉长，后者脉短。⑦虚脉、实脉的特点主要在于脉力的异常，虚脉无力，实脉过分有力。

这些脉象在其他七个脉象要素方面则一般没有明显的变化。若有变化，则属于相兼脉，如浮数脉、沉细脉、弦滑脉、沉涩脉等。有些脉象本身就表现为两个或两个以上脉象要素的变化。例如，①促脉、结脉表现为至数与均匀度的改变，促脉数而脉律不齐，结脉缓而脉律不齐。②洪脉、弱脉表现为脉位、脉力、脉宽上的改变，洪脉浮大而有力，弱脉沉细而无力。③濡脉表现为脉位、脉宽、紧张度、脉力的变化，即浮细软而无力。

因此，按此八要素分析法可以将二十八脉归类与分解，在脉诊训练中应将脉象按八要素要求逐一列表登记，然后找出与正常有别之处，根据其特异性再确定具体的脉象名称，进而推导其病理意义。

### 2. 正常脉象的八要素特征

任何一种脉象都具有"位、数、形、势"四种属性，正常脉象的八要素特征如下：

1）脉位：脉位居中，不浮不沉。
2）脉率：脉一息四至或五至，相当于每分钟 72～80 次。
3）脉律：节律均匀整齐。
4）脉宽：脉大小适中。
5）脉长：脉长短适中，不越本位。
6）脉势：脉搏有力，寸关尺三部均可触及，沉取不绝。
7）紧张度：脉应指有力而不失柔和。
8）流利度：脉势和缓，从容流利。

### 3. 脉位变异

1）斜飞脉：寸口不见脉搏，而由尺部斜向手背，称为斜飞脉。
2）反关脉：脉象出现于寸口的背侧，称为反关脉。

斜飞脉与反关脉属桡动脉解剖位置的变异，不属于病脉。其脉象多浮，临床诊此脉时以察其至数及强弱为主。

## （三）脉象与主病

常见的各类脉象及主病参照表 1-18。

表 1-18　脉象与主病

| 脉纲 | 共同特点 | 相类脉 | | |
| --- | --- | --- | --- | --- |
| | | 脉名 | 脉象 | 主病 |
| 浮脉类 | 轻取即得 | 浮 | 举之有余，按之不足 | 表证，亦见于虚阳浮越证 |
| | | 洪 | 脉体宽大，充实有力，来盛去衰 | 热盛 |
| | | 濡 | 浮细无力而软 | 虚证，湿困 |
| | | 散 | 浮取散漫而无根，伴至数或脉力不匀 | 元气离散，脏气将绝 |
| | | 芤 | 浮大中空，如按葱管 | 失血，伤阴之际 |
| | | 革 | 浮而搏指，中空边坚 | 亡血、失精、半产、崩漏 |
| 沉脉类 | 重按始得 | 沉 | 轻取不应，重按始得 | 里证 |
| | | 伏 | 重按推至筋骨始得 | 邪闭、厥病、痛极 |
| | | 弱 | 沉细无力而软 | 阳气虚衰、气血俱虚 |
| | | 牢 | 沉按实大弦长 | 阴寒内积、疝气、癥积 |
| 迟脉类 | 一息不足四至 | 迟 | 一息不足四至 | 寒证，亦见于邪热结聚 |
| | | 缓 | 一息四至，脉来急缓 | 湿病，脾胃虚弱，亦见于平人 |
| | | 涩 | 往来艰涩，迟滞不畅 | 精伤、血少，气滞、血瘀，痰食内停 |
| | | 结 | 迟而时一止，止无定数 | 阴盛气结，寒痰瘀血，气血虚衰 |
| 数脉类 | 一息五至以上 | 数 | 一息五至以上，不足七至 | 热证，亦主里虚证 |
| | | 疾 | 脉来急疾，一息七八至 | 阳极阴竭，元气欲脱 |
| | | 促 | 数而时一止，止无定数 | 阳热亢盛，瘀滞、痰食停积，脏气衰败 |
| | | 动 | 脉短如豆，滑数有力 | 疼痛、惊恐 |
| 虚脉类 | 应指无力 | 虚 | 举按无力，应指松软 | 气血两虚 |
| | | 细 | 脉细如线，应指明显 | 气血俱虚，湿证 |
| | | 微 | 极细极软，似有似无 | 气血大虚，阳气暴脱 |
| | | 代 | 迟而中止，止有定数 | 脏气衰微，疼痛、惊恐、跌仆损伤 |
| | | 短 | 首尾俱短，不及本部 | 有力主气郁，无力主气损 |
| 实脉类 | 应指有力 | 实 | 举按充实而有力 | 实证，平人 |
| | | 滑 | 往来流利，应指圆滑 | 痰湿、食积、实热，青壮年，孕妇 |
| | | 弦 | 端直以长，如按琴弦 | 肝胆病、疼痛、痰饮等，老年健康者 |
| | | 紧 | 绷急弹指，状如转索 | 实寒证、疼痛、宿食 |
| | | 长 | 首尾端直，超过本位 | 阳气有余，阳证、热证、实证，平人 |
| | | 大 | 脉体宽大，无汹涌之势 | 健康人，或病进 |

## （四）教学模式

脉诊的理论知识点比较零散，单纯依靠课堂的口传心授难以达到理想的教学效果。因此

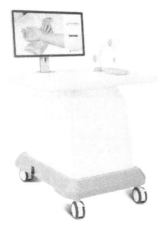

图 1-6　中医切脉信息采集教学
管理系统

包含实验内容的脉诊实训教学模式改革非常重要。目前在教学中虽然应用了多种教学方法，但仍存在脉诊训练系统指感特征模拟失真、学生对不同脉象的形成机理认识不足、教学效果的评价方法有待完善等问题。

我校在脉诊实训教学中应用某公司研发的中医切脉信息采集教学管理系统（图 1-6～图 1-8），可实现示教、训练和考核多种功能，课堂上教师利用仪器采集患者脉图，并通过机器实现对脉图进行基本特征分析和脉象浮沉、迟数、弦滑、虚实等分析诊断。同时将屏幕投影至显示器上便于教学演示，穿插讲解理论内容；分组训练时让学生通过采集脉图波形与实际切脉的形式，进行脉图和手下指感的反复比对体会，加深对脉象的直观认识。实训课后教师可以通过系统的考题或者课前教师自行编辑的练习题，考查学生的学习效果。

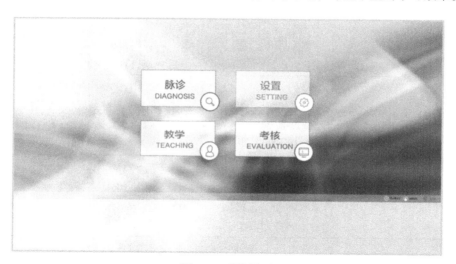

图 1-7　系统界面

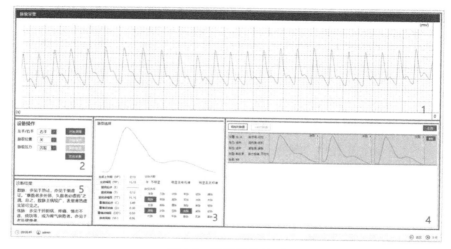

图 1-8　脉诊模块界面

# 第四节 中医临床思维训练

中医临床思维是指医生在临床诊疗过程中,应用自己掌握的中医理论和自身的实践经验,判断和分析疾病本质、发病规律,制订治疗、预防疾病的原则及处方用药过程中所表现的思维活动。中医临床思维兼具理论性和实践性,因此中医临床思维的培养,需要建立在扎实的中国传统文化和中医理论根基中,经过反复临床实践积累临证经验,不断总结反思进而形成临床思辨能力。这是一个长期的、渐进性的过程,一方面需要理论联系实践,另一方面还需要借鉴、请教经验丰富的老中医,学习他们的临证经验,融会贯通后形成自己的中医思维。

目前,中医药院校的中医人才培养中,存在着学生基础知识不牢、实践能力不足、基础理论与临床技能教学和应用脱节,中医临床思维的培养更是薄弱。在本科阶段的见习实习中,由于受医院内常用的西医思维模式影响,更是忽略对中医临床思维能力的培养和训练。因此,有必要在校内的中医实训课程中强化中医临床思维的培养和训练,促进学生中医理论知识的系统化,增强中医实践能力的掌握度。

在中医临床思维的培养中,主要通过以下几种教学途径:理论学习、案例教学和讨论式学习、临床带教和教学查房、网络平台。在当前互联网+的时代,网络平台的学习既具有其他学习途径的优势,又可以弥补它们的不足,将学习内容系统化、学习时间碎片化,是学生们喜闻乐见的学习方式。

我校在中医思维训练课中引入某公司的中医思维训练系统,通过内、外、妇、儿等多科病例,以及电子虚拟患者的问诊、源于真实临床案例改编的临床资料,训练学生辨证论治,建立中医思维。

# 第二章 腧 穴 学

腧穴是人体穴位的通称。"腧"与"输"、"俞"义音相通，有转输或输注之义，如水流转输灌注。"穴"指空隙或聚集之部位。腧穴指人体脏腑经络之气输注于体表的部位，亦可将疾病输注或反映于体表一定部位，同时可将针或灸的感应转输至病所。

腧穴一般分为经穴、经外奇穴和阿是穴三类（表2-1）。

**表2-1　三类腧穴的特点表**

| 穴类别 | 定经 | 定位 | 定名 | 主治作用 |
| --- | --- | --- | --- | --- |
| 经穴 | 有归经，分布在十四经脉中 | 有固定位置 | 有专用穴名 | ①局部作用；<br>②治经络与脏腑器官病 |
| 经外奇穴 | 无归经 | 有固定位置 | 有专用穴名 | ①主要对某病有特效；<br>②局部作用 |
| 阿是穴 | 无归经 | 无固定位置 | 无专用穴名 | 治局部病变 |

（1）经穴

凡属十二经脉以及任督二脉循行路线上的腧穴，称"十四经穴"，简称"经穴"，是全身腧穴的主要部分。自古以来，经穴经历了不断的发展：《内经》载穴160个；《针灸甲乙经》载穴349个；《铜人腧穴针灸图经》载穴354个；《针灸大成》载穴359个；《针灸逢源》载穴361个。现代沿用361穴，其中双穴（十二经穴）309对，单穴（任、督脉）52个。近年来，还有人将印堂穴当成督脉经穴，因此共计362穴。

（2）经外奇穴

凡未归属于十四经脉，定位明确且有特定疗效的腧穴，被称为"经外奇穴"，或简称"奇穴"。

（3）阿是穴

阿是穴是病证在体表上的反应点，无固定部位，往往随病而起，病愈即失。

## 第一节　腧穴的主治特点与规律

腧穴的主治特点主要表现在三个方面，即近治作用、远治作用和特殊作用。腧穴的主治呈现出一定的规律性，可概括为分经主治和分部主治。

（一）主治特点

**（1）近治作用**

近治作用，是指腧穴均具有治疗其所在部位局部及邻近组织、器官病证的作用。这是一切腧穴主治作用所具有的共同特点。如眼区及其周围的睛明穴、承泣穴、攒竹穴、瞳子髎穴等经穴均能治疗眼疾；胃脘部及其周围的中脘穴、建里穴、梁门穴等经穴均能治疗胃痛；阿是穴均可治疗所在部位局部的病痛等。

**（2）远治作用**

远治作用，是指腧穴具有治疗其远隔部位的脏腑、组织器官病证的作用。腧穴不仅能治疗局部病证，而且还有远治作用。十四经穴，尤其是十二经脉中位于四肢肘膝关节以下的经穴，远治作用尤为突出，如合谷穴不仅能治疗手部的局部病证，还能治疗本经脉所过处的颈部和头面部病证。奇穴也具有一定的远治作用，如二白穴治疗痔疾，胆囊穴治疗胆疾等。

**（3）特殊作用**

特殊作用，是指有些腧穴具有双向的良性调整作用和相对的特异治疗作用。所谓双向良性调整作用，是指同一腧穴对机体不同的病理状态，可以起到两种相反而有效的治疗作用。如腹泻时针天枢穴可止泻，便秘时针天枢穴可以通便；内关穴既可治心动过缓，又可治疗心动过速。此外，腧穴的治疗作用还具有相对的特异性，如大椎穴退热，至阴穴矫正胎位，阑尾穴治疗阑尾炎等。

（二）主治规律

**1. 分经主治规律**

（1）定义

分经主治，是指某一经脉所属的经穴均可治疗该经经脉及其相表里经脉循行部位的病证。"经脉所过，主治所及"，是对这一规律的概括。古代医家在论述针灸治疗时，往往只选取有关经脉而不列举具体穴名，即所谓"定经不定穴"。如《灵枢·杂病》记载："齿痛，不恶清饮，取足阳明；恶清饮，取手阳明。"《黄帝内经太素·五脏热病》亦载："热病始于头首者，刺项太阳而汗出止……热病起于足胫者，刺足阳明而汗出止。"实践证明，同一经脉的不同经穴，可以治疗本经相同病证。如手太阴肺经的尺泽穴、孔最穴、列缺穴、鱼际穴，均可治疗咳嗽、气喘等肺系疾患，说明腧穴有分经主治规律。根据腧穴的分经主治规律，后世医家在针灸治疗上有"宁失其穴，勿失其经"之说。

经脉具有表里关系。经穴既可主治本经循行部位的病证，又可治疗相表里经脉的病证。如手太阴肺经的列缺穴，不仅主治本经的咳嗽、胸闷等病证，还能治疗与其相表里的手阳明大肠经的头痛、项强等病证。

（2）经穴主治图表

十四经腧穴主治异同如表 2-2～表 2-6 所示。

**表 2-2 手三阴经腧穴主治异同表**

| 经名 | 本经主治特点 | 二经相同主治 | 三经相同主治 |
|---|---|---|---|
| 手太阴经 | 肺、喉病 | — | |
| 手厥阴经 | 心、胃病 | 神志病 | 胸部病 |
| 手少阴经 | 心病 | | |

**表 2-3 手三阳经腧穴主治异同表**

| 经名 | 本经主治特点 | 二经相同主治 | 三经相同主治 |
|---|---|---|---|
| 手阳明经 | 前头、鼻、口、齿病 | — | |
| 手少阳经 | 侧头、胁肋病 | 目病、耳病 | 咽喉病，热病 |
| 手太阳经 | 后头、肩胛病，神志病 | | |

**表 2-4 足三阳经腧穴主治异同表**

| 经名 | 本经主治特点 | 三经相同主治 |
|---|---|---|
| 足阳明经 | 前头、口齿、咽喉、胃肠病 | |
| 足少阳经 | 侧头、耳、胁肋病 | 眼病，神志病，热病 |
| 足太阳经 | 后头、背腰病（背俞并治脏腑病） | |

**表 2-5 足三阴经腧穴主治异同表**

| 经名 | 本经主治特点 | 三经相同主治 |
|---|---|---|
| 足太阴经 | 脾胃病 | |
| 足厥阴经 | 肝病 | 前阴病，生殖系统疾病 妇科病 |
| 足少阴经 | 肾、肺、咽喉病 | |

**表 2-6 任督二脉腧穴主治异同表**

| 经名 | 本经主治特点 | 三经相同主治 |
|---|---|---|
| 任脉 | 回阳，固脱，有强壮作用 | 神志病，脏腑病，生殖系统疾病， |
| 督脉 | 中风，昏迷，热病，头面病 | 妇科病 |

## 2. 分部主治规律

（1）定义

分部主治，是指处于身体某一部位的腧穴均可治疗该部位的病证。腧穴的分部主治与腧穴的局部治疗作用有相关性。位于头面、颈项部的腧穴，以治疗头面五官及颈项部病证为主；位于胸腹部的腧穴，以治疗脏腑病证为主；位于四肢部的腧穴，可以治疗四肢的病证。人体某一部位出现病证，均可选取位于相应部位的腧穴治疗，或循经近道取穴，或在局部直接选取腧穴。《灵枢·终始》载："从腰以上者，手太阴阳明皆主之；从腰以下者，足太阴阳明皆主之……病生于头者，头重；生于手者，臂重；生于足者，足重。治病者，先刺其病所从生者也。"《素问·水热穴论》载："大杼、膺俞、缺盆、背俞，此八者，以泻胸中之热也。"这些都与腧穴的分部主治规律有关。

（2）经穴分部主治规律

经穴分部主治规律如表2-7、表2-8所示。

**表 2-7　头面颈项部经穴主治规律**

| 分部 | 主治 | 分部 | 主治 |
|---|---|---|---|
| 前头、侧头区 | 眼、鼻、前头及侧头部病 | 眼区 | 眼病 |
| 后头区 | 神志病，头部病 | 鼻区 | 鼻病 |
| 项区 | 神志病，咽喉、眼、头项病 | 颈区 | 舌、咽喉、气管、颈部病 |

**表 2-8　胸腹背腰部经穴主治规律**

| 前 | 后 | 主治 |
|---|---|---|
| 胸膺部 | 上背部 | 肺、心（上焦）病 |
| 胁腹部 | 下背部 | 肝、胆、脾、胃（中焦）病 |
| 少腹部 | 腰尻部 | 前后阴、肾、肠、膀胱（下焦）病 |

# 第二节　腧穴的定位方法

（一）骨度分寸法

（1）定义

　　骨度分寸法，是指主要以骨节为标志，将两骨节之间的长度折量为一定的分寸，用以确定腧穴位置的方法。不论男女、老少、高矮、胖瘦，均可按一定的骨度分寸在其自身测量。现时采用的骨度分寸是以《灵枢·骨度》所规定的人体各部的分寸为基础，结合历代医家创用的折量分寸而确定的。常用的"骨度"折量寸见表2-9。

**表 2-9　常用的"骨度"折量寸表**

| 部位 | 起止点 | 折量寸 | 度量法 | 说明 |
|---|---|---|---|---|
| 头面部 | 前发际正中至后发际正中 | 12 | 直寸 | 用于确定头部经穴的纵向距离 |
| | 眉间（印堂）至前发际正中 | 3 | 直寸 | |
| | 第7颈椎棘突下（大椎）至后发际正中 | 3 | 直寸 | 用于确定前或后发际及其头部经穴的纵向距离 |
| | 眉间（印堂）至后发际正中第7颈椎棘突下（大椎） | 18 | 直寸 | |
| | 前两额发角（头维）之间 | 9 | 横寸 | 用于确定头前部经穴的横向距离 |
| | 耳后两乳突（完骨）之间 | 9 | 横寸 | 用于确定头后部经穴的横向距离 |
| 胸腹胁部 | 胸骨上窝（天突）至胸剑联合中点（歧骨） | 9 | 直寸 | 用于确定胸部任脉经穴的纵向距离 |
| | 胸剑联合中点（歧骨）至脐中 | 8 | 直寸 | 用于确定上腹部经穴的纵向距离 |
| | 脐中至耻骨联合上缘（曲骨） | 5 | 直寸 | 用于确定下腹部经穴的纵向距离 |
| | 两乳头之间 | 8 | 横寸 | 用于确定胸腹部经穴的横向距离 |
| | 腋窝顶点至第11肋游离端（章门） | 12 | 直寸 | 用于确定胁肋部经穴的纵向距离 |

续表

| 部位 | 起止点 | 折量寸 | 度量法 | 说明 |
|---|---|---|---|---|
| 背腰部 | 肩胛骨内缘（近脊柱侧点）至后正中线 | 3 | 横寸 | 用于确定背腰部经穴的横向距离 |
| | 肩峰缘至后正中线 | 8 | 横寸 | 用于确定肩背部经穴的横向距离 |
| 上肢部 | 腋前、后纹头至肘横纹（平肘尖） | 9 | 直寸 | 用于确定上臂部经穴的纵向距离 |
| | 肘横纹（平肘尖）至腕掌（背）侧横纹 | 12 | 直寸 | 用于确定前臂部经穴的纵向距离 |
| 下肢部 | 耻骨联合上缘至股骨内上髁上缘 | 18 | 直寸 | 用于确定下肢内侧足三阴经穴的纵向距离 |
| | 胫骨内侧髁下方至内踝尖 | 13 | 直寸 | |
| | 股骨大转子至腘横纹 | 19 | 直寸 | 用于确定下肢外侧足三阳经穴的纵向距离（臀沟至腘横纹相当14寸） |
| | 腘横纹至外踝尖 | 16 | 直寸 | 用于确定下肢外后侧足三阳经穴的纵向距离 |

（2）注意事项

骨度分寸法是腧穴定位法中的基本方法，由于其记忆比较烦琐，存在一定难度。但是为了不影响定位的准确性，不可以手指同身寸定位法取而代之。

## （二）体表标志定位法

体表标志定位法，是以人体解剖学的各种体表标志为依据来确定腧穴位置的方法，俗称自然标志定位法。可分为固定标志和活动标志两种。

（1）固定标志

固定标志，指各部位由骨节和肌肉所形成的突起、凹陷、五官轮廓、发际、指（趾）甲、乳头、肚脐等，是在自然姿势下可见的标志。可以借助这些标志确定腧穴的位置。如腓骨小头前下方凹陷中定阳陵泉穴；足内踝尖上3寸，胫骨内侧面后缘定三阴交穴；眉头定攒竹穴；脐中旁开2寸定天枢穴等。

（2）活动标志

活动标志，指各部的关节、肌肉、肌腱、皮肤随着活动而出现的空隙、凹陷、皱纹、尖端等，是在活动姿势下才会出现的标志。据此亦可确定腧穴的位置。如在耳屏与下颌关节之间微张口呈凹陷处取听宫穴；下颌角前上方约一横指当咀嚼时咬肌隆起，按之凹陷处取颊车穴等。

（3）注意事项

体表标志定位法需要在一定解剖知识的基础上学习，若解剖知识薄弱，会直接影响到对腧穴的定位。

## （三）手指同身寸定位法

（1）定义

手指同身寸定位法，是指依据患者本人手指所规定的分寸来量取腧穴的定位方法，又称"指寸法"。常用的手指同身寸定位法有以下3种。

1）中指同身寸：以患者中指中节桡侧两端纹头（拇、中指屈曲成环形）之间的距离作为1寸。

2）拇指同身寸：以患者拇指的指间关节的宽度作为1寸。

3）横指同身寸：令患者将食指、中指、无名指和小指并拢，以中指中节横纹为标准，其四指的宽度作为3寸。四指相并名曰"一夫"；用横指同身寸量取腧穴，又名"一夫法"（图2-1）。

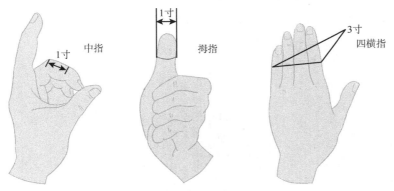

图 2-1　手指同身寸定位法

（2）注意事项

由于手指同身寸定位法操作简便，并适用于大部分腧穴，容易过分依赖手指同身寸定位法。但是，此定位法是以患者手指作为标准来取穴，而在操作中人们往往选择根据患者的高矮胖瘦参照自己的手指做出一定调整来测定腧穴，这样就容易出现误差，取得的穴位也不准确，因此，应将此法作为体表标志定位法和骨度分寸法的补充或配合。

（四）简便定位法

（1）定义

简便定位法，是临床中一种简便易行的腧穴定位方法。如立正姿势，手臂自然下垂，其中指端在下肢所触及处为风市穴；两手虎口自然平直交叉，一手食指压在另一手腕后，高骨的上方，其食指尽端到达处取列缺穴等。此法是一种辅助取穴方法。

（2）注意事项

简便定位法操作简便，易于记忆，但是所找到的位置和其他方法所定位的腧穴可能有着较大的偏差，且目前对取穴姿势没有严格界定，随意性较大，建议要利用其他定位方法来确定腧穴定位准确与否，不能以此法作为定位标准。

# 第三节　常用针灸穴位

## 一、手太阴肺经

（一）主治

本经腧穴主治喉、胸、肺及经脉循行部位的相关病证。

（二）原文

肺手太阴之脉，起于中焦，下络大肠，还循胃口，上膈属肺，从肺系，横出腋下，下循臑内，行少阴、心主之前，下肘中，循臂内上骨下廉，入寸口，上鱼，循鱼际，出大指之端；其支者：从腕后，直出次指内廉，出其端（《灵枢·经脉》），见图2-2。

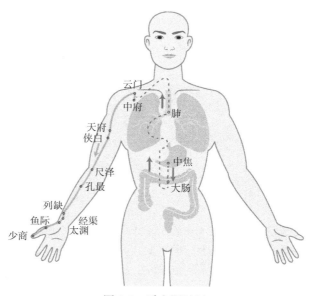

图 2-2　手太阴肺经

### 1. 尺泽（LU 5）　合穴

定位　在肘横纹中，肱二头肌腱桡侧凹陷处。

主治　①咳嗽、气喘、咯血、咽喉肿痛等肺系实热性病证；②肘臂挛痛；③急性吐泻、中暑、小儿惊风等急症。

操作　直刺 0.8～1.2 寸，或点刺出血。

### 2. 孔最（LU 6）　郄穴

定位　尺泽穴与太渊穴连线上，腕横纹上 7 寸处。

主治　①咯血、咳嗽、气喘、咽喉肿痛等肺系病证；②肘臂挛痛。

操作　直刺 0.5～1 寸。

### 3. 列缺（LU 7）　络穴；八脉交会穴（通于任脉）

定位　桡骨茎突上方，腕横纹上 1.5 寸，当肱桡肌腱与拇长展肌腱之间。简便取穴法：两手虎口自然平直交叉，一手食指按在另一手桡骨茎突上，指尖下凹陷中是穴。

主治　①咳嗽、气喘、咽喉肿痛等肺系病证；②头痛、齿痛、项强、口眼㖞斜等头项部疾患。

操作　向上斜刺 0.2～0.3 寸。

### 4. 鱼际（LU 10）　荥穴

定位　第 1 掌骨中点桡侧，赤白肉际处。

主治 ①咳嗽、咯血、咽干、咽喉肿痛、失音等肺系热性病证；②小儿疳积。

操作 直刺 0.5～0.8 寸。治小儿疳积可用割治法。

### 5. 少商（LU 11） 井穴

定位 拇指桡侧指甲根角旁 0.1 寸。

主治 ①咽喉肿痛、鼻衄、高热等肺系实热证；②昏迷、癫狂。

操作 浅刺 0.1 寸，或点刺出血。

手太阴肺经其他穴位详见表 2-10。

表 2-10 手太阴肺经穴位补充表

| 序号 | 穴名 | 代号 | 定位 | 主治 | 备注 |
|---|---|---|---|---|---|
| 1 | 中府 | LU 1 | 在胸前壁的外上方，云门穴下 1 寸，平第 1 肋间隙，距前正中线 6 寸 | 咳嗽，气喘，胸痛，肩背痛 | 肺募穴；手足太阴交会穴 |
| 2 | 云门 | LU 2 | 在胸前壁的外上方，肩胛骨喙突上方，锁骨下窝凹陷处，距前正中线 6 寸 | 咳嗽，气喘，胸痛，肩关节内侧痛 | |
| 3 | 天府 | LU 3 | 在臂内侧面，肱二头肌桡侧缘，腋前纹头下 3 寸处 | 气喘，瘿气，鼻衄，上臂内侧痛 | |
| 4 | 侠白 | LU 4 | 在臂内侧面，肱二头肌桡侧缘，腋前纹头下 4 寸处，或肘横纹上 5 寸处 | 咳嗽，气喘，干呕，烦满，上臂内侧痛 | |
| 5 | 经渠 | LU 8 | 在前臂掌面桡侧，桡骨茎突与桡动脉之间凹陷处，腕横纹上 1 寸 | 咳嗽，气喘，胸痛，咽喉肿痛，手腕痛 | 经穴 |
| 6 | 太渊 | LU 9 | 在腕掌侧横纹桡侧，桡动脉搏动处 | 外感，咳嗽，气喘，咽喉肿痛，胸痛，无脉症，腕臂痛 | 输穴；原穴；八会穴之脉会 |

## 二、手阳明大肠经

### （一）主治

本经腧穴主治头面、五官、咽喉、神志、热病及经脉循行部位的相关病证。

### （二）原文

大肠手阳明之脉，起于大指次指之端，循指上廉，出合谷两骨之间，上入两筋之中，循臂上廉，入肘外廉，上臑外前廉，上肩，出髃骨之前廉，上出于柱骨之会上，下入缺盆，络肺，下膈，属大肠；其支者，从缺盆上颈，贯颊，入下齿中，还出挟口，交人中，左之右，右之左，上挟鼻孔（《灵枢·经脉》），见图 2-3。

### 1. 商阳（LI 1） 井穴

定位 食指末节桡侧，指甲根角旁 0.1 寸。

主治 ①齿痛、咽喉肿痛等五官疾患；②热病、昏迷。

操作 浅刺 0.1 寸，或点刺出血。

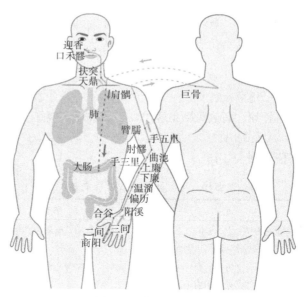

图 2-3　手阳明大肠经

### 2. 合谷（LI 4）　原穴

定位　在手背，第 1、2 掌骨间，当第 2 掌骨桡侧的中点处。简便取穴法：以一手拇指指间关节横纹，放在另一手拇、食指之间的指蹼缘上，当拇指尖下是穴。

主治　①头痛、目赤肿痛、齿痛、鼻衄、口眼㖞斜、耳聋等头面五官诸疾；②发热恶寒等外感病证，热病无汗或多汗；③经闭、滞产等妇产科疾病。

操作　直刺 0.5～1 寸，针刺时手呈半握拳状。孕妇禁针。

### 3. 手三里（LI 10）

定位　在阳溪穴与曲池穴连线上，肘横纹下 2 寸处。

主治　①手臂无力、上肢不遂等上肢病证；②腹痛，腹泻；③齿痛，颊肿。

操作　直刺 0.8～1.2 寸。

### 4. 曲池（LI 11）　合穴

定位　屈肘成直角，在肘横纹外侧端当尺泽穴与肱骨外上髁连线中点。

主治　①手臂痹痛、上肢不遂等上肢病证；②热病；③高血压；④癫狂；⑤腹痛、呕吐、泄泻等胃肠疾病；⑥气喘、咽喉肿痛、齿痛、目赤肿痛等五官热性病证；⑦瘾疹、湿疹、瘰疬等皮肤、外科疾病。

操作　直刺 0.5～1 寸。

### 5. 肩髃（LI 15）

定位　肩峰端下缘，当肩峰与肱骨大结节之间，三角肌上部中央。臂外展或平举时，肩部出现两个凹陷，当肩峰前下方凹陷处。

主治　①肩臂挛痛、上肢不遂等肩、上肢病证；②瘾疹。

操作　直刺或向下斜刺 0.8～1.5 寸。肩周炎宜向肩关节直刺，上肢不遂宜向三角肌方向斜刺。

## 6. 迎香（LI 20）

定位　在鼻翼外缘中点旁开约 0.5 寸，当鼻唇沟中。

主治　①鼻塞、鼽衄、口歪等局部病证；②胆道蛔虫病。

操作　略向内上方斜刺或平刺 0.3～0.5 寸。

手阳明大肠经其他穴位详见表 2-11。

**表 2-11　手阳明大肠经穴位补充表**

| 序号 | 穴名 | 代号 | 定位 | 主治 | 备注 |
|---|---|---|---|---|---|
| 1 | 二间 | LI 2 | 微握拳，在食指本节（第 2 掌指关节）前，桡侧凹陷处 | 齿痛，咽喉肿痛，口眼㖞斜，目痛，热病 | 荥穴 |
| 2 | 三间 | LI 3 | 微握拳，在食指本节（第 2 掌指关节处）后桡侧凹陷处 | 咽喉肿痛，齿痛，身热，腹胀肠鸣 | 输穴 |
| 3 | 阳溪 | LI 5 | 在腕背横纹桡侧，手拇指向上翘起时，当拇长伸肌腱与拇短伸肌腱之间的凹陷中 | 头痛，目赤肿痛，齿痛，咽喉肿痛，手腕痛 | 经穴 |
| 4 | 偏历 | LI 6 | 屈肘，在前臂背面桡侧，当阳溪穴与曲池穴的连线上，腕横纹上 3 寸 | 耳鸣，耳聋，目赤，鼻衄，喉痛，手臂酸痛 | 络穴 |
| 5 | 温溜 | LI 7 | 屈肘，在前臂背面桡侧，当阳溪穴与曲池穴的连线上，腕横纹上 5 寸 | 头痛，面肿，咽喉肿痛，肩背酸痛，疔疮，吐舌，肠鸣腹痛 | 郄穴 |
| 6 | 下廉 | LI 8 | 在前臂背面桡侧，当阳溪穴与曲池穴的连线上，肘横纹下 4 寸 | 头痛，眩晕，肘臂痛，半身不遂，腹痛，腹胀，目痛 | |
| 7 | 上廉 | LI 9 | 在前臂背面桡侧，当阳溪穴与曲池穴的连线上，肘横纹下 3 寸 | 头痛，半身不遂，肩臂酸痛麻木，腹痛，肠鸣，腹泻 | |
| 8 | 肘髎 | LI 12 | 在臂外侧，屈肘，曲池穴外上方 1 寸，当肱骨边缘处 | 肘臂部酸痛，麻木，挛急和嗜卧 | |
| 9 | 手五里 | LI 13 | 在臂外侧，当曲池穴与肩髃穴连线上，曲池穴上 3 寸 | 肘臂疼痛挛急，瘰疬 | |
| 10 | 臂臑 | LI 14 | 当曲池穴与肩髃穴连线上，曲池穴上 7 寸。自然垂臂时在臂外侧，三角肌止点处 | 肩臂痛，瘰疬，目疾 | |
| 11 | 巨骨 | LI 16 | 在肩上部，当锁骨肩峰端与肩胛冈之间凹陷处 | 肩背及上臂疼痛，伸展及抬举不便，瘰疬，瘿气 | |
| 12 | 天鼎 | LI 17 | 在颈外侧部，胸锁乳突肌后缘，当结喉旁，扶突穴与缺盆连线中点 | 咽喉肿痛，暴喑，梅核气，瘰疬 | |
| 13 | 扶突 | LI 18 | 在颈外侧部，结喉旁约 3 寸，当胸锁乳突肌的胸骨头与锁骨头之间 | 咳嗽，气喘，咽喉肿痛，暴喑，瘰疬，瘿气 | |
| 14 | 口禾髎 | LI 19 | 在上唇部，鼻孔外缘直下，平水沟穴 | 口㖞，鼻塞不通，鼻衄 | |

# 三、足阳明胃经

## （一）主治

本经腧穴主治胃肠、头面、五官、神志及经脉循行部位的相关病证。

（二）原文

胃足阳明之脉，起于鼻，交颏中，旁约太阳之脉，下循鼻外，入上齿中，还出挟口，环唇，下交承浆，却循颐后下廉，出大迎，循颊车，上耳前，过客主人，循发际，至额颅；其支者：从大迎前，下人迎，循喉咙，入缺盆，下膈，属胃，络脾；其直者，从缺盆下乳内廉，下挟脐，入气街中；其支者，起于胃口，下循腹里，下至气街中而合，以下髀关，抵伏兔，下膝膑中，下循胫外廉，下足跗，入中指内间；其支者，下膝三寸而别，下入中指外间；其支者，别跗上，入大指间，出其端（《灵枢·经脉》），见图2-4。

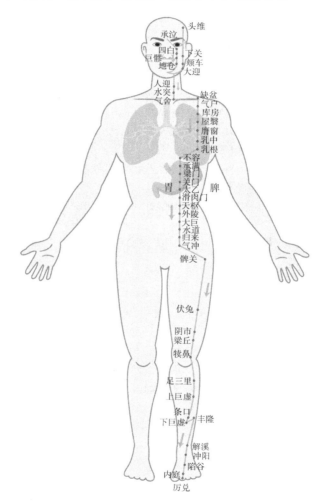

图 2-4　足阳明胃经

## 1. 地仓（ST 4）

定位　口角旁约 0.4 寸，上直对瞳孔。

主治　口角歪斜、流涎、三叉神经痛等局部病证。

操作　斜刺或平刺 0.5～0.8 寸。可向颊车穴透刺。

## 2. 下关（ST 7）

定位　在耳屏前，下颌骨髁状突前方，当颧弓与下颌切迹所形成的凹陷中。合口有孔，张口即闭，宜闭口取穴。

主治　①牙关不利、三叉神经痛、齿痛、口眼㖞斜等面口病证；②耳聋、耳鸣、聤耳等耳疾。

操作　直刺 0.5～1 寸。留针时不可做张口动作，以免折针。

## 3. 头维（ST 8）

定位　当额角发际上 0.5 寸，头正中线旁 4.5 寸。

主治　头痛、目眩、目痛等头目病证。

操作　平刺 0.5～1 寸。

## 4. 天枢（ST 25）　大肠募穴

定位　脐中旁开 2 寸。

主治　①腹痛、腹胀、便秘、腹泻、痢疾等胃肠病证；②月经不调、痛经等妇科疾病。

操作　直刺 1～1.5 寸。《备急千金要方》：孕妇不可灸。

## 5. 梁丘（ST 34）　郄穴

定位　屈膝，在髂前上棘与髌骨外上缘连线上，髌骨外上缘上 2 寸。

主治　①急性胃病；②膝肿痛、下肢不遂等下肢病证；③乳痈、乳痛等乳疾。

操作　直刺 1～1.2 寸。

## 6. 犊鼻（ST 35）

定位　屈膝，在髌韧带外侧凹陷中。又名外膝眼。

主治　膝痛、屈伸不利、下肢麻痹等下肢、膝关节疾患。

操作　向后内斜刺 0.5～1 寸。

## 7. 足三里（ST 36）　合穴；胃下合穴

定位　犊鼻穴下 3 寸，胫骨前嵴外 1 横指处。

主治　①胃痛、呕吐、噎膈、腹胀、腹泻、痢疾、便秘等胃肠病证；②下肢痿痹；③癫狂等神志病；④乳痈、肠痈等外科疾患；⑤虚劳诸证，为强壮保健要穴。

操作　直刺 1～2 寸。强壮保健常用温灸法。

## 8. 条口（ST 38）

定位　上巨虚穴下 2 寸。

主治　①下肢痿痹，转筋；②肩臂痛；③脘腹疼痛。

操作　直刺 1～1.5 寸。

## 9. 丰隆（ST 40）　络穴

定位　外踝尖上 8 寸，条口穴外 1 寸，胫骨前嵴外 2 横指（中指）处。

主治　①头痛，眩晕；②癫狂；③咳嗽痰多等痰饮病证；④下肢痿痹；⑤腹胀便秘。

操作　直刺 1～1.5 寸。

## 10. 内庭（ST 44） 荥穴

定位 足背第 2、3 趾间缝纹端。

主治 ①齿痛、咽喉肿痛、鼻衄等五官热性病证；②热病；③吐酸、腹泻、痢疾、便秘等肠胃病证；④足背肿痛，跖趾关节痛。

操作 直刺或斜刺 0.5～0.8 寸。

足阳明胃经其他穴位详见表 2-12。

表 2-12 足阳明胃经穴位补充表

| 序号 | 穴名 | 代号 | 定位 | 主治 | 备注 |
|---|---|---|---|---|---|
| 1 | 承泣 | ST 1 | 在面部，瞳孔直下，当眼球与眶下缘之间 | 目赤肿痛，流泪，夜盲，近视，眼睑𥆧动，口㖞，面肌痉挛 | |
| 2 | 四白 | ST 2 | 在面部，目正视，瞳孔直下，当眶下孔凹陷处 | 目赤肿痛，目翳，眼睑𥆧动，近视，面痛，口㖞，胆道蛔虫病，头痛、眩晕 | |
| 3 | 巨髎 | ST 3 | 在面部，瞳孔直下，平鼻翼下缘处，当鼻唇沟外侧 | 口眼㖞斜，眼睑𥆧动，鼻衄，齿痛，面痛 | |
| 4 | 大迎 | ST 5 | 在下颌角前方，咬肌附着部的前缘，当面动脉搏动处 | 牙关紧闭，齿痛，口㖞，颊肿，面肿，面痛，唇吻𥆧动 | |
| 5 | 颊车 | ST 6 | 在面颊部，下颌角前上方约一横指，当咀嚼时咬肌隆起，按之凹陷处 | 口㖞，颊肿，齿痛，口噤不语 | |
| 6 | 人迎 | ST 9 | 在颈部，结喉旁，当胸锁乳突肌的前缘，颈总动脉搏动处 | 咽喉肿痛，高血压，头痛，瘰疬，饮食难下，胸满气喘 | |
| 7 | 水突 | ST 10 | 在颈部，胸锁乳突肌的前缘，当人迎穴与气舍穴连线的中点 | 咳逆上气，喘息不得卧，咽喉肿痛，呃逆，瘰疬，瘿瘤 | |
| 8 | 气舍 | ST 11 | 在颈部，当锁骨内侧端的上缘，胸锁乳突肌的胸骨头与锁骨头之间 | 咽喉肿痛，喘息，呃逆，瘿气，瘰疬，颈项强痛 | |
| 9 | 缺盆 | ST 12 | 在锁骨上窝中央，距前正中线 4 寸 | 咳嗽气喘，咽喉肿痛，缺盆中痛，瘰疬 | |
| 10 | 气户 | ST 13 | 在胸部，当锁骨中点下缘，距前正中线 4 寸 | 咳喘，胸痛，呃逆，胁肋疼痛 | |
| 11 | 库房 | ST 14 | 在胸部，当第 1 肋间隙，距前正中线 4 寸 | 咳嗽，胸痛，胁胀，气喘 | |
| 12 | 屋翳 | ST 15 | 在胸部，当第 2 肋间隙，距前正中线 4 寸 | 咳嗽，气喘，胸痛，乳痈，身肿，皮肤疼痛 | |
| 13 | 膺窗 | ST 16 | 在胸部，当第 3 肋间隙，距前正中线 4 寸 | 咳嗽，气喘，胸痛，乳痈 | |
| 14 | 乳中 | ST 17 | 在胸部，当第 4 肋间隙，乳头中央，距前正中线 4 寸 | 为胸部取穴标志 | |
| 15 | 乳根 | ST 18 | 在胸部，当乳头直下，乳房根部，第 5 肋间隙，距前正中线 4 寸 | 乳痈，乳汁少，胸痛，咳嗽，呃逆 | |
| 16 | 不容 | ST 19 | 在上腹部，当脐中上 6 寸，距前正中线 2 寸 | 呕吐，胃痛，腹胀，食欲不振 | |
| 17 | 承满 | ST 20 | 在上腹部，当脐中上 5 寸，距前正中线 2 寸 | 胃痛，呕吐，腹胀，肠鸣，食欲不振 | |
| 18 | 梁门 | ST 21 | 在上腹部，当脐中上 4 寸，距前正中线 2 寸 | 胃痛，呕吐，腹胀，食欲不振，大便溏薄 | |

续表

| 序号 | 穴名 | 代号 | 定位 | 主治 | 备注 |
|---|---|---|---|---|---|
| 19 | 关门 | ST 22 | 在上腹部，当脐中上 3 寸，距前正中线 2 寸 | 腹痛，腹胀，肠鸣，泄泻，食欲不振，水肿 | |
| 20 | 太乙 | ST 23 | 在上腹部，当脐中上 2 寸，距前正中线 2 寸 | 腹痛，腹胀，心烦，癫狂 | |
| 21 | 滑肉门 | ST 24 | 在上腹部，当脐中上 1 寸，距前正中线 2 寸 | 癫狂，呕吐，腹胀，腹泻 | |
| 22 | 外陵 | ST 26 | 在下腹部，当脐中下 1 寸，距前正中线 2 寸 | 腹痛，疝气，痛经 | |
| 23 | 大巨 | ST 27 | 在下腹部，当脐中下 2 寸，距前正中线 2 寸 | 小腹胀满，小便不利，遗精，早泄，惊悸不眠，疝气 | |
| 24 | 水道 | ST 28 | 在下腹部，当脐中下 3 寸，距前正中线 2 寸 | 小腹胀满，腹痛，痛经，小便不利 | |
| 25 | 归来 | ST 29 | 在下腹部，当脐中下 4 寸，距前正中线 2 寸 | 少腹疼痛，经闭，痛经，子宫下垂，疝气，茎中痛，小便不利 | |
| 26 | 气冲 | ST 30 | 在腹股沟稍上方，当脐中下 5 寸，距前正中线 2 寸 | 少腹痛，疝气，腹股沟疼痛 | |
| 27 | 髀关 | ST 31 | 在大腿前面，当髂前上棘与髌底外侧端的连线上，屈股时，平会阴，居缝匠肌外侧凹陷处 | 髀股痿痹，下肢不遂，腰腿疼痛，筋急不得屈伸 | |
| 28 | 伏兔 | ST 32 | 在大腿前面，当髂前上棘与髌底外侧端的连线上，髌底外上缘上 6 寸 | 腿痛，下肢不遂，脚气，疝气，腹胀 | |
| 29 | 阴市 | ST 33 | 在大腿前面，当髂前上棘与髌底外侧端的连线上，髌底外上缘上 3 寸 | 膝关节痛，下肢伸屈不利，腰痛，下肢不遂，腹胀，腹痛 | |
| 30 | 上巨虚 | ST 37 | 在小腿前外侧，当犊鼻穴下 6 寸，距胫骨前缘一横指（中指） | 腹痛，腹胀，痢疾，便秘，肠痈中风瘫痪，脚气，下肢痿痹 | 大肠下合穴 |
| 31 | 下巨虚 | ST 39 | 在小腿前外侧，当犊鼻穴下 9 寸，距胫骨前缘一横指（中指） | 小腹痛，腰脊痛引睾丸，乳痈，下肢痿痹，泄泻，便血 | 小肠下合穴 |
| 32 | 解溪 | ST 41 | 在足背与小腿交界处的横纹中央凹陷处，当踇长伸肌腱与趾长伸肌腱之间 | 头痛，眩晕，癫狂，腹胀，便秘下肢痿痹，足踝肿痛 | 经穴 |
| 33 | 冲阳 | ST 42 | 在足背最高处，当踇长伸肌腱与趾长伸肌腱之间，足背动脉搏动处 | 胃痛腹胀，口眼㖞斜，面肿齿痛，足痿无力，脚背红肿 | 原穴 |
| 34 | 陷谷 | ST 43 | 在足背，当第 2、3 跖骨结合部前方凹陷处 | 面目浮肿，肠鸣腹泻，足背肿痛热病，目赤肿痛 | 输穴 |
| 35 | 厉兑 | ST 45 | 在足第 2 趾末节外侧，距趾甲角 0.1 寸 | 齿痛，口㖞，咽喉肿痛，鼻衄，癫狂，热病，足背肿痛 | 井穴 |

# 四、足太阴脾经

## （一）主治

本经腧穴主治脾胃、妇科、前阴及经脉循行部位的相关病证。

## （二）原文

脾足太阴之脉，起于大指之端，循指内侧白肉际，过核骨后，上内踝前廉，上踹内，循胫骨后，交出厥阴之前，上膝股内前廉，入腹，属脾，络胃，上膈，挟咽，连舌本，散舌下；

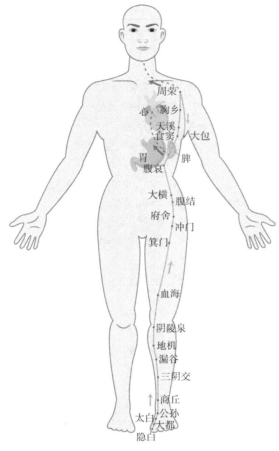

图 2-5  足太阴脾经

其支者，复从胃别上膈，注心中（《灵枢·经脉》），见图 2-5。

### 1. 公孙（SP 4）  络穴；八脉交会穴（通于冲脉）

定位  第 1 跖骨基底部的前下方，赤白肉际处。

主治  ①胃痛、呕吐、腹痛、腹泻、痢疾等脾胃肠腑病证；②心烦失眠、狂证等神志病证；③逆气里急、气上冲心（奔豚气）等冲脉病证。

操作  直刺 0.6～1.2 寸。

### 2. 三阴交（SP 6）

定位  内踝尖上 3 寸，胫骨内侧面后缘。

主治  ①肠鸣腹胀、腹泻等脾胃虚弱诸证；②月经不调、带下、阴挺、不孕、滞产等妇产科病证；③遗精、阳痿、遗尿等生殖泌尿系统疾患；④心悸，失眠，高血压；⑤下肢痿痹；⑥阴虚诸证。

操作  直刺 1～1.5 寸。孕妇禁针。

### 3. 地机（SP 8）  郄穴

定位  在内踝尖与阴陵泉穴的连线上，阴陵泉穴下 3 寸。

主治  ①痛经、崩漏、月经不调等妇科病证；②腹痛、腹泻等脾胃病证；③小便不利、水肿等脾不运化水湿病证。

操作  直刺 1～2 寸。

### 4. 阴陵泉（SP 9）  合穴

定位  胫骨内侧髁下方凹陷处。

主治  ①腹胀、腹泻、水肿、黄疸、小便不利等脾不运化水湿病证；②膝痛。

操作  直刺 1～2 寸。

### 5. 血海（SP 10）

定位  屈膝，在髌骨内上缘上 2 寸，当股四头肌内侧头的隆起处。简便取穴法：患者屈膝，医者以左手掌心按于患者右膝髌骨上缘，第 2～5 指向上伸直，拇指约呈 45°斜置，拇指尖下是穴。对侧取法仿此。

主治  ①月经不调、痛经、经闭等妇科病证；②瘾疹、湿疹、丹毒等血热性皮肤病。

操作  直刺 1～1.5 寸。

足太阴脾经其他穴位详见表 2-13。

表 2-13 足太阴脾经穴位补充表

| 序号 | 穴名 | 代号 | 定位 | 主治 | 备注 |
|---|---|---|---|---|---|
| 1 | 隐白 | SP 1 | 在足大趾末节内侧，距趾甲角 0.1 寸 | 月经过多，崩漏，尿血，便血，腹胀，癫狂，梦魇，多梦，惊风 | 井穴 |
| 2 | 大都 | SP 2 | 在足内侧缘，当足大趾本节（第 1 跖趾关节）前下方赤白肉际凹陷处 | 腹胀，胃痛，消化不良，泄泻，便秘，热病无汗，体重肢肿，心痛，心烦 | 荥穴 |
| 3 | 太白 | SP 3 | 在足内侧缘，当足大趾本节（第 1 跖趾关节）后下方赤白肉际凹陷处 | 胃痛，腹胀，腹痛，肠鸣，呕吐，泄泻，痢疾，便秘，痔疾，脚气，体重节痛 | 输穴；原穴 |
| 4 | 商丘 | SP 5 | 在足内踝前下方凹陷处，当舟骨结节与内踝尖连线的中点处 | 腹胀，泄泻，便秘，痔疾，足踝肿痛，舌本强痛 | 经穴 |
| 5 | 漏谷 | SP 7 | 在小腿内侧，当内踝尖与阴陵泉穴的连线上，距内踝尖 6 寸，胫骨内侧缘后方 | 腹胀，肠鸣，腰膝厥冷，小便不利，遗精，下肢痿痹 | |
| 6 | 箕门 | SP 11 | 在大腿内侧，当血海穴与冲门穴连线上，血海穴上 6 寸 | 小便不通，遗尿，腹股沟肿痛 | |
| 7 | 冲门 | SP 12 | 在腹股沟外侧，距耻骨联合上缘中点 3.5 寸，当髂外动脉搏动处的外侧 | 腹痛，疝气，痔疾，崩漏，带下 | |
| 8 | 府舍 | SP 13 | 在下腹部，当脐中下 4 寸，冲门上方 0.7 寸，距前正中线 4 寸 | 腹痛，疝气，结聚 | |
| 9 | 腹结 | SP 14 | 在下腹部，大横下 1.3 寸，距前正中线 4 寸 | 腹痛，腹泻，大便秘结 | |
| 10 | 大横 | SP 15 | 仰卧，在腹中部，脐中旁开 4 寸 | 泄泻，便秘，腹痛 | |
| 11 | 腹哀 | SP 16 | 在上腹部，当脐中上 3 寸，距前正中线 4 寸 | 腹痛，泄泻，痢疾，便秘，消化不良 | |
| 12 | 食窦 | SP 17 | 在胸外侧部，当第 5 肋间隙，距前正中线 6 寸 | 胸胁胀痛，嗳气，反胃，腹胀，水肿 | |
| 13 | 天溪 | SP 18 | 在胸外侧部，当第 4 肋间隙，距前正中线 6 寸 | 胸痛，咳嗽，乳痈，乳汁少 | |
| 14 | 胸乡 | SP 19 | 在胸外侧部，当第 3 肋间隙，距前正中线 6 寸 | 胸胁胀痛 | |
| 15 | 周荣 | SP 20 | 在胸外侧部，当第 2 肋间隙，距前正中线 6 寸 | 胸胁胀满，咳嗽，气喘，胁痛 | |
| 16 | 大包 | SP 21 | 在侧胸部，腋中线上，当第 6 肋间隙处 | 咳喘，胸胁胀痛，全身疼痛，四肢无力 | 脾之大络 |

# 五、手少阴心经

## （一）主治

本经腧穴主治心、胸、神志及经脉循行部位的相关病证。

## （二）原文

心手少阴之脉，起于心中，出属心系，下膈，络小肠；其支者，从心系，上挟咽，系目系；其直者，复从心系，却上肺，下出腋下，下循臑内后廉，行太阴、心主之后，下肘内，循臂内后廉，抵掌后锐骨之端，入掌内后廉，循小指之内，出其端（《灵枢·经脉》），见图 2-6。

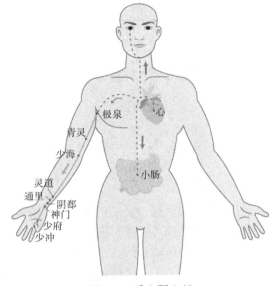

图 2-6 手少阴心经

### 1. 通里（HT 5）　络穴

定位　腕横纹上 1 寸，尺侧腕屈肌腱的桡侧缘。

主治　①心悸、怔忡等心病；②舌强不语，暴喑；③腕臂痛。

操作　直刺 0.3～0.5 寸。不宜深刺，以免伤及血管和神经。留针时，不可做屈腕动作。

### 2. 神门（HT 7）　输穴；原穴

定位　腕横纹尺侧端，尺侧腕屈肌腱的桡侧凹陷处。

主治　①心痛、心烦、惊悸、怔忡、健忘、失眠、痴呆、癫狂病等心与神志病证；②高血压；胸胁痛。

操作　直刺 0.3～0.5 寸。

手少阴心经其他穴位详见表 2-14。

**表 2-14　手少阴心经穴位补充表**

| 序号 | 穴名 | 代号 | 定位 | 主治 | 备注 |
|---|---|---|---|---|---|
| 1 | 极泉 | HT 1 | 上臂外展，在腋窝正中，腋动脉搏动处 | 心痛，心悸，胸闷气短，胁肋疼痛，肩臂疼痛，上肢不遂，瘰疬 | |
| 2 | 青灵 | HT 2 | 在臂内侧，当极泉穴与少海穴的连线上，肘横纹上 3 寸，肱二头肌的内侧沟中 | 目黄，头痛，振寒，胁痛，肩臂痛 | |
| 3 | 少海 | HT 3 | 屈肘举臂，在肘横纹内侧端与肱骨内上髁连线的中点处 | 心痛，腋胁痛，肘臂挛痛麻木，手颤，瘰疬 | 合穴 |
| 4 | 灵道 | HT 4 | 在前臂掌侧，当尺侧腕屈肌腱的桡侧缘，腕横纹上 1.5 寸 | 心痛，心悸怔忡，暴喑，舌强不语，头昏目眩，肘臂挛痛 | 经穴 |
| 5 | 阴郄 | HT 6 | 在前臂掌侧，当尺侧腕屈肌腱的桡侧缘，腕横纹上 0.5 寸 | 心痛，惊恐，心悸，吐血，衄血，失语，骨蒸盗汗 | 郄穴 |
| 6 | 少府 | HT 8 | 在手掌面，第 4、5 掌骨之间，握拳时，当小指尖处 | 心悸，胸痛，小便不利，遗尿，阴痒，阴痛，手小指拘急，掌中热，善惊 | 荥穴 |
| 7 | 少冲 | HT 9 | 在手小指末节桡侧，距指甲角 0.1 寸 | 心悸，心痛，癫狂，热病，昏迷，胸胁痛 | 井穴 |

## 六、手太阳小肠经

### （一）主治

本经腧穴主治头、项、耳、目、咽喉、热病、神志及经脉循行部位的相关病证。

### （二）原文

小肠手太阳之脉，起于小指之端，循手外侧上腕，出踝中，直上循臂骨下廉，出肘内侧两骨之间，上循臑外后廉，出肩解，绕肩胛，交肩上，入缺盆，络心，循咽下膈，抵胃，属小肠；其支者，从缺盆循颈，上颊，至目锐眦，却入耳中；其支者，别颊上䪼，抵鼻，至目内眦（斜络于颧）（《灵枢·经脉》），见图 2-7。

## 1. 后溪（SI 3）　输穴；八脉交会穴（通于督脉）

**定位**　微握拳，第 5 指掌关节后尺侧的远侧掌横纹头赤白肉际处。

**主治**　①头项强痛、腰背痛、手指及肘臂挛痛等痛证；②耳聋，目赤；③癫狂痫；④疟疾。

**操作**　直刺 0.5～1 寸。治手指挛痛可透刺合谷穴。

## 2. 天宗（SI 11）

**定位**　肩胛骨冈下窝中央凹陷处，约当肩胛冈下缘与肩胛下角之间的上 1/3 折点处取穴。

**主治**　①肩胛疼痛、肩背部损伤等局部病证；②气喘。

**操作**　直刺或斜刺 0.5～1 寸。遇到阻力不可强行进针。

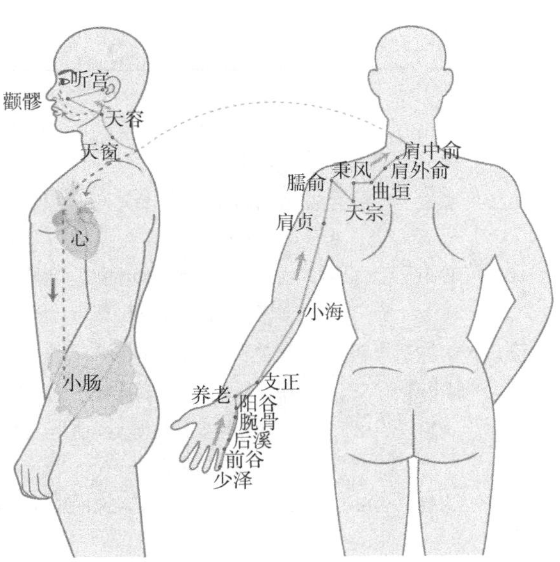

## 3. 听宫（SI 19）

**定位**　耳屏前，下颌骨髁状突的后方，张口时呈凹陷处。

**主治**　①耳鸣、耳聋、聤耳等耳疾；②齿痛。

**操作**　张口，直刺 1～1.5 寸。留针时应保持一定的张口姿势。

手太阳小肠经其他穴位详见表 2-15。

图 2-7　手太阳小肠经

### 表 2-15　手太阳小肠经穴位补充表

| 序号 | 穴名 | 代号 | 定位 | 主治 | 备注 |
|---|---|---|---|---|---|
| 1 | 少泽 | SI 1 | 在手小指末节尺侧，距指甲角 0.1 寸 | 头痛，目翳，咽喉肿痛，耳聋，耳鸣，乳痛，乳汁少，昏迷，热病 | 井穴 |
| 2 | 前谷 | SI 2 | 在手尺侧，微握拳，当小指本节（第 5 掌指关节）前的掌指横纹头赤白肉际 | 热病汗不出，疟疾，癫狂，痫证，耳鸣，头痛，目痛，咽喉肿痛，乳少 | 荥穴 |
| 3 | 腕骨 | SI 4 | 在手掌尺侧，当第 5 掌骨基底与钩骨之间的凹陷处，赤白肉际 | 头痛，项强，耳鸣耳聋，目翳，指挛臂痛，热病汗不出，疟疾，胁痛 | 原穴 |
| 4 | 阳谷 | SI 5 | 在手腕尺侧，当尺骨茎突与三角骨之间的凹陷处 | 头痛，目眩，耳鸣，耳聋，热病，癫狂痫，腕痛 | 经穴 |
| 5 | 养老 | SI 6 | 在前臂背面尺侧，当尺骨小头近端桡侧凹陷中 | 目视不明，头痛，面痛，肩、背、肘、臂酸痛，急性腰痛，项强 | 郄穴 |
| 6 | 支正 | SI 7 | 在前臂背面尺侧，当阳谷穴与小海穴的连线上，腕背横纹上 5 寸 | 项强，肘挛，手指痛，头痛，热病，目眩，善忘，消渴 | 络穴 |
| 7 | 小海 | SI 8 | 微屈肘。在肘内侧，当尺骨鹰嘴与肱骨内上髁之间凹陷处 | 肘臂疼痛，癫痫 | 合穴 |
| 8 | 肩贞 | SI 9 | 在肩关节后下方，臂内收时，腋后纹头上 1 寸（指寸） | 肩胛痛，手臂麻痛，上肢不举，缺盆中痛 | |

续表

| 序号 | 穴名 | 代号 | 定位 | 主治 | 备注 |
|---|---|---|---|---|---|
| 9 | 臑俞 | SI 10 | 在肩部，当腋后纹头直上，肩胛冈下缘凹陷中 | 肩臂疼痛，瘰疬 | |
| 10 | 秉风 | SI 12 | 在肩胛部，冈上窝中央，天宗穴直上，举臂有凹陷处 | 肩臂疼痛，上肢酸麻 | |
| 11 | 曲垣 | SI 13 | 在肩胛部，冈上窝内侧端，当臑俞穴与第2胸椎棘突连线的中点处 | 肩胛背项疼痛 | |
| 12 | 肩外俞 | SI 14 | 在背部，当第1胸椎棘突下，旁开3寸 | 肩背酸痛，颈项强急 | |
| 13 | 肩中俞 | SI 15 | 在背部，当第7颈椎棘突下，旁开2寸 | 肩背疼痛，咳嗽，哮喘 | |
| 14 | 天窗 | SI 16 | 在颈外侧部，胸锁乳突肌的后缘，扶突穴后，与喉结相平 | 耳鸣，耳聋，咽喉肿痛，颈项强痛，暴喑，瘿疹，癫狂 | |
| 15 | 天容 | SI 17 | 在颈外侧部，当下颌角的后方，胸锁乳突肌的前缘凹陷中 | 耳鸣，耳聋，咽喉肿痛，颈项强痛 | |
| 16 | 颧髎 | SI 18 | 在面部，当目外眦直下，颧骨下缘凹陷处 | 口㖞，眼睑𥆧动，齿痛，面痛，颊肿 | |

## 七、足太阳膀胱经

### （一）主治

本经腧穴主治头、项、目、背、腰、下肢、神志及经脉循行部位的相关病证。

### （二）原文

膀胱足太阳之脉，起于目内眦，上额，交巅；其支者，从巅至耳上角；其直者，从巅入络脑，还出别下项，循肩髆内，挟脊抵腰中，入循膂，络肾，属膀胱；其支者，从腰中，下挟脊，贯臀，入腘中；其支者，从髆内左右别下贯胛，挟脊内，过髀枢，循髀外后廉下合腘中，以下贯腨内，出外踝之后，循京骨至小指外侧（《灵枢·经脉》），见图2-8。

**1. 攒竹（BL 2）**

定位　眉头凹陷中，约在目内眦直上。

主治　①头痛，眉棱骨痛；②眼睑𥆧动、眼睑下垂、口眼㖞斜、目视不明、流泪、目赤肿痛等目部病证；③呃逆。

操作　可向眉中或向眼眶内缘平刺或斜刺0.5～0.8寸。禁灸。

**2. 天柱（BL 10）**

定位　后发际正中直上0.5寸（哑门穴），旁开1.3寸，当斜方肌外缘凹陷中。

主治　①后头痛、项强、肩背腰痛等痹证；②鼻塞；③癫狂痫；④热病。

操作　直刺或斜刺0.5～0.8寸，不可向内上方深刺，以免伤及延髓。

**3. 肺俞（BL 13）　肺之背俞穴**

定位　第3胸椎棘突下，旁开1.5寸。

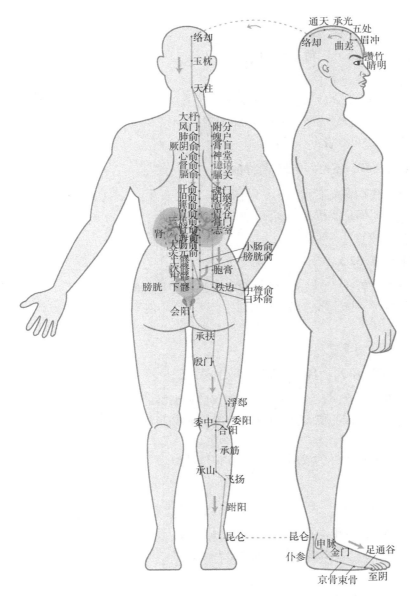

图 2-8 足太阳膀胱经

主治 ①咳嗽、气喘、咯血等肺疾；②骨蒸潮热、盗汗等阴虚病证。

操作 斜刺 0.5~0.8 寸。

### 4. 膈俞（BL 17） 八会穴之血会

定位 第 7 胸椎棘突下，旁开 1.5 寸。

主治 ①呕吐、呃逆、气喘、吐血等上逆之证；②贫血；③瘾疹，皮肤瘙痒；④潮热，盗汗。

操作 斜刺 0.5~0.8 寸。

### 5. 胃俞（BL 21） 胃之背俞穴

定位 第 12 胸椎棘突下，旁开 1.5 寸。

主治 胃脘痛、呕吐、腹胀、肠鸣等胃疾。

操作　斜刺 0.5～0.8 寸。

### 6. 肾俞（BL 23）　肾之背俞穴

定位　第 2 腰椎棘突下，旁开 1.5 寸。

主治　①头晕、耳鸣、耳聋、腰酸痛等肾虚病证；②遗尿、遗精、阳痿、早泄等生殖泌尿系疾病；③月经不调、带下、不孕等妇科病证。

操作　直刺 0.5～1 寸。

### 7. 大肠俞（BL 25）　大肠之背俞穴

定位　第 4 腰椎棘突下，旁开 1.5 寸。

主治　①腰腿痛；②腹胀、腹泻、便秘等胃肠病证。

操作　直刺 0.8～1.2 寸。

### 8. 次髎（BL 32）

定位　第 2 骶后孔中，约当髂后上棘下与后正中线之间。

主治　①月经不调、痛经、带下等妇科病证；②小便不利；③遗精；④疝气；⑤腰骶痛，下肢痿痹。

操作　直刺 1～1.5 寸。

### 9. 委中（BL 40）　合穴；膀胱下合穴

定位　腘横纹中点，当股二头肌肌腱与半腱肌肌腱的中间。

主治　①腰背痛、下肢痿痹等腰及下肢病证；②腹痛，急性吐泻；③小便不利，遗尿；④丹毒。

操作　直刺 1～1.5 寸，或用三棱针点刺腘静脉出血。针刺不宜过快、过强、过深，以免损伤血管和神经。

### 10. 秩边（BL 54）

定位　平第 4 骶后孔，骶正中嵴旁开 3 寸。

主治　①腰骶痛、下肢痿痹等腰及下肢病证；②小便不利；③便秘，痔疾；④阴痛。

操作　直刺 1.5～2 寸。

### 11. 承山（BL 57）

定位　腓肠肌两肌腹之间凹陷的顶端处，约在委中穴与昆仑穴之间中点。

主治　①腰腿拘急、疼痛；②痔疾，便秘。

操作　直刺 1～2 寸。不宜做过强的刺激，以免引起腓肠肌痉挛。

### 12. 昆仑（BL 60）　经穴

定位　外踝尖与跟腱之间的凹陷处。

主治　①后头痛、项强、腰骶疼痛，足踝肿痛等痛证；②癫痫；③滞产。

操作　直刺 0.5～0.8 寸。孕妇禁用，经期慎用。

### 13. 申脉（BL 62）　八脉交会穴（通于阳跷脉）

定位　外踝直下方凹陷中。

主治 ①头痛，眩晕；②癫狂痫、失眠等神志疾病；③腰腿酸痛。

操作 直刺 0.3～0.5 寸。

### 14. 至阴（BL 67） 井穴

定位 足小趾外侧趾甲根角旁 0.1 寸。

主治 ①胎位不正，滞产；②头痛，目痛；③鼻塞，鼻衄。

操作 浅刺 0.1 寸。胎位不正用灸法。

足太阳膀胱经其他穴位详见表 2-16。

**表 2-16 足太阳膀胱经穴位补充表**

| 序号 | 穴名 | 代号 | 定位 | 主治 | 备注 |
|---|---|---|---|---|---|
| 1 | 睛明 | BL 1 | 在面部，目内眦角稍上方凹陷处 | 近视，目视不明，目赤肿痛，迎风流泪，夜盲，色盲，目翳，急性腰痛 | |
| 2 | 眉冲 | BL 3 | 在头部，当攒竹直上入发际 0.5 寸，神庭穴与曲差穴连线之间 | 痫证，头痛，眩晕，目视不明，鼻塞 | |
| 3 | 曲差 | BL 4 | 在头部，当前发际正中直上 0.5 寸，旁开 1.5 寸，即神庭穴与头维穴连线的内 1/3 与中 1/3 交点上 | 头痛，头晕，目视不明，目痛，鼻塞 | |
| 4 | 五处 | BL 5 | 在头部，当前发际正中直上 1 寸，旁开 1.5 寸 | 头痛，目眩，目视不明 | |
| 5 | 承光 | BL 6 | 在头部，当前发际正中直上 2.5 寸，旁开 1.5 寸 | 头痛，目眩，呕吐烦心，目视不明，鼻塞多涕，癫痫 | |
| 6 | 通天 | BL 7 | 在头部，当前发际正中直上 4 寸，旁开 1.5 寸 | 头痛，头重，眩晕，鼻塞，鼻渊 | |
| 7 | 络却 | BL 8 | 在头部，当前发际正中直上 5.5 寸，旁开 1.5 寸 | 眩晕，耳鸣，鼻塞，癫狂，痫证，目视不明 | |
| 8 | 玉枕 | BL 9 | 在后头部，当后发际正中直上 2.5 寸，旁开 1.3 寸，平枕外隆凸上缘的凹陷处 | 头痛，目痛，鼻塞，呕吐 | |
| 9 | 大杼 | BL 11 | 在背部，当第 1 胸椎棘突下，旁开 1.5 寸 | 咳嗽，发热，头痛，肩背痛 | 八会穴之骨会 |
| 10 | 风门 | BL 12 | 在背部，当第 2 胸椎棘突下，旁开 1.5 寸 | 伤风，咳嗽，发热，头痛，项强，胸背痛 | |
| 11 | 厥阴俞 | BL 14 | 在背部，当第 4 胸椎棘突下，旁开 1.5 寸 | 心痛，心悸，胸闷，咳嗽，呕吐 | 心包背俞穴 |
| 12 | 心俞 | BL 15 | 在背部，当第 5 胸椎棘突下，旁开 1.5 寸 | 心痛，心悸，心烦，失眠，健忘，梦遗，癫狂痫，咳嗽，吐血，盗汗 | 心背俞穴 |
| 13 | 督俞 | BL 16 | 在背部，当第 6 胸椎棘突下，旁开 1.5 寸 | 心痛，腹痛，腹胀，肠鸣，呃逆 | |
| 14 | 肝俞 | BL 18 | 在背部，当第 9 胸椎棘突下，旁开 1.5 寸 | 黄疸，胁痛，脊背痛，目赤，目视不明，夜盲，吐血，衄血，眩晕，癫狂痫 | 肝背俞穴 |
| 15 | 胆俞 | BL 19 | 在背部，当第 10 胸椎棘突下，旁开 1.5 寸 | 黄疸，胁痛，呕吐，食不化，口苦 | 胆背俞穴 |
| 16 | 脾俞 | BL 20 | 在背部，当第 11 胸椎棘突下，旁开 1.5 寸 | 腹胀，呕吐，泄泻，痢疾，便血，纳呆，食不化，水肿，黄疸，背痛 | 脾背俞穴 |
| 17 | 三焦俞 | BL 22 | 在腰部，当第 1 腰椎棘突下，旁开 1.5 寸 | 胃脘痛，腹胀，呕吐，完谷不化，肠鸣，胸胁痛 | 三焦背俞穴 |

续表

| 序号 | 穴名 | 代号 | 定位 | 主治 | 备注 |
|---|---|---|---|---|---|
| 18 | 气海俞 | BL 24 | 在腰部，当第3腰椎棘突下，旁开1.5寸 | 腰痛，痛经，肠鸣，痔疾 | |
| 19 | 关元俞 | BL 26 | 在腰部，当第5腰椎棘突下，旁开1.5寸 | 腹胀，泄泻，小便不利，遗尿，消渴，腰痛 | |
| 20 | 小肠俞 | BL 27 | 在骶部，当骶正中嵴旁1.5寸，平第1骶后孔 | 遗精，遗尿，白带，小腹胀痛，泄泻痢疾，腰腿痛 | 小肠背俞穴 |
| 21 | 膀胱俞 | BL 28 | 在骶部，当骶正中嵴旁1.5寸，平第2骶后孔 | 小便不利，尿频，遗尿，遗精，泄泻，便秘，腰脊强痛 | 膀胱背俞穴 |
| 22 | 中膂俞 | BL 29 | 在骶部，当骶正中嵴旁1.5寸，平第3骶后孔 | 腰脊痛，消渴，痢疾 | |
| 23 | 白环俞 | BL 30 | 在骶部，当骶正中嵴旁1.5寸，平第4骶后孔 | 腰腿痛，白带，遗精，月经不调 | |
| 24 | 上髎 | BL 31 | 在骶部，当髂后上棘与后正中线之间，适对第1骶后孔处 | 腰痛，月经不调，带下，遗精，阳痿，大小便不利 | |
| 25 | 中髎 | BL 33 | 在骶部，当次髎穴下内方，适对第3骶后孔处 | 腰痛，月经不调，小便不利，赤白带下，便秘 | |
| 26 | 下髎 | BL 34 | 在骶部，当中髎穴下内方，适对第4骶后孔处 | 腰痛，小便不利，肠鸣，便秘，小腹痛 | |
| 27 | 会阳 | BL 35 | 在骶部，尾骨端旁开0.5寸 | 阳痿，遗精，带下，痢疾，泄泻，痔疾 | |
| 28 | 承扶 | BL 36 | 在大腿后面，臀下横纹的中点 | 腰腿痛，下肢痿痹，痔疾 | |
| 29 | 殷门 | BL 37 | 在大腿后面，承扶穴与委中穴的连线上，承扶穴下6寸 | 腰腿痛，下肢痿痹 | |
| 30 | 浮郄 | BL 38 | 在腘横纹外侧端，委阳穴上1寸，股二头肌腱的内侧 | 膝腘部疼痛，麻木，挛急 | |
| 31 | 委阳 | BL 39 | 在腘横纹外侧端，当股二头肌腱的内侧 | 腹满，小便不利，腰脊强痛，下肢挛痛 | 三焦下合穴 |
| 32 | 附分 | BL 41 | 在背部，当第2胸椎棘突下，旁开3寸 | 肩背拘急，颈项强痛，肘臂麻木 | |
| 33 | 魄户 | BL 42 | 在背部，当第3胸椎棘突下，旁开3寸 | 咳嗽，气喘，肺痨，肩背痛 | |
| 34 | 膏肓 | BL 43 | 在背部，当第4胸椎棘突下，旁开3寸 | 咳嗽，气喘，盗汗，肺痨，健忘，遗精，羸瘦，虚劳 | |
| 35 | 神堂 | BL 44 | 在背部，当第5胸椎棘突下，旁开3寸 | 咳嗽，气喘，胸闷，背痛 | |
| 36 | 譩譆 | BL 45 | 在背部，当第6胸椎棘突下，旁开3寸 | 咳嗽，气喘，肩背痛，疟疾，热病 | |
| 37 | 膈关 | BL 46 | 在背部，当第7胸椎棘突下，旁开3寸 | 呕吐，嗳气，食不下，胸闷，脊背强痛 | |
| 38 | 魂门 | BL 47 | 在背部，当第9胸椎棘突下，旁开3寸 | 胸胁痛，呕吐，背痛 | |
| 39 | 阳纲 | BL 48 | 在背部，当第10胸椎棘突下，旁开3寸 | 肠鸣，泄泻，黄疸，消渴，腹痛 | |
| 40 | 意舍 | BL 49 | 在背部，当第11胸椎棘突下，旁开3寸 | 腹胀，肠鸣，呕吐，食不下 | |
| 41 | 胃仓 | BL 50 | 在背部，当第12胸椎棘突下，旁开3寸 | 胃脘痛，腹胀，消化不良，水肿，背痛 | |
| 42 | 肓门 | BL 51 | 在腰部，当第1腰椎棘突下，旁开3寸 | 腹痛，便秘，乳疾，痞块 | |
| 43 | 志室 | BL 52 | 在腰部，当第2腰椎棘突下，旁开3寸 | 遗精，阳痿，遗尿，小便不利，水肿，月经不调，腰脊强痛 | |

续表

| 序号 | 穴名 | 代号 | 定位 | 主治 | 备注 |
|---|---|---|---|---|---|
| 44 | 胞肓 | BL 53 | 在臀部，平第 2 骶后孔，骶正中嵴旁开 3 寸 | 肠鸣，腹胀，腰痛，小便不利，阴肿 | |
| 45 | 合阳 | BL 55 | 在小腿后面，当委中穴与承山穴的连线上，委中穴下 2 寸 | 腰脊强痛，下肢痿痹，疝气，崩漏 | |
| 46 | 承筋 | BL 56 | 在小腿后面，当委中穴与承山穴的连线上，腓肠肌肌腹中央，委中穴下 5 寸 | 小腿痛，霍乱转筋，痔疾，腰背拘急 | |
| 47 | 飞扬 | BL 58 | 在小腿后面，当外踝后，昆仑穴直上 7 寸，承山穴外下方 1 寸处 | 头痛，目眩，鼻塞，鼻衄，腰背痛，腿软无力，痔疾，癫狂 | 络穴 |
| 48 | 跗阳 | BL 59 | 在小腿后面，外踝后，昆仑穴直上 3 寸 | 头重，头痛，腰腿痛，下肢瘫痪，外踝红肿 | 阳蹻郄穴 |
| 49 | 仆参 | BL 61 | 在足外侧部，外踝后下方，昆仑穴直下，跟骨外侧，赤白肉际处 | 下肢痿弱，足跟痛，霍乱转筋，癫痫，脚气，膝肿 | |
| 50 | 金门 | BL 63 | 在足外侧，当外踝前缘直下，骰骨下缘处 | 癫痫，小儿惊风，腰痛，下肢痹痛 | 郄穴 |
| 51 | 京骨 | BL 64 | 在足外侧，第 5 跖骨粗隆下方，赤白肉际处 | 头痛，项强，腰腿痛，癫痫，目翳 | 原穴 |
| 52 | 束骨 | BL 65 | 在足外侧，足小趾本节（第 5 跖趾关节）的后方，赤白肉际处 | 头痛，项强，癫狂，目眩，腰背痛，下肢后侧痛 | 输穴 |
| 53 | 足通谷 | BL 66 | 在足外侧，足小趾本节（第 5 跖趾关节）的前方，赤白肉际处 | 头痛，项痛，目眩，鼻衄，癫狂 | 荥穴 |

# 八、足少阴肾经

## （一）主治

本经腧穴主治肺、肾、咽喉、妇科、前阴及经脉循行部位的相关病证。

## （二）原文

肾足少阴之脉：起于小指之下，邪走足心，出于然骨之下，循内踝之后，别入跟中，以上腨内，出腘内廉，上股内后廉，贯脊属肾，络膀胱；其直者，从肾上贯肝、膈，入肺中，循喉咙，夹舌本；其支者：从肺出，络心，注胸中（《灵枢·经脉》），见图 2-9。

### 1. 涌泉（KI 1） 井穴

定位 足趾跖屈时，约当足底（去趾）前 1/3 凹陷处。

主治 ①昏厥、中暑、小儿惊风等急症，以及癫狂痫、失眠等神志病证；②头痛，头晕，目眩；③咯血、咽喉肿痛、喉痹等肺系病证；④大便难，小便不利；⑤奔豚气；⑥足心热。

操作 直刺 0.5～0.8 寸。临床常用灸法或药物贴敷。

### 2. 太溪（KI 3） 输穴；原穴

定位 内踝高点与跟腱后缘连线的中点凹陷处。

主治 ①头痛、目眩、失眠、健忘、遗精、阳痿等肾虚证；②咽喉肿痛、齿痛、耳鸣、耳聋等阴虚性五官病证；③咳嗽、气喘、咯血、胸痛等肺部疾患；④消渴，小便频数，便秘；

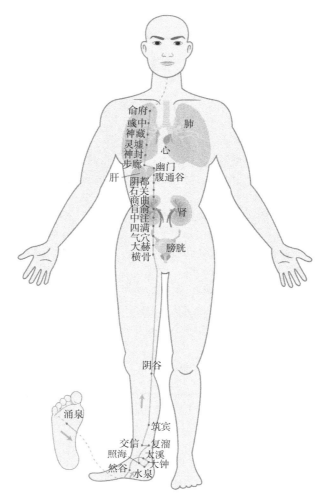

图 2-9　足少阴肾经

⑤月经不调；⑥腰脊痛，下肢厥冷。

操作　直刺 0.5～0.8 寸。

### 3. 照海（KI 6）　八脉交会穴（通于阴跷脉）

定位　内踝高点正下缘凹陷处。

主治　①失眠、癫痫等精神、神志疾病；②咽喉干痛、目赤肿痛等五官热性疾病；③月经不调、带下、阴挺等妇科病证；④小便频数，癃闭。

操作　直刺 0.5～0.8 寸。

足少阴肾经其他穴位详见表 2-17。

表 2-17　足少阴肾经穴位补充表

| 序号 | 穴名 | 代号 | 定位 | 主治 | 备注 |
|---|---|---|---|---|---|
| 1 | 然谷 | KI 2 | 在足内侧缘，足舟骨粗隆下方，赤白肉际处 | 月经不调，遗精，小便不利，泄泻，咳血，口噤 | 荥穴 |
| 2 | 大钟 | KI 4 | 在足内侧，内踝后下方，当跟腱附着部的内侧前方凹陷处 | 癃闭，遗尿，便秘，咳血，气喘，痴呆，足跟痛 | 络穴 |

续表

| 序号 | 穴名 | 代号 | 定位 | 主治 | 备注 |
|---|---|---|---|---|---|
| 3 | 水泉 | KI 5 | 在足内侧,内踝后下方,跟骨结节的内侧凹陷处 | 月经不调,痛经,阴挺,小便不利 | 郄穴 |
| 4 | 复溜 | KI 7 | 在小腿内侧,太溪穴直上2寸,跟腱的前方 | 水肿,腹胀,泄泻,盗汗,下肢痿痹 | 经穴 |
| 5 | 交信 | KI 8 | 在小腿内侧,当太溪穴直上2寸,复溜穴前0.5寸,胫骨内侧缘的后方 | 月经不调,崩漏,阴挺,泄泻,便秘 | 阴跷郄穴 |
| 6 | 筑宾 | KI 9 | 在小腿内侧,当太溪穴与阴谷穴的连线上,太溪穴上5寸,腓肠肌肌腹的内下方 | 癫狂,呕吐,疝气,小腿疼痛 | 阴维郄穴 |
| 7 | 阴谷 | KI 10 | 在腘窝内侧,屈膝时,当半腱肌腱与半膜肌腱之间 | 阳痿,疝气,崩漏,癫狂,膝股痛 | 合穴 |
| 8 | 横骨 | KI 11 | 在下腹部,当脐中下5寸,前正中线旁开0.5寸 | 少腹胀痛,小便不利,遗尿,遗精,阳痿,疝气,阴痛 | 足少阴、冲脉交会穴 |
| 9 | 大赫 | KI 12 | 在下腹部,当脐中下4寸,前正中线旁开0.5寸 | 遗精,阳痿,阴挺,带下 | 足少阴、冲脉交会穴 |
| 10 | 气穴 | KI 13 | 在下腹部,当脐中下3寸,前正中线旁开0.5寸 | 月经不调,带下,经闭,崩漏,小便不通,泄泻 | 足少阴、冲脉交会穴 |
| 11 | 四满 | KI 14 | 在下腹部,当脐中下2寸,前正中线旁开0.5寸 | 月经不调,带下,遗精,遗尿,疝气,便秘,腹痛,水肿 | 足少阴、冲脉交会穴 |
| 12 | 中注 | KI 15 | 在下腹部,当脐中下1寸,前正中线旁开0.5寸 | 腹痛,便秘,泄泻,月经不调,痛经 | 足少阴、冲脉交会穴 |
| 13 | 肓俞 | KI 16 | 在下腹部,当脐中旁开0.5寸 | 腹痛,腹胀,呕吐,泄泻,便秘,月经不调,疝气,腰脊痛 | 足少阴、冲脉交会穴 |
| 14 | 商曲 | KI 17 | 在下腹部,当脐中上2寸,前正中线旁开0.5寸 | 腹痛,泄泻,便秘 | 足少阴、冲脉交会穴 |
| 15 | 石关 | KI 18 | 在下腹部,当脐中上3寸,前正中线旁开0.5寸 | 呕吐,泄泻,便秘,不孕 | 足少阴、冲脉交会穴 |
| 16 | 阴都 | KI 19 | 在下腹部,当脐中上4寸,前正中线旁开0.5寸 | 腹痛,腹胀,便秘,不孕 | 足少阴、冲脉交会穴 |
| 17 | 腹通谷 | KI 20 | 在下腹部,当脐中上5寸,前正中线旁开0.5寸 | 腹痛,腹胀,呕吐,心痛,心悸 | 足少阴、冲脉交会穴 |
| 18 | 幽门 | KI 21 | 在下腹部,当脐中上6寸,前正中线旁开0.5寸 | 腹痛,泄泻,腹胀,呕吐 | 足少阴、冲脉交会穴 |
| 19 | 步廊 | KI 22 | 在胸部,当第5肋间隙,前正中线旁开2寸 | 咳嗽,气喘,胸胁胀满,呕吐 | |
| 20 | 神封 | KI 23 | 在胸部,当第4肋间隙,前正中线旁开2寸 | 咳嗽,气喘,胸胁胀满,呕吐,乳痈 | |
| 21 | 灵墟 | KI 24 | 在胸部,当第3肋间隙,前正中线旁开2寸 | 咳嗽,气喘,胸胁胀满,呕吐,乳痈 | |
| 22 | 神藏 | KI 25 | 在胸部,当第2肋间隙,前正中线旁开2寸 | 咳嗽,气喘,胸痛,呕吐 | |
| 23 | 彧中 | KI 26 | 在胸部,当第1肋间隙,前正中线旁开2寸 | 咳嗽,气喘,胸胁胀满 | |
| 24 | 俞府 | KI 27 | 在胸部,当锁骨下缘,前正中线旁开2寸 | 咳嗽,气喘,胸痛,呕吐 | |

## 九、手厥阴心包经

### （一）主治

本经腧穴主治心、胸、胃、神志及经脉循行部位的相关病证。

### （二）原文

心主手厥阴心包络之脉，起于胸中，出属心包络，下膈，历络三焦；其支者，循胸出胁，下腋三寸，上抵腋，下循臑内，行太阴、少阴之间，入肘中，下臂，行两筋之间，入掌中，循中指，出其端；其支者，别掌中，循小指次指，出其端（《灵枢·经脉》），见图2-10。

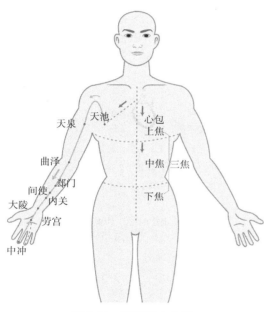

图 2-10　手厥阴心包经

**1. 内关（PC 6）　络穴；八脉交会穴（通于阴维脉）**

定位　腕横纹上2寸，掌长肌腱与桡侧腕屈肌腱之间。

主治　①心痛、胸闷、心动过速或过缓等心疾；②胃痛、呕吐、呃逆等胃腑病证；③中风；④失眠、郁证、癫狂痫等神志病证；⑤眩晕，如晕车、晕船、耳源性眩晕；⑥肘臂挛痛。

操作　直刺0.5～1寸。

**2. 大陵（PC 7）　输穴；原穴**

定位　腕横纹中央，掌长肌腱与桡侧腕屈肌腱之间。

主治　①心痛，心悸，胸胁满痛；②胃痛、呕吐、口臭等胃腑病证；③喜笑悲恐癫狂痫等神志疾病；④臂、手挛痛。

操作　直刺0.3～0.5寸。

**3. 中冲（PC 9）　井穴**

定位　中指尖端的中央。

主治　中风昏迷、舌强不语、中暑、昏厥、小儿惊风等急症。

操作　浅刺0.1寸；或点刺出血。

手厥阴心包经其他穴位详见表2-18。

表 2-18　手厥阴心包经穴位补充表

| 序号 | 穴名 | 代号 | 定位 | 主治 | 备注 |
|---|---|---|---|---|---|
| 1 | 天池 | PC 1 | 在胸部，当第4肋间隙，乳头外1寸，前正中线旁开5寸 | 咳嗽，气喘，乳痈，乳汁少，胸闷，胁肋胀痛，瘰疬 | |

续表

| 序号 | 穴名 | 代号 | 定位 | 主治 | 备注 |
|---|---|---|---|---|---|
| 2 | 天泉 | PC 2 | 在臂内侧，当腋前纹头下2寸，肱二头肌的长、短头之间 | 心痛，咳嗽，胸胁胀痛，臂痛 | |
| 3 | 曲泽 | PC 3 | 在肘横纹中，当肱二头肌腱的尺侧缘 | 心痛，心悸，热病，中暑，胃痛，呕吐，泄泻，肘臂疼痛 | 合穴 |
| 4 | 郄门 | PC 4 | 在前臂掌侧，当曲泽与大陵的连线上，腕横纹上5寸。掌长肌腱与桡侧腕屈肌腱之间 | 心痛，胸痛，呕血，咳血，癫狂痫 | 郄穴 |
| 5 | 间使 | PC 5 | 在前臂掌侧，当曲泽与大陵的连线上，腕横纹上3寸。掌长肌腱与桡侧腕屈肌腱之间 | 心痛，心悸，癫狂痫，热病，疟疾，胃痛，呕吐，肘臂痛 | 经穴 |
| 6 | 劳宫 | PC 8 | 在手掌心，当第2、3掌骨之间偏于第3掌骨，握拳屈指时中指尖处 | 心痛，呕吐，癫狂痫，口疮，口臭 | 荥穴 |

# 十、手少阳三焦经

## （一）主治

本经腧穴主治头、耳、目、咽喉、胸胁、热病及经脉循行部位的相关病证。

## （二）原文

三焦手少阳之脉，起于小指次指之端，上出两指之间，循手表腕，出臂外两骨之间，上贯肘，循臑外，上肩，而交出足少阳之后，入缺盆，布膻中，散络心包，下膈，遍属三焦；其支者，从膻中，上出缺盆，上项，系耳后，直上出耳上角，以屈下颊至𬡎；其支者，从耳后入耳中，出走耳前，过客主人，前交颊，至目锐眦（《灵枢·经脉》），见图2-11。

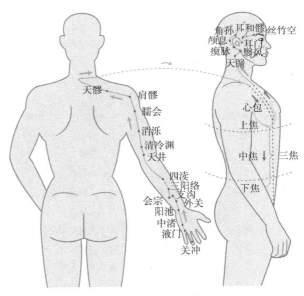

图 2-11 手少阳三焦经

### 1. 外关（SJ 5） 络穴；八脉交会穴（通于阳维脉）

定位 腕背横纹上2寸，尺骨与桡骨正中间。

主治 ①热病；②头痛、目赤肿痛、耳鸣、耳聋等头面五官病证；③瘰疬；④胁肋痛；⑤上肢痿痹不遂。

操作 直刺0.5～1寸。

### 2. 支沟（SJ 6） 经穴

定位 腕背横纹上3寸，尺骨与桡骨正中间。

主治 ①便秘；②耳鸣，耳聋；③暴喑；④瘰疬，⑤胁肋疼痛；⑥热病。

操作　直刺 0.5～1 寸。

### 3. 翳风（SJ 17）

定位　乳突前下方与下颌角之间的凹陷中。

主治　①耳鸣、耳聋等耳疾；②口眼㖞斜、面风、牙关紧闭、颊肿等面、口病证；③瘰疬。

操作　直刺 0.5～1 寸。

手少阳三焦经其他穴位详见表 2-19。

表 2-19　手少阳三焦经穴位补充表

| 序号 | 穴名 | 代号 | 定位 | 主治 | 备注 |
|---|---|---|---|---|---|
| 1 | 关冲 | SJ 1 | 在手无名指末节尺侧，距指甲角 0.1 寸 | 热病，昏厥，中暑，头痛，目赤，耳聋，咽喉肿痛 | 井穴 |
| 2 | 液门 | SJ 2 | 在手背部，当第 4、5 指间，指蹼缘后方赤白肉际处 | 头痛，目赤，耳聋，耳鸣，喉痹，疟疾，手臂痛 | 荥穴 |
| 3 | 中渚 | SJ 3 | 在手背部，当无名指本节（掌指关节）的后方，第 4、5 掌骨小头后缘间凹陷处 | 头痛，耳鸣，耳聋，目赤，咽喉肿痛，热病，消渴，疟疾，手指屈伸不利，肘臂肩背疼痛 | 输穴 |
| 4 | 阳池 | SJ 4 | 在腕背横纹中，当指伸肌腱的尺侧缘凹陷处 | 目赤肿痛，耳聋，喉痹，疟疾，消渴，腕痛 | 原穴 |
| 5 | 会宗 | SJ 7 | 在前臂背侧，当腕背横纹上 3 寸，支沟穴尺侧，尺骨的桡侧缘 | 耳聋，癫痫，上肢痹痛 | 郄穴 |
| 6 | 三阳络 | SJ 8 | 在前臂背侧，腕背横纹上 4 寸，尺骨与桡骨之间 | 耳聋，暴喑，齿痛，上肢痹痛 | |
| 7 | 四渎 | SJ 9 | 在前臂背侧，当阳池穴与肘尖的连线上，肘尖下 5 寸，尺骨与桡骨之间 | 耳聋，暴喑，齿痛，手臂痛 | |
| 8 | 天井 | SJ 10 | 在臂外侧，屈肘时，当肘尖直上 1 寸凹陷处 | 耳聋，偏头痛，癫痫，瘰疬，肘臂痛 | 合穴 |
| 9 | 清冷渊 | SJ 11 | 在臂外侧，屈肘时，当肘尖直上 2 寸，即天井穴上 1 寸 | 头痛，目黄，上肢痹痛 | |
| 10 | 消泺 | SJ 12 | 在臂外侧，当清冷渊穴与臑会穴连线的中点处 | 头痛，齿痛，项强，肩背痛 | |
| 11 | 臑会 | SJ 13 | 在臂外侧，当肘尖与肩髎穴的连线上，肩髎穴下 3 寸，三角肌的后下缘 | 瘿气，瘰疬，上肢痿痹 | |
| 12 | 肩髎 | SJ 14 | 在肩部，肩髃后方，当臂外展时，于肩峰后下方呈现凹陷处 | 肩臂挛痛不遂 | |
| 13 | 天髎 | SJ 15 | 在肩胛部，肩井穴与曲垣穴的中间，当肩胛骨上角处 | 肩臂痛，颈项强急 | |
| 14 | 天牖 | SJ 16 | 在颈侧部，当乳突的后方直下，平下颌角，胸锁乳突肌的后缘 | 头痛，头晕，目痛，耳聋，瘰疬，项强 | |
| 15 | 瘈脉 | SJ 18 | 在头部，耳后乳突中央，当角孙穴至翳风穴之间，沿耳轮连线的中、下 1/3 的交点处 | 头痛，耳鸣，耳聋，小儿惊风 | |
| 16 | 颅息 | SJ 19 | 在头部，当角孙穴至翳风穴之间，沿耳轮连线的上、中 1/3 的交点处 | 头痛，耳鸣，耳聋，小儿惊风 | |
| 17 | 角孙 | SJ 20 | 在头部，折耳廓向前，当耳尖直上入发际处 | 颊肿，目翳，齿痛，项强 | |
| 18 | 耳门 | SJ 21 | 在面部，当耳屏上切迹的前方，下颌骨髁状突后缘，张口有凹陷处 | 耳鸣，耳聋，聤耳，齿痛 | |

续表

| 序号 | 穴名 | 代号 | 定位 | 主治 | 备注 |
|---|---|---|---|---|---|
| 19 | 耳和髎 | SJ 22 | 在头侧部，当鬓发后缘，平耳廓根之前方，颞浅动脉的后缘 | 头痛，耳鸣，牙关紧闭，口㖞 | |
| 20 | 丝竹空 | SJ 23 | 在面部，当眉梢凹陷处 | 目赤肿痛，眼睑瞤动，目眩，头痛，癫狂痫 | |

# 十一、足少阳胆经

## （一）主治

本经腧穴主治侧头、目、耳、咽喉、肝胆、神志、热病及经脉循行部位的相关病证。

## （二）原文

胆足少阳之脉，起于目锐眦，上抵头角，下耳后，循颈，行手少阳之前，至肩上，却交出手少阳之后，入缺盆；其支者，从耳后入耳中，出走耳前，至目锐眦后；其支者，别锐眦，下大迎，合于手少阳，抵于頔，下加颊车，下颈，合缺盆，以下胸中，贯膈，络肝，属胆，循胁里，出气街，绕毛际，横入髀厌中；其直者，从缺盆下腋，循胸，过季胁，下合髀厌中，以下循髀阳，出膝外廉，下外辅骨之前，直下抵绝骨之端，下出外踝之前，循足跗上，入小指次指之间；其支者，别跗上，入大指之间，循大指歧骨内，出其端，还贯爪甲，出三毛（《灵枢·经脉》），见图 2-12。

### 1. 风池（GB 20）

定位  胸锁乳突肌与斜方肌上端之间的凹陷中，平风府穴。

主治  ①中风、癫痫、头痛、眩晕、耳鸣、耳聋等内风所致的病证；②感冒、鼻塞、衄鼽、目赤肿痛、口眼㖞斜等外风所致的病证；③颈项强痛。

操作  针尖微下，向鼻尖斜刺 0.8～1.2 寸，或平刺透风府穴。深部中间为延髓，必须严格掌握针刺的角度与深度。

### 2. 肩井（GB 21）

定位  肩上，大椎穴与肩峰连线的中点。

主治  ①颈项强痛，肩背疼痛，上肢不遂；②难产、乳痈、乳汁不下、乳癖等妇产科及乳房疾病；③瘰疬。

操作  直刺 0.5～0.8 寸。内有肺尖，慎不可深刺；孕妇禁针。

### 3. 环跳（GB 30）

定位  侧卧屈股，当股骨大转子高点与骶管裂孔连线的外 1/3

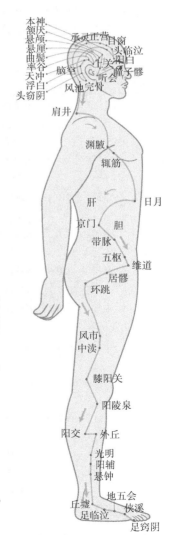

图 2-12  足少阳胆经

与内 2/3 交点处。

主治 ①腰胯疼痛、下肢痿痹、半身不遂等腰腿疾患；②风疹。

操作 直刺 2~3 寸。

### 4. 阳陵泉（GB 34） 合穴；胆下合穴；八会穴之筋会

定位 腓骨小头前下方凹陷中。

主治 ①黄疸、胁痛、口苦、呕吐、吞酸等肝胆犯胃病证；②膝肿痛、下肢痿痹及麻木等下肢、膝关节疾患；③小儿惊风。

操作 直刺 1~1.5 寸。

### 5. 悬钟（GB 39） 八会穴之髓会

定位 外踝高点上 3 寸，腓骨前缘。

主治 ①痴呆、中风等髓海不足疾患；②颈项强痛，胸胁满痛，下肢痿痹。

操作 直刺 0.5~0.8 寸。

足少阳胆经其他穴位详见表 2-20。

表 2-20 足少阳胆经穴位补充表

| 序号 | 穴名 | 代号 | 定位 | 主治 | 备注 |
|---|---|---|---|---|---|
| 1 | 瞳子髎 | GB 1 | 在面部，目外眦旁，当眶外侧缘处 | 目赤肿痛，目翳，青盲，口喝，头痛 | |
| 2 | 听会 | GB 2 | 在面部，当耳屏间切迹的前方，下颌骨髁状突的后缘，张口有凹陷处 | 耳鸣，耳聋，聤耳，齿痛，口喝，面痛 | |
| 3 | 上关 | GB 3 | 在耳前，下关穴直上，当颧弓的上缘凹陷处 | 偏头痛，耳鸣，耳聋，聤耳，口眼喝斜，齿痛，口噤 | |
| 4 | 颔厌 | GB 4 | 在头部鬓发上，当头维穴与曲鬓穴弧形连线的上 1/4 与下 3/4 交点处 | 偏头痛，目眩，耳鸣，齿痛，癫痫 | |
| 5 | 悬颅 | GB 5 | 在头部鬓发上，当头维穴与曲鬓穴弧形连线的中点处 | 偏头痛，目赤肿痛，齿痛 | |
| 6 | 悬厘 | GB 6 | 在头部鬓发上，当头维穴与曲鬓穴弧形连线的上 3/4 与下 1/4 交点处 | 偏头痛，目赤肿痛，耳鸣 | |
| 7 | 曲鬓 | GB 7 | 在头部，当耳前鬓角发际后缘的垂线与耳尖水平线交点处 | 头痛，齿痛，牙关紧闭，暴喑 | |
| 8 | 率谷 | GB 8 | 在头部，当耳尖直上入发际 1.5 寸，角孙穴直上方 | 偏正头痛，眩晕，耳鸣，耳聋，小儿急、慢惊风 | |
| 9 | 天冲 | GB 9 | 在头部，当耳根后缘直上入发际 2 寸，率谷穴后 0.5 寸处 | 头痛，牙龈肿痛，癫疾 | |
| 10 | 浮白 | GB 10 | 在头部，当耳后乳突的后上方，天冲穴与完骨穴的弧形连线的中 1/3 与上 1/3 交点处 | 头痛，耳鸣，耳聋，目痛，瘿气 | |
| 11 | 头窍阴 | GB 11 | 在头部，当耳后乳突的后上方，天冲穴与完骨穴的中 1/3 与下 1/3 交点处 | 头痛，耳鸣，耳聋 | |
| 12 | 完骨 | GB 12 | 在头部，当耳后乳突的后下方凹陷中 | 头痛，颈项强痛，齿痛，口喝，疟疾，癫痫 | |

续表

| 序号 | 穴名 | 代号 | 定位 | 主治 | 备注 |
|---|---|---|---|---|---|
| 13 | 本神 | GB 13 | 在头部，当前发际上 0.5 寸，神庭穴旁开 3 寸 | 头痛，目眩，癫痫，小儿惊风 | |
| 14 | 阳白 | GB 14 | 在前额部，当瞳孔直上，眉上 1 寸 | 头痛，眩晕，视物模糊，目痛，眼睑下垂，面瘫 | |
| 15 | 头临泣 | GB 15 | 在头部，当瞳孔直上入前发际 0.5 寸，神庭穴与头维穴连线的中点处 | 头痛，目眩，流泪，鼻塞，小儿惊痫 | |
| 16 | 目窗 | GB 16 | 在头部，当前发际上 1.5 寸，头正中线旁开 2.25 寸 | 头痛，目赤肿痛，青盲，鼻塞，癫痫，面部浮肿 | |
| 17 | 正营 | GB 17 | 在头部，当前发际上 2.5 寸，头正中线旁开 2.25 寸 | 头痛，目眩，唇吻强急，齿痛 | |
| 18 | 承灵 | GB 18 | 在头部，当前发际上 4 寸，头正中线旁开 2.25 寸 | 头痛，眩晕，目痛，鼻塞，衄血 | |
| 19 | 脑空 | GB 19 | 在头部，当枕外隆凸的上缘外侧，头正中线旁开 2.25 寸，平脑户穴 | 头痛，目眩，颈项强痛，癫狂痫 | |
| 20 | 渊腋 | GB 22 | 在侧胸部，举臂，当腋中线上，腋下 3 寸，第 4 肋间隙中 | 胸满，胁痛，上肢痹痛 | |
| 21 | 辄筋 | GB 23 | 在侧胸部，渊腋穴前 1 寸，平乳头，第 4 肋间隙中 | 胸满，胁痛，气喘，呕吐，吞酸 | |
| 22 | 日月 | GB 24 | 在上腹部，当乳头直下，第 7 肋间隙，前正中线旁开 4 寸 | 呕吐，吞酸，胁肋疼痛，呃逆，黄疸 | 胆募穴 |
| 23 | 京门 | GB 25 | 在侧腰部，章门穴后 1.8 寸，当第 12 肋骨游离端的下方 | 小便不利，水肿，腰痛，胁痛，腹胀，泄泻 | 肾募穴 |
| 24 | 带脉 | GB 26 | 在侧腹部，章门穴下 1.8 寸，当第 11 肋骨游离端下方垂线与脐水平线的交点上 | 带下，月经不调，阴挺，经闭，疝气，小腹痛，胁痛，腰痛 | |
| 25 | 五枢 | GB 27 | 在侧腹部，当髂前上棘的前方，横平脐下 3 寸处 | 腹痛，疝气，带下，便秘，阴挺 | |
| 26 | 维道 | GB 28 | 在侧腹部，当髂前上棘的前下方，五枢前下 0.5 寸处 | 腹痛，疝气，带下，阴挺 | |
| 27 | 居髎 | GB 29 | 在髋部，当髂前上棘与股骨大转子最凸点连线的中点处 | 腰痛，下肢痿痹，瘫痪，疝气 | |
| 28 | 风市 | GB 31 | 在大腿外侧部的中线上，当腘横纹上 7 寸。或直立垂手时，中指尖处 | 半身不遂，下肢痿痹，遍身瘙痒，脚气 | |
| 29 | 中渎 | GB 32 | 在大腿外侧，当风市穴下 2 寸，或腘横纹上 5 寸，股外侧肌与股二头肌之间 | 下肢痿痹麻木，半身不遂 | |
| 30 | 膝阳关 | GB 33 | 在膝外侧，当阳陵泉穴上 3 寸，股骨外上髁上方的凹陷处 | 膝腘肿痛挛急，小腿麻木 | |
| 31 | 阳交 | GB 35 | 在小腿外侧，当外踝尖上 7 寸，腓骨后缘 | 胸胁胀满，下肢痿痹，癫狂 | 阳维脉郄穴 |
| 32 | 外丘 | GB 36 | 在小腿外侧，当外踝尖上 7 寸，腓骨前缘，平阳交 | 颈项强痛，胸胁胀满，下肢痿痹，癫狂 | 郄穴 |
| 33 | 光明 | GB 37 | 在小腿外侧，当外踝尖上 5 寸，腓骨前缘 | 目痛，夜盲，目视不明，乳房胀痛，乳汁少 | 络穴 |

续表

| 序号 | 穴名 | 代号 | 定位 | 主治 | 备注 |
|---|---|---|---|---|---|
| 34 | 阳辅 | GB 38 | 在小腿外侧，当外踝尖上 4 寸，腓骨前缘稍前方 | 偏头痛，目外眦痛，咽喉肿痛，瘰疬，胸胁胀痛，脚气，下肢痿痹，半身不遂 | |
| 35 | 丘墟 | GB 40 | 在足外踝的前下方，当趾长伸肌腱的外侧凹陷处 | 胸胁胀痛，下肢痿痹，外踝肿痛脚气，疟疾 | 原穴 |
| 36 | 足临泣 | GB 41 | 在足背外侧，当足 4 趾本节（第 4 跖趾关节）的后方，小趾伸肌腱的外侧凹陷处 | 偏头痛，目赤肿痛，目眩，目涩，乳痛，乳胀，月经不调，胁肋疼痛，足跗肿痛，瘰疬，疟疾 | 输穴；八脉交会穴，通于带脉 |
| 37 | 地五会 | GB 42 | 在足背外侧，当足 4 趾本节（第 4 跖趾关节）的后方，第 4、5 跖骨之间，小趾伸肌腱的内侧缘 | 头痛，目赤，耳鸣，胁痛，乳痛，内伤吐血，足背肿痛 | |
| 38 | 侠溪 | GB 43 | 在足背外侧，当第 4、5 趾间，趾蹼缘后方赤白肉际处 | 头痛，目眩，耳鸣，耳聋，目赤肿痛，热病，胁肋疼痛，乳痈 | 荥穴 |
| 39 | 足窍阴 | GB 44 | 在足第 4 趾末节外侧，距趾甲角 0.1 寸 | 目赤肿痛，耳鸣，耳聋，咽喉肿痛，头痛，失眠，多梦，胁痛，足跗肿痛，热病 | 井穴 |

# 十二、足厥阴肝经

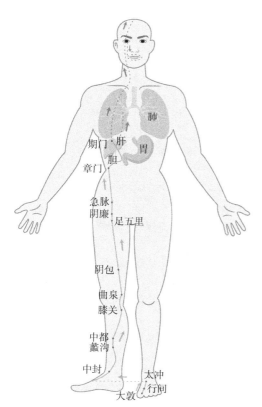

图 2-13　足厥阴肝经

## （一）主治

本经腧穴主治肝胆、妇科、前阴及经脉循行部位的相关病证。

## （二）原文

肝足厥阴之脉，起于大指丛毛之际，上循足跗上廉，去内踝一寸，上踝八寸，交出太阴之后，上腘内廉，循股阴，入毛中，环阴器，抵小腹，夹胃，属肝，络胆，上贯膈，布胁肋，循喉咙之后，上入颃颡；连目系，上出额，与督脉会于巅；其支者，从目系下颊里，环唇内；其支者，复从肝，别贯膈，上注肺（《灵枢·经脉》），见图 2-13。

### 1. 行间（LR 2）　荥穴

定位　足背，当第 1、2 趾间的趾蹼缘上方纹头处。

主治　①中风、癫痫、头痛、目眩、目赤肿痛、青盲、口喎等肝经风热所致的头目病证；②月经不调、痛经、闭经、崩漏、带下等妇科经带病证；③阴中痛、疝气；④遗尿、癃闭、五淋等泌尿系病证；⑤胸胁满痛。

操作　直刺 0.5～0.8 寸。

### 2. 太冲（LR 3）　输穴；原穴

定位　足背，第 1、2 跖骨结合部之前凹陷中。

主治　①中风、癫狂痫、小儿惊风、头痛、眩晕、耳鸣、目赤肿痛、口歪、咽痛等肝经风热病证；②月经不调、痛经、经闭、崩漏、带下等妇科经带病证；③黄疸、胁痛、腹胀、呕逆等肝胃病证；④癃闭，遗尿；⑤下肢痿痹，足跗肿痛。

操作　直刺 0.5～0.8 寸。

### 3. 期门（LR 14）　肝之募穴

定位　乳头直下，第 6 肋间隙，前正中线旁开 4 寸。

主治　①胸胁胀痛、呕吐、吞酸、呃逆、腹胀、腹泻等肝胃病证；②奔豚气；③乳痈。

操作　斜刺或平刺 0.5～0.8 寸，不可深刺，以免伤及内脏。

足厥阴肝经其他穴位详见表 2-21。

表 2-21　足厥阴肝经穴位补充表

| 序号 | 穴名 | 代号 | 定位 | 主治 | 备注 |
|---|---|---|---|---|---|
| 1 | 大敦 | LR 1 | 在足大趾末节外侧，距趾甲角 0.1 寸 | 疝气，遗尿，癃闭，经闭，崩漏，月经不调，阴挺，癫痫 | 井穴 |
| 2 | 中封 | LR 4 | 在足背侧，当足内踝前，商丘穴与解溪穴连线之间，胫骨前肌腱的内侧凹陷处 | 疝气，遗精，小便不利，腹痛，内踝肿痛 | 经穴 |
| 3 | 蠡沟 | LR 5 | 在小腿内侧，当足内踝尖上 5 寸，胫骨内侧面的中央 | 小便不利，遗尿，月经不调，带下，下肢痿痹 | 络穴 |
| 4 | 中都 | LR 6 | 在小腿内侧，当足内踝尖上 7 寸，胫骨内侧面的中央 | 疝气，崩漏，腹痛，泄泻，恶露不尽 | 郄穴 |
| 5 | 膝关 | LR 7 | 在小腿内侧，当胫骨内上髁的后下方，阴陵泉穴后 1 寸，腓肠肌内侧头的上部 | 膝髌肿痛，下肢痿痹 | |
| 6 | 曲泉 | LR 8 | 在膝内侧，屈膝，当膝关节内侧面横纹内侧端，股骨内侧髁的后缘，半腱肌、半膜肌止端的前缘凹陷处 | 小腹痛，小便不利，淋证，癃闭，月经不调，痛经，带下，阴挺，阴痒，遗精，阳痿，膝股疼痛 | 合穴 |
| 7 | 阴包 | LR 9 | 在大腿内侧，当股骨内上髁上 4 寸，股内肌与缝匠肌之间 | 腹痛，遗尿，小便不利，月经不调 | |
| 8 | 足五里 | LR 10 | 在大腿内侧，当气冲穴直下 3 寸，大腿根部，耻骨结节的下方，长收肌的外缘 | 小腹痛，小便不通，阴挺，睾丸肿痛，嗜卧，瘰疬 | |
| 9 | 阴廉 | LR 11 | 在大腿内侧，当气冲穴直下 2 寸，大腿根部，耻骨结节的下方，长收肌的外缘 | 月经不调，带下，小腹痛 | |
| 10 | 急脉 | LR 12 | 在耻骨结节的外侧，当气冲穴外下方腹股沟股动脉搏动处，前正中线旁开 2.5 寸 | 疝气，小腹痛，阴挺 | |
| 11 | 章门 | LR 13 | 在侧腹部，当第 11 肋游离端的下方 | 腹痛，腹胀，泄泻，胁痛，痞块 | 脾募穴；八会穴之脏会 |

## 十三、督脉

### （一）主治

本经腧穴主治神志、热病、腰骶、背项、头部及相应的内脏疾病。

### （二）原文

起于少腹，以下骨中央（胞中）……其少腹直上者，贯脐中央，上贯心，入喉，上颐，环唇，上系两目之下中央（《素问·骨空论》）。督脉之别，名曰长强，挟脊上项，散头上，下当肩胛左右，别走太阳，入贯膂（《灵枢·经脉》），见图2-14。

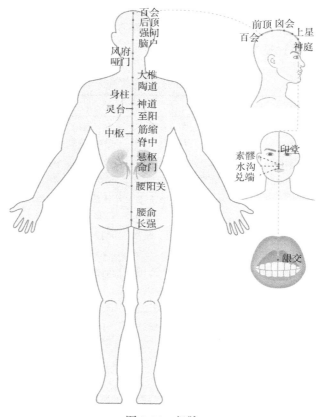

图 2-14　督脉

### 1. 腰阳关（DU 3）

定位　后正中线上，第4腰椎棘突下凹陷中，约与髂嵴相平。

主治　①腰骶疼痛，下肢痿痹；②月经不调、赤白带下等妇科病证；③遗精、阳痿等男科病证。

操作　向上斜刺0.5～1寸。多用灸法。

## 2. 命门（DU 4）

定位 后正中线上，第 2 腰椎棘突下凹陷中。

主治 ①腰脊强痛，下肢痿痹；②月经不调、赤白带下、痛经、经闭、不孕等妇科病证；③遗精、阳痿、精冷不育、小便频数等男性肾阳不足性病证；④小腹冷痛，腹泻。

操作 向上斜刺 0.5～1 寸。多用灸法。

## 3. 大椎（DU 14）

定位 后正中线上，第 7 颈椎棘突下凹陷中。

主治 ①热病、疟疾、恶寒发热、咳嗽、气喘等外感病证；②骨蒸潮热；③癫狂痫证、小儿惊风等神志病证；④项强，脊痛；⑤风疹，痤疮。

操作 向上斜刺 0.5～1 寸。

## 4. 百会（DU 20）

定位 后发际正中直上 7 寸，或当头部正中线与两耳尖连线的交点处。

主治 ①痴呆、中风、失语、失眠、健忘、癫狂痫、癔病等神志病证；②头风、头痛、眩晕、耳鸣等头面病证；③脱肛、阴挺、胃下垂、肾下垂等气失固摄而致的下陷性病证。

操作 平刺 0.5～0.8 寸；升阳举陷可用灸法。

## 5. 神庭（DU 24）

定位 前发际正中直上 0.5 寸。

主治 ①癫狂痫、失眠、惊悸；②头痛、目眩、目赤、目翳、鼻渊、鼻衄等头面五官病证；③失眠、惊悸等神志病证。

操作 平刺 0.5～0.8 寸。

## 6. 水沟（DU 26）

定位 在人中沟的上 1/3 与下 2/3 交点处。

主治 ①昏迷、晕厥、中风、中暑、休克、呼吸衰竭等急危重症，为急救要穴之一；②癔病、癫狂痫、急慢惊风等神志病证；③鼻塞、鼻衄、面肿、口歪、齿痛、牙关紧闭等面鼻口部病证；④闪挫腰痛。

操作 向上斜刺 0.3～0.5 寸，强刺激；或指甲掐按。

督脉其他穴位详见表 2-22。

表 2-22 督脉经穴补充表

| 序号 | 穴名 | 代号 | 定位 | 主治 | 备注 |
|---|---|---|---|---|---|
| 1 | 长强 | DU 1 | 在尾骨端下，当尾骨端与肛门连线的中点处 | 痔疾，脱肛，泄泻，便秘，癫狂痫，瘕疾，腰痛，尾骶骨痛 | 络穴 |
| 2 | 腰俞 | DU 2 | 在骶部，当后正中线上，适对骶管裂孔 | 月经不调，痔疾，腰脊强痛，下肢痿痹，癫痫 | |
| 3 | 悬枢 | DU 5 | 在腰部，当后正中线上，第 1 腰椎棘突下凹陷中 | 泄泻，腹痛，腰脊强痛 | |
| 4 | 脊中 | DU 6 | 在背部，当后正中线上，第 11 胸椎棘突下凹陷中 | 泄泻，黄疸，痔疾，癫痫，小儿疳积，脱肛，腰脊强痛 | |
| 5 | 中枢 | DU 7 | 在背部，当后正中线上，第 10 胸椎棘突下凹陷中 | 黄疸，呕吐，腹满，腰脊强痛 | |

续表

| 序号 | 穴名 | 代号 | 定位 | 主治 | 备注 |
|---|---|---|---|---|---|
| 6 | 筋缩 | DU 8 | 在背部,当后正中线上,第9胸椎棘突下凹陷中 | 癫痫,抽搐,背强,胃痛 | |
| 7 | 至阳 | DU 9 | 在背部,当后正中线上,第7胸椎棘突下凹陷中 | 黄疸,胸胁胀痛,身热,咳嗽,气喘,胃痛,脊背强痛 | |
| 8 | 灵台 | DU 10 | 在背部,当后正中线上,第6胸椎棘突下凹陷中 | 咳嗽,气喘,疔疮,脊背强痛 | |
| 9 | 神道 | DU 11 | 在背部,当后正中线上,第5胸椎棘突下凹陷中 | 心悸,健忘,咳嗽,脊背强痛 | |
| 10 | 身柱 | DU 12 | 在背部,当后正中线上,第3胸椎棘突下凹陷中 | 咳嗽,气喘,癫痫,脊背强痛 | |
| 11 | 陶道 | DU 13 | 在背部,当后正中线上,第1胸椎棘突下凹陷中 | 热病,骨蒸潮热,疟疾,头痛,脊强,癫狂痫 | |
| 12 | 哑门 | DU 15 | 在项部,当后发际正中直上0.5寸,第1颈椎下 | 暴喑,舌强不语,癫狂痫,头痛,项强,中风 | |
| 13 | 风府 | DU 16 | 在项部,当后发际正中直上1寸,枕外隆凸直下,两侧斜方肌之间凹陷中 | 头痛,眩晕,项强,中风不语,半身不遂,癫狂痫,目痛,鼻衄,咽喉肿痛 | |
| 14 | 脑户 | DU 17 | 在头部,后发际正中直上2.5寸,风府穴上1.5寸,枕外隆凸的上缘凹陷处 | 头痛,头晕,项强,失音,癫痫 | |
| 15 | 强间 | DU 18 | 在头部,当后发际正中直上4寸(脑户穴上1.5寸) | 头痛,目眩,项强,癫狂 | |
| 16 | 后顶 | DU 19 | 在头部,当后发际正中直上5.5寸(脑户穴上3寸) | 头痛,眩晕,癫狂痫 | |
| 17 | 前顶 | DU 21 | 在头部,当前发际正中直上3.5寸(百会穴前1.5寸) | 头痛,眩晕,鼻渊,癫痫 | |
| 18 | 囟会 | DU 22 | 在头部,当前发际正中直上2寸(百会穴前3寸) | 头痛,眩晕,鼻渊,癫痫 | |
| 19 | 上星 | DU 23 | 在头部,当发际正中直上1寸 | 鼻渊,鼻衄,目痛,头痛,眩晕,癫狂,热病,疟疾 | |
| 20 | 素髎 | DU 25 | 在面部,当鼻尖的正中央 | 鼻渊,鼻衄,喘息,昏迷,惊厥,新生儿窒息 | |
| 21 | 兑端 | DU 27 | 在面部,当上唇的尖端,人中沟下端的皮肤与唇的移行部 | 癫狂,齿龈肿痛,口㖞,鼻衄 | |
| 22 | 龈交 | DU 28 | 在上唇内,唇系带与上齿龈的相接处 | 牙龈肿痛,鼻渊,鼻衄,癫狂痫,腰痛,项强,痔疾 | |

# 十四、任脉

## (一)主治

本经腧穴主治腹、胸、颈、头面的局部病证及相应的内脏疾病。

## (二)原文

任脉者,起于中极之下,以上毛际,循腹里,上关元,至咽喉,上颐,循面,入目。任脉为病,男子内结、七疝,女子带下、瘕聚(《素问·骨空论》),见图2-15。

### 1. 中极(RN-3) 膀胱募穴

定位 前正中线上,脐下4寸。

主治 ①遗尿、小便不利、癃闭等泌尿系病证；②遗精、阳痿、不育等男科病证；③月经不调、崩漏、阴挺、阴痒、不孕、产后恶露不尽、带下等妇科病证。

操作 直刺 1～1.5 寸；孕妇慎用。

### 2. 关元（RN 4） 小肠募穴

定位 前正中线上，脐下 3 寸。

主治 ①中风脱证、虚劳冷惫、羸瘦无力等元气虚损病证；②少腹疼痛，疝气；③腹泻、痢疾、脱肛、便血等肠腑病证；④五淋、尿血、尿闭、尿频等泌尿系病证；⑤遗精、阳痿、早泄、白浊等男科病证；⑥月经不调、痛经、经闭、崩漏、带下、阴挺、恶露不尽、胞衣不下等妇科病证。

操作 直刺 1～1.5 寸；多用灸法。孕妇慎用。

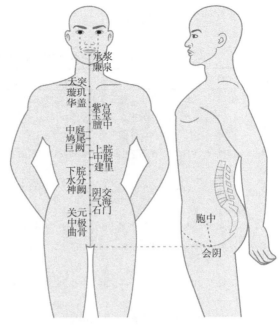

图 2-15 任脉

### 3. 气海（RN 6） 肓之原穴

定位 前正中线上，脐下 1.5 寸。

主治 ①虚脱、形体羸瘦、脏气衰惫、乏力等气虚病证；②水谷不化、绕脐疼痛、腹泻、痢疾、便秘等肠腑病证；③小便不利，遗尿；④遗精，阳痿，疝气；⑤月经不调、痛经、经闭、崩漏、带下、阴挺、产后恶露不止、胞衣不下等妇科病证。

操作 直刺 1～1.5 寸；多用灸法。孕妇慎用。

### 4. 神阙（RN 8）

定位 脐窝中央。

主治 ①虚脱、中风脱证等元阳暴脱；②腹痛、腹胀、腹泻、痢疾、便秘、脱肛等肠腑病证；③水肿，小便不利。

操作 一般不针，多用艾条灸或艾炷隔盐灸法。

### 5. 中脘（RN12） 胃之募穴；八会穴之腑会

定位 前正中线上，脐上 4 寸，或脐中与胸剑联合连线的中点处。

主治 ①胃痛、腹胀、纳呆、呕吐、吞酸、呃逆、小儿疳积等脾胃病证；②黄疸；③癫狂，脏躁。

操作 直刺 1～1.5 寸。

### 6. 膻中（RN 17） 心包募穴；八会穴之气会

定位 前正中线上，平第 4 肋间隙；或两乳头连线与前正中线的交点处。

主治 ①咳嗽、气喘、胸闷、心痛、噎膈、呃逆等胸中气机不畅的病证；②产后乳少、乳痈、乳癖等胸乳病证。

操作 平刺 0.3～0.5 寸。

任脉其他穴位详见表2-23。

**表 2-23　任脉经穴补充表**

| 序号 | 穴名 | 代号 | 定位 | 主治 | 备注 |
|---|---|---|---|---|---|
| 1 | 会阴 | RN 1 | 在会阴部，男性当阴囊根部与肛门连线的中点。女性当大阴唇后联合与肛门连线的中点 | 小便不利，遗尿，遗精，阳痿，月经不调，阴痛，阴痒，痔疾，脱肛，溺水，窒息，产后昏迷，癫狂 | |
| 2 | 曲骨 | RN 2 | 在前正中线上，耻骨联合上缘的中点处 | 小便不利，遗尿，遗精，阳痿，痛经，月经不调，带下 | |
| 3 | 石门 | RN 5 | 在下腹部，前正中线上，当脐中下2寸 | 腹痛，水肿，疝气，小便不利，泄泻，经闭，带下，崩漏 | 三焦募穴 |
| 4 | 阴交 | RN 7 | 在下腹部，前正中线上，当脐中下1寸 | 腹痛，疝气，水肿，月经不调，带下 | |
| 5 | 水分 | RN 9 | 在上腹部，前正中线上，当脐中上1寸 | 水肿，小便不通，腹泻，腹痛，反胃，吐食 | |
| 6 | 下脘 | RN 10 | 在上腹部，前正中线上，当脐中上2寸 | 腹痛，腹胀，泄泻，呕吐，食谷不化，痞块 | |
| 7 | 建里 | RN 11 | 在上腹部，前正中线上，当脐中上3寸 | 胃痛，呕吐，食欲不振，腹胀，水肿 | |
| 8 | 上脘 | RN 13 | 在上腹部，前正中线上，当脐中上5寸 | 胃痛，呕吐，呃逆，腹胀，癫痫 | |
| 9 | 巨阙 | RN 14 | 在上腹部，前正中线上，当脐中上6寸 | 胸痛，心痛，心悸，呕吐，癫狂痫 | 心募穴 |
| 10 | 鸠尾 | RN 15 | 在上腹部，前正中线上，当胸剑结合部下1寸 | 胸痛，呃逆，腹胀，癫狂痫 | 络穴；膏之原穴 |
| 11 | 中庭 | RN 16 | 在胸部，前正中线上，平第5肋间，即胸剑结合部 | 胸胁胀痛，心痛，呕吐，小儿吐乳 | |
| 12 | 玉堂 | RN 18 | 在胸部，当前正中线上，平第3肋间 | 咳嗽，气喘，胸痛，呕吐 | |
| 13 | 紫宫 | RN 19 | 在胸部，当前正中线上，平第2肋间 | 咳嗽，气喘，胸痛 | |
| 14 | 华盖 | RN 20 | 在胸部，当前正中线上，平第1肋间 | 咳嗽，气喘，胸胁胀痛 | |
| 15 | 璇玑 | RN 21 | 在胸部，当前正中线上，胸骨上窝中央下1寸 | 咳嗽，气喘，胸痛，咽喉肿痛 | |
| 16 | 天突 | RN 22 | 仰靠坐位。在颈部，当前正中线上，胸骨上窝中央 | 咳嗽，哮喘，胸痛，咽喉肿痛，暴喑，瘿气，梅核气，噎嗝 | |
| 17 | 廉泉 | RN 23 | 仰靠坐位。在颈部，当前正中线上，喉结上方，舌骨上缘凹陷处 | 舌强不语，舌下肿痛，舌纵涎出，舌本挛急，暴喑，吞咽困难，口舌生疮，咽喉肿痛 | |
| 18 | 承浆 | RN 24 | 仰靠坐位。在面部，当颏唇沟的正中凹陷处 | 口喎，唇紧，齿龈肿痛，流涎，暴喑，口舌生疮，面痛，消渴，癫痫 | |

# 十五、奇穴

## 1. 四神聪（EX-HN 1）

定位　在头顶部，当百会前后左右各1寸，共4穴，见图2-16。

主治　①头痛、眩晕、失眠、健忘、癫痫等神志病证；②目疾。

操作　平刺 0.5～0.8 寸。

## 2. 印堂（EX-HN 3）

定位　在额部，当两眉头的中间，见图 2-17。

主治　①痴呆、痫证、失眠、健忘等神志病证；②头痛，眩晕；③鼻衄，鼻渊；④小儿惊风，产后血晕，子痫。

操作　提捏局部皮肤，平刺 0.3～0.5 寸，或用三棱针点刺出血。

## 3. 太阳（EX-HN 5）

定位　在颞部，当眉梢与目外眦之间，向后约 1 横指的凹陷处，见图 2-18。

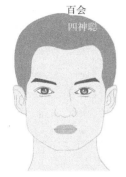

图 2-16　百会、四神聪穴

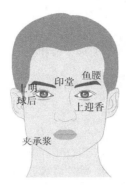

图 2-17　面部奇穴图

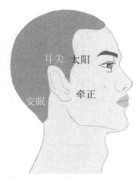

图 2-18　奇穴头部侧面穴

主治　①头痛；②目疾；③面瘫。
操作　直刺或斜刺 0.3～0.5 寸，或点刺出血。

## 4. 定喘（EX-B 1）

定位　在背上部，当第 7 颈椎棘突下，旁开 0.5 寸，见图 2-19。

主治　①哮喘，咳嗽；②肩背痛，落枕。
操作　直刺 0.5～0.8 寸。

## 5. 夹脊（EX-B 2）

定位　在背腰部，当第 1 胸椎至第 5 腰椎棘突下两侧，后正中线旁开 0.5 寸，一侧 17 穴左右，共 34 穴。

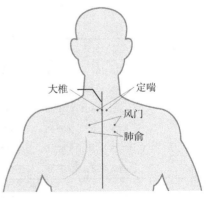

图 2-19　定喘穴

主治　腰腹及下肢疾病。
操作　直刺 0.3～0.5 寸，或用梅花针叩刺。

## 6. 十宣（EX-UE 11）

定位　在手十指尖端，距指甲游离缘 0.1 寸（指寸），左右共 10 穴，见图 2-20。

主治　①昏迷；②癫痫；③高热，咽喉肿痛；④手指麻木。
操作　浅刺 0.1～0.2 寸，或点刺出血。

经外奇穴其他穴位详见表 2-24～表 2-28。

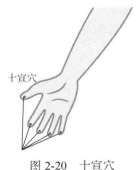

图 2-20　十宣穴

表 2-24 经外奇穴头颈部穴补充表

| 穴名 | 代号 | 定位 | 主治 |
|---|---|---|---|
| 当阳 | EX-HN 2 | 在头前部，当瞳孔直上，前发际上 1 寸 | 偏、正头痛，眩晕，目赤肿痛 |
| 鱼腰 | EX-HN 4 | 在额部，瞳孔直上，眉毛中 | 目赤肿痛，目翳，眼睑下垂，眼睑眴动，眉棱骨痛 |
| 耳尖 | EX-HN 6 | 在耳廓的上方，当折耳向前，耳廓上方的尖端处 | 目疾，咽喉肿痛 |
| 球后 | EX-HN 7 | 仰靠坐位。当眶下缘外 1/4 与内 3/4 交界处 | 目疾 |
| 上迎香 | EX-HN 8 | 在面部，当鼻翼软骨与鼻甲的交界处，近鼻唇沟上端处 | 鼻渊，鼻部疮疖，迎风流泪，头痛 |
| 内迎香 | EX-HN 9 | 在鼻孔内，当鼻翼软骨与鼻甲交界的黏膜处 | 鼻疾，目赤肿痛 |
| 聚泉 | EX-HN 10 | 正坐位，张口伸舌。在口腔内，当舌背正中缝的中点处 | 舌强，舌缓，食不知味，消渴，气喘 |
| 海泉 | EX-HN 11 | 正坐张口，舌卷向后方。在口腔内，当舌下系带的中点处 | 舌体肿胀，舌缓不收，消渴 |
| 金津、玉液 | EX-HN 12 | 在口腔内，当舌系带两侧静脉上，左为金津，右为玉液 | 口疮，舌强，舌肿，呕吐，消渴 |
| 翳明 | EX-HN 13 | 在项部，当翳风穴后 1 寸 | 目疾，耳鸣，失眠，头痛 |
| 颈百劳 | EX-HN 14 | 在颈部，当大椎穴直上 2 寸，后正中线旁开 1 寸 | 颈项强痛，咳嗽，气喘，骨蒸潮热，盗汗 |

表 2-25 经外奇穴胸腹部穴补充表

| 穴名 | 代号 | 定位 | 主治 |
|---|---|---|---|
| 子宫 | EX-CA 1 | 在下腹部，当脐中下 4 寸，中极旁开 3 寸 | 阴挺，月经不调，痛经，崩漏，不孕 |

表 2-26 经外奇穴背部穴补充表

| 穴名 | 代号 | 定位 | 主治 |
|---|---|---|---|
| 胃脘下俞 | EX-B 3 | 在背部，当第 8 胸椎棘突下，旁开 1.5 寸 | 胃痛，腹痛，胸胁痛，消渴 |
| 痞根 | EX-B 4 | 在腰部，当第 1 腰椎棘突下，旁开 3.5 寸 | 痞块，腰痛 |
| 下极俞 | EX-B 5 | 在腰部，当后正中线上，第 3 腰椎棘突下 | 腰痛，小便不利，遗尿 |
| 腰眼 | EX-B 6 | 在腰部，当第 4 腰椎棘突下，旁开约 3.5 寸凹陷中 | 腰痛，尿频，月经不调，带下 |
| 十七椎 | EX-B 7 | 在腰部，当后正中线上，第 5 腰椎棘突下 | 腰骶痛，痛经，崩漏，月经不调，遗尿 |
| 腰奇 | EX-B 8 | 在骶部，当尾骨端直上 2 寸，骶角之间凹陷中 | 癫痫，头痛，失眠，便秘 |

表 2-27 经外奇穴上肢穴补充表

| 穴名 | 代号 | 定位 | 主治 |
|---|---|---|---|
| 肘尖 | EX-UE 1 | 在肘后部，屈肘当尺骨鹰嘴的尖端 | 瘰疬，痈疽，肠痈 |
| 二白 | EX-UE 2 | 在前臂掌侧，腕横纹上 4 寸，桡侧腕屈肌腱的两侧，一侧各 1 穴，一臂 2 穴，左右两臂共 4 穴 | 痔疾，脱肛，前臂痛，胸胁痛 |
| 中泉 | EX-UE 3 | 在腕背侧横纹中，当指总伸肌腱桡侧的凹陷处 | 胸闷，胃痛，吐血 |
| 中魁 | EX-UE 4 | 在中指背侧近侧指间关节的中点处 | 噎膈，呕吐，食欲不振，呃逆 |
| 大骨空 | EX-UE 5 | 握拳，掌心向下。在拇指背侧指间关节的中点处 | 目痛，目翳，吐泻，衄血 |
| 小骨空 | EX-UE 6 | 握拳，掌心向下。在小指背侧近端指间关节的中点处 | 目赤肿痛，目翳，咽喉肿痛 |
| 腰痛点 | EX-UE 7 | 在手背侧，当第 2、3 掌骨及第 4、5 掌骨之间，当腕横纹与掌指关节中点处，一侧 2 穴，左右共 4 穴 | 急性腰扭伤 |

续表

| 穴名 | 代号 | 定位 | 主治 |
|---|---|---|---|
| 外劳宫 | EX-UE 8 | 在手背侧,当第2、3掌骨之间,掌指关节后0.5寸 | 落枕,手指麻木,手指屈伸不利 |
| 八邪 | EX-UE 9 | 微握拳,在手背侧,第1至第5指间,指蹼缘后方赤白肉际处,左右共8个穴位 | 烦热,目痛,毒蛇咬伤,手背肿痛,手指麻木 |
| 四缝 | EX-UE 10 | 在第2至第5指掌侧,近端指关节的中央,一侧4个穴位 | 小儿疳积,百日咳 |

表 2-28 经外奇穴下肢穴补充表

| 穴名 | 代号 | 定位 | 主治 |
|---|---|---|---|
| 髋骨 | EX-LE 1 | 在大腿前面下部,当梁丘穴两旁各1.5寸,一侧2穴,左右共4个穴位 | 鹤膝风,下肢痿痹 |
| 鹤顶 | EX-LE 2 | 在膝上部,髌底的中点上方凹陷处 | 膝痛,足胫无力,瘫痪 |
| 百虫窝 | EX-LE 3 | 屈膝,在大腿内侧,髌底内侧端上3寸,即血海穴上1寸 | 风湿痒疹,下部生疮 |
| 内膝眼 | EX-LE 4 | 屈膝,在髌韧带内侧凹陷处 | 膝肿痛 |
| 膝眼 | EX-LE 5 | 屈膝,在髌韧带两侧凹陷处。在内侧的称内膝眼,在外侧的称外膝眼 | 膝肿痛,脚气 |
| 胆囊 | EX-LE 6 | 在小腿外侧上部,当腓骨小头前下方凹陷处(阳陵泉穴)直下2寸 | 急慢性胆囊炎,胆石症,胆道蛔虫病,下肢痿痹 |
| 阑尾 | EX-LE 7 | 在小腿前侧上部,当犊鼻穴下5寸,胫骨前缘旁开一横指 | 急、慢性阑尾炎 |
| 内踝尖 | EX-LE 8 | 在足内侧面,内踝的凸起处 | 乳蛾,齿痛,小儿不语,霍乱转筋 |
| 外踝尖 | EX-LE 9 | 在足外侧面,外踝的凸起处 | 十趾拘急,脚外廉转筋,脚气,齿痛,重舌 |
| 八风 | EX-LE 10 | 在足背侧,第1至第5趾间,趾蹼缘后方赤白肉际处,一侧4穴,左右共8个穴位 | 趾痛,毒蛇咬伤,足跗肿痛,脚气 |
| 独阴 | EX-LE 11 | 在足第2趾的跖侧远侧趾间关节的中点 | 胸胁痛,卒心痛,呕吐,胞衣不下,月经不调,疝气 |
| 气喘 | EX-LE 11 | 在足十趾尖端,距趾甲游离缘0.1寸,左右共10个穴位 | 足趾麻木,足背红肿疼痛,卒中 |

　　针灸是一种有效的治疗技术,但在各种不同的技能训练中要掌握这种技术是有难度的。目前广州中医药大学临床技能实验教学中心为了可以在一个标准化的、患者安全的模拟环境中让医学生练习腧穴定位,我们收集了很多针灸技能模拟训练数据,并希望经络腧穴针灸解剖平台能在今后的发展中用于腧穴定位训练以达到熟练程度。

　　在研究过程中,我们利用"中医经络腧穴解剖教学平台"进行穴位定位测试,并使用Messick的方法收集相关证据。我们发现该腧穴模拟平台对学生腧穴定位的评估可以作为一种辅助手段,决定受训者是否达到既定的腧穴定位能力,与传统的操作者在正常人体点穴测试、教师现场评估的模式相比,模拟器可以减少教师的工作量,该平台可参见图2-21~图2-27。

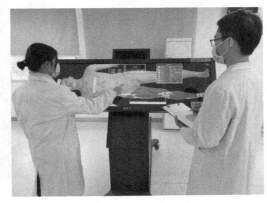

图 2-21 腧穴定位测试

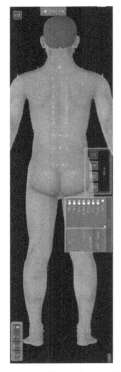

图 2-22　人体经络腧穴分布
（背侧视图）

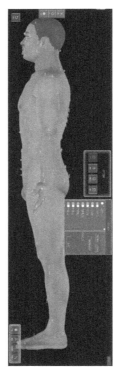

图 2-23　人体经络腧穴分布
（左侧视图）

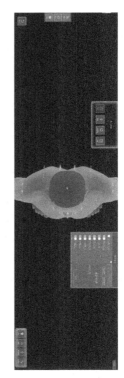

图 2-24　人体经络腧穴分布
（垂直视图）

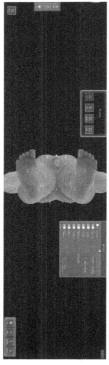

图 2-25　人体经络腧穴分布
（底部视图）

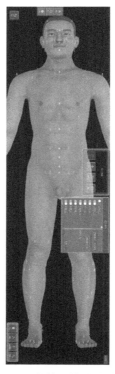

图 2-26　人体经络腧穴分布
（正面视图）

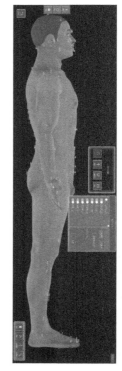

图 2-27　人体经络腧穴分布
（右侧视图）

# 第三章　针灸操作技术

## 第一节　毫针刺法

### 一、针前准备

#### （一）器材准备

**1. 选择适当针具并严格检查**

毫针的检查：每次用针前后，都要严格检查针具，不合要求的针具应立即丢弃，有的针具可以通过修整后再使用。

（1）检查针尖

查针尖有无钩毛弯曲现象，有三种方法：捏握体会法、棉团提捻法、肉眼观察法。

（2）检查针身

检查针身有无弯曲、锈蚀、折痕等，有以下四种方法：肉眼观察法、放大镜检查法、桌面滚动法、针身拉擦法。

（3）检查针根

针根出现折痕、锈蚀，容易断针。可用手扳，或肉眼观察，或放大镜检查。

（4）检查针柄

检查针柄有无松动。可一手持针柄，另一手捏住针身，双手用力拉开或合拢，或反方向捻转。

**2. 针具质量的控制**

针具质量的控制，主要根据针具本身质量与形状进行，要选优质的针具。

针具形状的要求如表 3-1 所示。

表 3-1　针具形状要求表

| 针部位 | 形状要求 | 针部位 | 形状要求 |
| --- | --- | --- | --- |
| 针尖 | 尖中带圆，圆而不钝，锐利适度 | 针根 | 铆接牢固，无剥蚀，无伤痕 |
| 针身 | 光滑挺直，圆正匀称，坚韧有弹性 | 针柄 | 缠绕均匀，牢固，长短粗细适中 |

**3. 针具规格的选择**

临床上一般根据患者的年龄、体质体形、病情、腧穴部位选用不同规格的毫针。年轻、体壮、肥胖、实证、皮厚肉多的穴位选粗针、长针。老幼、体弱、瘦小、虚证、皮薄肉少的穴位选细针、短针，如表 3-2、表 3-3 所示。

表 3-2　毫针针具粗细规格表

| 号数 | 26 | 27 | 28 | 29 | 30 | 31 | 32 | 33 | 34 | 35 | 36 |
|---|---|---|---|---|---|---|---|---|---|---|---|
| 直径（mm） | 0.45 | 0.42 | 0.38 | 0.34 | 0.32 | 0.30 | 0.28 | 0.26 | 0.24 | 0.22 | 0.20 |

表 3-3　毫针的长短规格表

| 规格（寸） | 0.5 | 1.0 | 1.5 | 2.0 | 3.0 | 3.5 | 4.0 | 5.0 | 6.0 |
|---|---|---|---|---|---|---|---|---|---|
| 长度（mm） | 13 | 25 | 40 | 50 | 75 | 90 | 100 | 125 | 150 |

## （二）揣穴、定位、消毒等

治疗前，医生首先应以手指"定穴"、"揣穴"。"定穴"，即确定腧穴的定位。"揣穴"，即在定准要针刺的穴位后，在该穴所处范围内揣、摸、按、循，找出指感强烈的部位。临床上定穴与揣穴相辅相成，不可分割。通过定穴与揣穴，将腧穴位置定准，是针灸获得疗效的前提条件。

毫针要刺入体内，如果未经消毒，容易造成交叉感染，引起局部红肿、化脓，甚至出现全身症状，严重者可导致如病毒性乙型肝炎等传染病的感染。因此，消毒工作非常重要。

# 二、针刺体位的选择

## （一）选择合适体位的原则

### 1. 选择体位的重要性

选择正确的体位，对于准确取穴、方便操作、持久留针和防止针刺意外，都有着重要的意义。对部分重症和体质虚弱，或精神紧张、畏惧针刺的患者，其体位选择尤为重要。若体位选择不当，则易导致取穴不准、操作不方便、不能持久留针，甚至容易出现晕针、弯针、断针等异常情况。

### 2. 选择体位的原则

选择体位的原则是便于医生取穴、操作；便于患者舒适、持久地维持该体位。

### 3. 选择体位的注意点

1）消除初诊患者的紧张情绪，帮助其树立治病信心。
2）尽量暴露所取穴位。
3）尽量让患者舒适或身体有所依靠支撑。

## （二）选择合适体位

### 1. 卧位

1）仰卧位：适用于前身部的腧穴。仰卧位舒适自然，全身放松，不易疲劳，便于患者保

持，为临床最佳体位，对初次针刺、精神紧
张、体虚病重者尤为适宜，见图3-1。

　　2）侧卧位：适用于侧身部的腧穴，见图3-2。

　　3）俯卧位：适用于背部的腧穴，见图3-3。

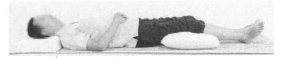

图3-1　仰卧位

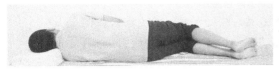

图3-2　侧卧位

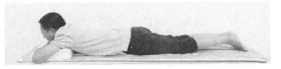

图3-3　俯卧位

## 2. 坐位

　　1）仰靠坐位：适用于前头、颜面、颈前、上胸部以及肩部与上肢、下肢前面、侧面的腧穴，见图3-4。

　　2）俯伏坐位：适用于头顶、后头、项背、肩部的腧穴，见图3-5。

　　3）侧伏坐位：适用于侧头、面颊、颈侧、耳部的腧穴，见图3-6。

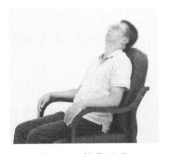

图3-4　仰靠坐位

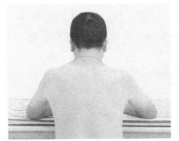

图3-5　俯伏坐位

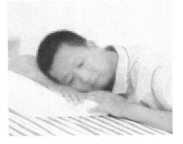

图3-6　侧伏坐位

# 三、消毒法

## （一）针具器械消毒

### 1. 高压蒸汽灭菌法

（1）具体操作

　　高压蒸汽灭菌法可杀灭包括芽胞在内的所有微生物，是灭菌效果最好、应用最广的灭菌方法。方法是将需灭菌的物品放在高压灭菌锅内，加热时蒸汽不外溢，高压锅内温度随着蒸汽压的增加而升高。在 103.4kPa（1.05kg/cm²）蒸汽压下，温度达到 121.3℃，维持 15～20分钟。适用于普通培养基、生理盐水、手术器械、玻璃容器及注射器、敷料等物品的灭菌。

（2）技术要领

　　1）灭菌包不宜过大过紧（体积不应大于 30cm×30cm×30cm），灭菌器内物品的放置总量不应超过灭菌器柜室容积的 85%。各包之间留有空隙，以便于蒸汽流通、渗入包裹中央，排气时蒸汽迅速排出，保持物品干燥。

2）盛装物品的容器应有孔，若无孔，应将容器盖打开。

3）布类物品放在金属、搪瓷类物品之上。

4）被灭菌物品应待干燥后才能取出备用。

5）灭菌锅密闭前，应将冷空气充分排空。

6）随时观察灭菌锅压力及温度情况。

7）注意安全操作，每次灭菌前，应检查灭菌器是否处于良好的工作状态。

8）灭菌完毕后减压不要过猛，压力表回归"0"位后才可打开盖或门。

### 2. 药液浸泡消毒法

（1）常用的化学消毒剂

不适于热力灭菌的器械，可用化学药液浸泡消毒。常用的化学消毒剂有下列几种。

1）1∶1000 新洁尔灭溶液，浸泡时间为 30 分钟，常用于刀片、剪刀、缝针的消毒。1000ml 新洁尔灭溶液中加医用亚硝酸钠 5g，配成"防锈新洁尔灭溶液"，有防止金属器械生锈的作用。药液宜每周更换 1 次。

2）70%乙醇溶液，浸泡时间为 30 分钟，用途与新洁尔灭溶液相同。乙醇溶液应每周过滤，并核对浓度 1 次。

3）10%甲醛溶液，浸泡时间为 30 分钟，适用于塑料类、有机玻璃的消毒。

4）2%戊二醛水溶液，浸泡时间为 10～30 分钟，用途与新洁尔灭溶液相同，但灭菌效果更好。

5）1∶1000 洗必泰溶液，抗菌作用较新洁尔灭强，浸泡时间为 30 分钟。

（2）技术要领

1）浸泡前，要擦净器械上的油脂。

2）要消毒的物品必须全部浸入溶液中。

3）有轴节的器械（如剪刀、止血钳），轴节应张开；管瓶类物品的内外均应浸泡在消毒液中。

4）使用前，需用灭菌盐水将药液冲洗干净，以免组织受到药液的损害。

### 3. 煮沸消毒法

（1）具体操作

1）消毒前，应将物品洗净。易损坏的物品用纱布包好再放入水中，以免沸腾时互相碰撞。不透水物品，应垂直放置，以利水的对流。水面应高于物品。消毒器应加盖。

2）消毒时，应自水沸腾后开始计算时间，一般需 15～20 分钟，对肝炎患者污染的器械与物品，应煮沸 30 分钟。对注射器或手术器械灭菌时，应煮沸 30～40 分钟。加入 2%碳酸钠，可防锈，并可提高沸点（水中加入 1%碳酸钠，沸点可达 105℃），加速微生物死亡。

3）对棉织品煮沸消毒时，一次放置的物品不宜过多。煮沸时应略加搅拌，以助水的对流。物品加入较多时，煮沸时间应延长到 30 分钟以上。

4）消毒时，物品间勿贮留气泡；勿放入能增加黏稠度的物质。消毒过程中，水应保持连续煮沸，中途不得加入新的污染物品，否则消毒时间应从水再次沸腾后重新计算。

5）消毒时，物品因无外包装，事后取出和放置时慎防再污染。对已灭菌的无包装医疗器材，取用和保存时应严格按无菌操作要求进行。

（2）技术要领

1）物品要浸没在水中，消毒时间从水沸腾时开始计时，整个过程保持连续煮沸，勿再加入新的物品。

2）要消毒的物品事先清洗干净，每次消毒的物品不超过容器的2/3。

3）煮沸消毒时消毒器应盖严，以保持消毒所需的温度。

4）为保证消毒的效果，高原地区海拔高度每增加300米应延长煮沸时间2分钟，或用压力锅煮沸消毒10分钟。

5）已明确污染某种致病菌的物品，必须单独进行消毒。

（二）医者双手消毒

**1. 具体操作**

在临针刺前，医者应先用肥皂水将手洗刷干净，待干再用75%乙醇棉球擦拭后，方可持针操作。持针施术时，医者应尽量避免手指直接接触针身，如某些刺法需要触及针身时，必须用消毒干棉球作间隔物，以确保针身无菌。

**2. 技术要领**

避免手指直接接触针身，确保针身无菌。

（三）针刺部位消毒

**1. 具体操作**

（1）一般针刺

在患者需要针刺的部位，用75%乙醇棉球擦拭消毒皮肤。或先用2%碘酊涂擦，稍干后再用75%乙醇棉球擦拭脱碘。擦拭时应从针刺部位的中心点向外绕圈消毒，等自然干燥后再行施针。当皮肤消毒后，切忌接触污染物，保持洁净，防止重新污染。

（2）特殊刺法

某些特殊刺法需要接触针身时，在一般针刺消毒的基础上，需对有可能接触针身的部位进行一般刺法的消毒，防止感染。

**2. 技术要领**

擦拭时应从腧穴部位的中心点向外绕圈消毒，消毒后切忌接触污染物。

（四）治疗室内的消毒

1）治疗室物品消毒：治疗室应行湿式清扫；治疗室每日清扫、消毒二次；所有器械用物，每周更换，大消毒二次，并注明消毒日期。打开的无菌液及无菌物品需继续使用时，应无菌保持24小时方才有效。

2）治疗室内空气消毒：每日通风，用紫外线照射30分钟。

消毒操作流程图如图3-7所示。

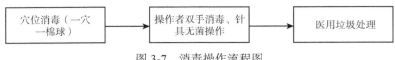

图 3-7　消毒操作流程图

## 四、进针法

进针法是将毫针刺入局部或腧穴皮下的方法。进针是毫针刺法的重要环节，进针顺利、不痛，可减少患者的畏针情绪，增强患者对针刺治疗的信心。

要掌握进针法的基本知识：包括定义、分类、注意事项等。

毫针刺法，要有良好的指力和熟练的手法才能操作施术。良好的指力是进针的基础，是掌握针刺手法的前提，熟练的手法是运用针刺治病的条件，所以要先练好指力，手法的灵活性与协调性。

在进针操作中，一般用右手的拇、食、中指夹持针柄，状如持笔。因此进针的手称为"刺手"，用以掌握针具，施行手法操作。而辅助的手常指切按压需刺部位或辅助针身。因此辅助手称为"押手"，用以固定位置，或夹持针身，以助刺手进针，使针身依附，保持垂直，以利进针时减少疼痛，协助调节，并控制针感。

进针的方法很多，有单手进针法和双手进针法。其中单手进针法包括夹持针柄进针法和夹持针身进针法。而双手进针法包括指切进针法、夹持进针法、舒张进针法及提捏进针法。此外，还有借助针管进针的针管进针法。每一种进针方法，都有其相应的适用范围。无论哪一种方法，都要求根据腧穴的局部解剖特点，刺手与押手动作配合，指力与腕臂力协调一致，并注意"治神"，做到无痛或微痛进针。此外，器械准备包括各种规格的毫针、75%乙醇溶液、消毒干棉球、消毒棉签、长短不等的针管、棉球缸、针盘、镊子或止血钳等。

### （一）单手进针法

#### 1. 夹持针柄进针法

（1）基本概述

夹持针柄进针法即用刺手的拇、食指持针，中指指端紧靠穴位，中指指腹抵住针身下段。当拇、食指向下用力按压时，中指随势屈曲将针刺入，直刺至所要求的深度。此法用于短毫针进针。

（2）常用方法

夹持针柄进持针，见图 3-8，图 3-9。

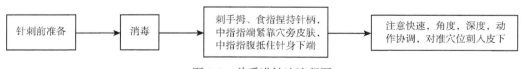

图 3-8　单手进针法流程图

（3）具体操作

1）针前准备：针具、体位选择、穴位定位。

2）取穴后，局部皮肤常规消毒（一穴一棉球），术者右手中指消毒，消毒后棉球作为医疗垃圾处理。

3）右手拇、食指持针柄，中指指端紧靠穴位，中指指腹抵住针身下段，当拇、食指向下用力按压时，中指随势屈曲将针刺入腧穴皮下。

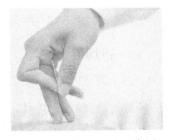

图3-9 单手进针法示意图

（4）技术要领

1）右手拇、食指持针柄，中指指端紧靠穴位，中指指腹抵住针身下段，当拇、食指向下用力按压时，中指随势屈曲将针刺入腧穴皮下。

2）针刺速度（快速），选择角度，深度（1.5寸以下，约1寸）。

3）动作协调。

（5）注意事项

此进针法多适用于短针进针（1.5寸以下）。初学者可先用较粗的短针进针，待指力达到一定程度后，再用较细的短针进针。操作时接触针身的手指一定要消毒。

## 2. 夹持针身进针法

（1）具体操作

1）针前准备：针具、体位选择、穴位定位。

2）取穴后，局部皮肤常规消毒（一穴一棉球），术者右手拇、食指指腹消毒，消毒后棉球作为医疗垃圾处理。

3）术者右手拇、食指捏持针身，使针尖露出约0.2cm，对准穴位快速刺入腧穴皮下，见图3-10，图3-11。

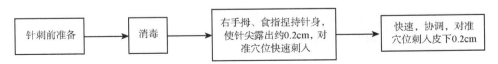

图3-10 夹持针身进针法操作流程图

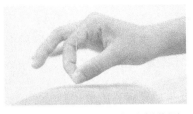

图3-11 夹持针身进针法操作图

（2）技术要领

1）术者右手拇、食指捏持针身，使针尖露出约0.2cm，对准穴位快速刺入腧穴皮下。

2）针刺速度（快速），角度（直刺），深度（入针约0.2cm后，1.5寸以下针，约入针至1寸）。

3）动作协调。

（3）注意事项

1）右手拇、食指捏持针身，使针尖露出约0.2cm。

2）操作时接触针身的拇、食指指腹一定要消毒。

（二）双手进针法

### 1. 指切进针法

（1）具体操作

1）针前准备：针具、体位选择、穴位定位。

2）取穴后，局部皮肤常规消毒（一穴一棉球），术者双手消毒，消毒后棉球作为医疗垃圾处理。

3）术者左手拇指或食指指端切掐固定腧穴位置上。

4）右手拇、食指末节指腹夹持针柄，将针紧靠左手指甲面，并刺入腧穴皮下，见图 3-12，图 3-13。

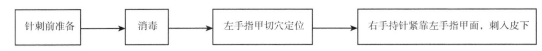

图 3-12　指切进针法操作流程图

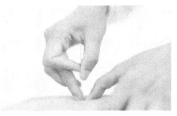

图 3-13　指切进针法操作图

（2）技术要领

1）左手指甲掐切固定针穴外皮肤，右手持针沿左手指甲面施力压入皮下。

2）针刺速度（快速），角度（直刺），深度（1.5 寸以下，约 1 寸）。

3）动作协调。

（3）注意事项

1）指切进针适用于短针进针（1.5 寸以下）。

2）训练时可先用较粗的短针进针，待指力达到一定程度后，再用较细的短针进针。

### 2. 夹持进针法

（1）具体操作

1）针前准备：针具、体位选择、穴位定位。

2）取穴后，局部皮肤常规消毒（一穴一棉球），术者左手拇、食指指腹消毒，消毒后棉球作为医疗垃圾处理。

3）左手拇、食指捏持针体下段。

4）右手拇、食指持针柄，将针尖对准穴位，双手配合，迅速将针刺入皮下，直至所要求的深度，见图 3-14，图 3-15。

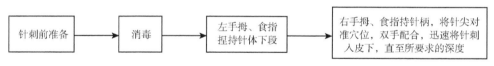

图 3-14　夹持进针法操作流程图

（2）技术要领

1）左手拇、食指捏持针体下段，右手拇、食指持针柄，将针尖对准穴位，双手配合，迅速将针刺入皮下。

2）速度（快速），角度（直刺），深度（2寸透刺）。

3）动作协调。

图 3-15　夹持进针法操作图

（3）注意事项

本法多用于3寸以上长针。

### 3. 舒张进针法

（1）具体操作

1）针前准备：针具、体位选择、穴位定位。

2）取穴后，局部皮肤常规消毒（一穴一棉球），术者右手如需接触针身也要消毒，消毒后棉球作为医疗垃圾处理。

3）左手五指平伸，食、中指分张置于穴位两旁以固定皮肤。

4）右手持针从左手食、中指之间刺入穴位，见图3-16，图3-17。

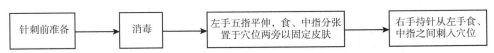

图 3-16　舒张进针法操作流程图

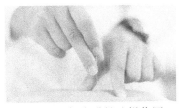

图 3-17　舒张进针法操作图

（2）技术要领

1）左手五指平伸，食、中指分张置于穴位两旁以固定皮肤，右手持针从左手食、中指之间刺入穴位。

2）速度（快速），角度（直刺），深度（1寸）。

3）动作协调。

（3）注意事项

此法适用于长针深刺。

### 4. 提捏进针法

（1）具体操作

1）针前准备：针具、体位选择、穴位定位。

2）取穴后，局部皮肤常规消毒（一穴一棉球），术者右手如需接触针身也要消毒，消毒后棉球作为医疗垃圾处理。

3）左手拇、食指按着针穴两旁皮肤，将皮肤轻轻提捏起。

4）右手持针从提捏起部的上端刺入，见图3-18，图3-19。

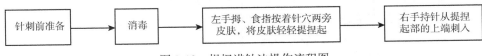

图 3-18　提捏进针法操作流程图

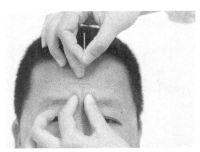

图 3-19　提捏进针法操作图

（三）针管进针法

**1. 具体操作**

1）针前准备：针具、体位选择、穴位定位。

2）取穴后，局部皮肤常规消毒（一穴一棉球），消毒后棉球作为医疗垃圾处理。

3）将针先插入比针短三分左右的小管针内，放在穴位皮肤上。

4）左手压紧管针，右手食指对准针柄一击，使针尖迅速刺入皮肤；然后将针管去掉，再将针刺入穴内，见图 3-20，图 3-21。

（2）技术要领

1）左手拇、食指按着针穴两旁皮肤，将皮肤轻轻提捏起，右手持针从提捏起部的上端刺入。

2）速度（快速），角度（向下斜刺），深度（0.5 寸）。

3）动作协调。

（3）注意事项

此法多用于皮肉浅薄处进针。

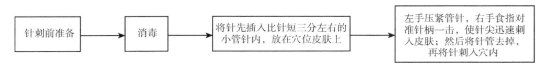

图 3-20　针管进针法操作流程图

**2. 技术要领**

1）将针先插入比针短三分左右的小管针内，放在穴位皮肤上。

2）左手压紧管针，右手食指对准针柄一击，使针尖迅速刺入皮肤；然后将针管去掉，再将针刺入穴内。

3）动作协调。

**3. 注意事项**

此法进针不痛，多用于儿童和惧针者。

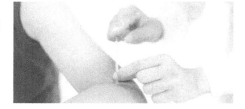

图 3-21　针管进针法操作图

# 五、针刺的角度与深度

针刺的角度、方向和深度，是指毫针刺入皮下后的具体操作要求。在针刺操作过程中，掌握正确的针刺角度、方向和深度，是获得针感、施行补泻、发挥针刺效应、提高针治疗效、防止针刺意外发生的重要环节。取穴的正确性，不仅指其在皮肤表面的位置，还必须与正确的针刺角度、方向和深度结合起来，才能发挥腧穴的治疗作用。因此，不能简单地将腧穴看作是一个小点，而应有一个立体的腧穴概念。临床上针刺同一个腧穴，如果角度、方向和深度不同，那么刺达的组织结构、产生的针刺感应和治疗的效果，都会有一定的差异。对于临床医生来说，针刺操作的熟练程度，是与其能否恰当地掌握好针刺的角度、方向和深度密切相关的。临证时所取的针刺角度、方向和深度，主要根据施术部位、治疗需要、患者体质体形等具体情况，灵活掌握。

（一）角度

针刺的角度，指进针时针身与皮肤表面形成的夹角。

### 1. 直刺

1）具体操作：针身与皮肤表面呈 90°角，垂直刺入腧穴。

2）适用范围：适用于针刺大部分腧穴，尤其是肌肉丰厚部的腧穴。

### 2. 斜刺

1）具体操作：针身与皮肤表面呈 45°角左右，倾斜刺入腧穴。在施某种行气、调气手法时，亦常用斜刺法，见图 3-22。

2）适用范围：适用于针刺皮肉较为浅薄处，或内有重要脏器的部位，又或不宜直刺、深刺的腧穴，以及在关节部位的腧穴。

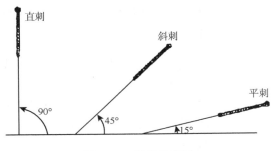

图 3-22　斜刺角度图

### 3. 平刺

1）具体操作：又称横刺、沿皮刺，即针身与皮肤表面呈 15°角左右，横向刺入腧穴。

2）适用范围：适用于皮薄肉少处的腧穴，如头皮部、颜面部、胸骨部腧穴。透穴刺法中的横透刺法和头皮针法、腕踝针法，都用平刺法。

（二）深度

针刺深度，是指针身刺入腧穴皮肉的深浅。掌握针刺的深度，应以既要有针下气至的感觉，又不伤及组织器官为原则。每个腧穴的针刺深度，在临床实际操作时，还必须结合患者的年龄、体质、病情、腧穴部位、经脉循行深浅、季节时令、医者针法经验和得气的需要等诸多因素，综合考虑，灵活掌握。正如《素问·刺要论》指出："刺有浅深，各至其理，……深浅不得，反为大贼。"强调针刺的深度必须适当。

### 1. 年龄

"婴儿、瘦人，浅而疾之；壮士、肥人，深而留之。"老年体弱，气血衰退；小儿娇嫩，稚阴稚阳，均不宜深刺。青壮之龄，血气方刚，可适当深之。

### 2. 体质

患者的体质、体形，有肥瘦、强弱之分。《素问·三部九候论》云："必先度其形之肥瘦，以调其气之虚实。"张志聪亦说："知形之肥瘦，则知用针之深浅。"可见，对形瘦体弱者，宜相应浅刺；形盛体强者，可适当深刺。

### 3. 病情

《灵枢·卫气失常》指出："夫病变化，浮沉深浅，不可胜穷，各在其处。病间者浅之，甚者深之，间者小之，甚者众之，随变而调气。"《灵枢·终始》亦指出："脉实者，深刺之，以泄其气；脉虚者，浅刺之，使精气无泻出，以养其脉，独出其邪气。"说明针刺深浅必须根据病性、病机辨证而施。

### 4. 部位

凡头面和胸背部腧穴针刺宜浅，四肢和臀腹部腧穴可适当深刺。

### 5. 经络

经络在人体的分布有深有浅，属阴属阳亦有不同。古代文献认为经脉较深，刺经可深，络脉较浅，刺络宜浅；阳经属表宜浅刺，阴经属里宜深刺。如《灵枢·阴阳清浊》所云："刺阴者，深而留之；刺阳者，浅而疾之。"大凡循行于肘臂、腿膝部位的经脉较深，故刺之宜深；循行于腕踝、指趾部位的经脉较浅，故刺之应浅。

### 6. 手法

《医学入门》云："补则从卫取气，宜轻浅而针，从其卫气随之于后而济其虚也；泻则从荣弃置其气，宜重深而刺，取其荣气迎之于前而泻夺其实也。"《难经》指出："刺营无伤卫，刺卫无伤营。"均说明针刺手法中的深浅要心中有数，有的放矢。如当深反浅，则未及于营而反伤于卫；当浅反深，则诛伐太过而损及于荣。

### 7. 时令

人体与时令息息相关，针刺必须因时而异。《素问·诊要经终论》说："春夏秋冬，各有所刺。"意思是在针刺深度上既要根据病情，又要结合时令。《灵枢·本输》说："春取络脉诸荥大经分肉之间，甚者深取之，间者浅取之；夏取诸输孙络肌肉皮肤之上；秋取诸合，余如春法；冬取诸井诸输之分，欲深而留之。"一般认为春夏宜浅刺，秋冬宜深刺，这个规律是根据《难经》所说的："春夏者，阳气在上，人气亦在上，故当浅取之；秋冬者，阳气在下，人气亦在下，故当深取之。"如果不按时令规律，则如《素问·四时刺逆从论》所指出的："凡此四时刺者，大逆之病，不可不从也。反之，则生乱气相淫病焉。"

### 8. 针感

施针时针下酸麻胀痛感应剧烈、出现迅速的患者，以及精神紧张、惧怕针刺的患者，针刺应当浅些。感应迟钝或感应小的患者，针刺应当深些。正如《针灸大成》所说："凡刺浅深，惊针则止。"意思是针刺深浅从针感来讲，以得气为度。

针刺的角度、方向和深度，这三者之间有着不可分割的关系。一般而言，深刺多用直刺，浅刺多用斜刺或平刺。对延髓部、眼区、胸腹、背腰部的腧穴，由于穴位所在处有重要脏腑、器官，施针者更要掌握好针刺的角度、方向和深度，以防针刺意外的发生。

## 六、得气与行针手法

得气是取得针刺疗效的关键因素之一，也是行针手法操作的前提，辅助手法的目标。行针辅助手法有循法、弹法、刮法、摇法、飞法及震颤法。行针手法的基本操作技术有：提插法、捻转法等各种单式补泻手法，以及由单式补泻手法组成的复式补泻手法，如烧山火手法与透天凉手法等。

## （一）得气

得气又可称为针感、气至或针刺感应。所谓得气，就是毫针进针后施以一定的行针手法，使针刺腧穴部位产生针刺的感应，这种针刺的感应就是得气，主要是因针刺过程中毫针与经脉之气感应相得。

针刺得气是施行补泻手法的基础和前提。临床上施针要求得气，主要是通过针刺腧穴，激发经气，调整阴阳，补虚泻实，从而提高疗效，达到治病的目的。《灵枢·九针十二原》说："刺之要气至而有效。"《标幽赋》说："气速至而速效，气迟至而不治。"针刺气至，使经气通畅，气血调和，脏腑器官、四肢百骸功能就能达到平衡协调，神气游行出入自如，针刺治疗的效果良好。

得气的指征，一是患者对针刺的感觉和反应，另一是医者刺手指下的感觉。《素问·离合真邪论》曰："吸则内针，无令气忤，静以久留，无令邪布，吸则转针，以得气为故。"《标幽赋》曰："气之至也，如鱼吞钩饵之沉浮；气未至也，如闲处幽堂之深邃。"

### 1. 被针者自觉反应

被针者自觉反应指接受针刺者的主观感觉和反应。主要有酸、麻、重、胀、热、凉、触电感、蚁走感、气流感、跳跃感、水波感和不自主的肢体活动，以及某些疼痛感等。感觉的性质与机体反应性、疾病的性质和针刺部位密切有关。可以因人、因部位、因时、因病而有不同反应。得气后患者常会感到舒适，由蹙眉、咧嘴、呼喊等痛苦表情转为平静，有的人所针局部或经脉循行部位还会出现出汗、红晕、汗毛竖立、起鸡皮疙瘩等现象。

### 2. 施针者感应

施针者感应指施针者的手下感觉和观察到的现象。针刺得气后，针下可由原来的轻松虚滑，慢慢地变为沉紧，出现如鱼吞钩饵等手感；触摸腧穴周围，可感到肌肉由原来的松弛变为紧张，有的还会感到肌肉跳跃或蠕动，某些原来因病而痉挛的肌肉可由紧张变为松弛等。

## （二）行针手法

毫针进针后，为了使患者产生针刺感应，或进一步调整针感的强弱，以及使针感向某一方向扩散、传导而采取的操作方法，称为"行针"，亦称"运针"。行针手法包括基本手法和辅助手法两类。毫针行针手法以提插、捻转为基本操作方法，并根据临证情况，选用相应的辅助手法。如刮法、弹法，可应用于一些不宜施行大角度捻转的腧穴；飞法，可应用于某些肌肉丰厚部位的腧穴；摇法、震颤法，可用于较为浅表部位的腧穴。通过行针基本手法和辅助手法的施用，主要促使针后气至或加强针刺感应，以疏通经络、调和气血，达到防治疾病的目的。

### 1. 基本针刺手法

#### 提插法

（1）具体操作

1）将针刺入腧穴一定深度后，刺手拇指、食指捏持针柄，中指或无名指抵住针穴旁皮肤，

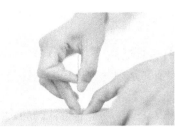

图 3-23　提插法操作流程图

施以上提下插动作的操作手法。

2）这种使针由浅层向下刺入深层的操作谓之插，从深层向上引退至浅层的操作谓之提，如此反复地上下呈纵向运动的行针手法，即为提插法，见图 3-23。

（2）技术要领

1）刺手拇指、食指捏持针柄，中指或无名指抵住针穴旁皮肤。

2）使用提插法时的指力要均匀一致，频率幅度不宜过大（60～90 次/分），一般以 3～5 分为宜。

（3）注意事项

1）对于提插幅度的大小、层次的变化、频率的快慢和操作时间的长短，应根据患者的体质、病情、腧穴部位和针刺目的等而灵活掌握。

2）使用提插法时的指力要均匀一致，幅度不宜过大，保持针身垂直，不改变针刺角度、方向和深度。

### 捻转法

（1）具体操作

1）针刺入腧穴一定深度后，刺手拇指、食指捏持针柄，施以向前向后捻转动作的操作手法。

2）这种使针在腧穴内反复前后来回旋转的行针手法，即为捻转法，见图 3-24。

3）使用捻转法时，指力要均匀，角度要适当，频率为 120～160 次/分，幅度为 180°～360°。

（2）注意事项

1）使用捻转法时的指力要均匀一致，幅度不宜过大，幅度一般应掌握在 180°～360°，不能单向捻针，否则针身易被肌纤维等缠绕，引起局部疼痛和导致滞针而出针困难，不改变针刺角度、方向和深度。

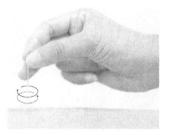

图 3-24　捻转法操作图

2）对于捻转幅度的大小、频率的快慢和操作时间的长短，应根据患者的体质、病情、腧穴部位和针刺目的等而灵活掌握。

## 2. 辅助手法

### 循法

（1）具体操作

医者用指顺着经脉的循行径路，在腧穴的上下部轻柔地循按，见图 3-25。

（2）注意事项

注意力度适中，柔和。

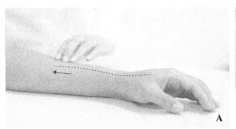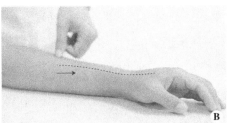

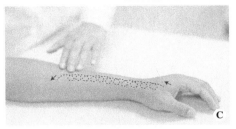

图 3-25　循法操作图

### 弹法

（1）具体操作

针刺后在留针过程中，以手指轻弹针尾或针柄，使针体微微振动，以加强针感，助气运行，见图 3-26。

（2）注意事项

注意力度以达到微微振动针体为度。

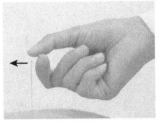

图 3-26　弹法操作流程图

### 刮法

（1）具体操作

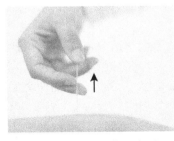

图 3-27　刮法操作流程图

毫针刺入一定深度后，经气未至，以拇指或食指的指腹，抵住针尾，用拇指、食指或中指指甲，由下而上频频刮动针柄，促使得气，见图 3-27。

（2）注意事项

注意保持针的角度和深度不变。

### 摇法

（1）具体操作

针刺入一定深度后，手持针柄，将针轻轻摇动，以行经气，图 3-28。

（2）注意事项

注意摇动幅度不宜太大。

### 飞法

（1）具体操作

1）用右手拇、食两指执持针柄，细细捻搓数次。

2）然后张开两指，一搓一放，反复数次，状如飞鸟展翅，图3-29。

（2）注意事项

注意手法柔和，两指配合协调。

### 震颤法

（1）具体操作

针刺入一定深度后，右手持针柄，用小幅度、快频率的提插、捻转手法，使针身轻微震颤，见图3-30。

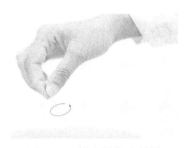 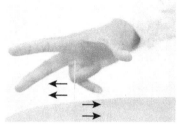 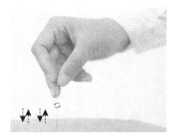

图3-28　摇法操作流程图　　　图3-29　飞法操作流程图　　　图3-30　震颤法操作流程图

（2）注意事项

手法宜幅度较小，轻柔。

## 七、针刺补泻手法

针刺补泻手法指针刺临床为适应虚实两类不同病证而采用的不同方法。虚证宜用补法，实证宜用泻法。单式补泻手法的基本操作包括：提插补泻法、捻转补泻法、徐疾补泻法、迎随补泻法、呼吸补泻法、开阖补泻法、平补平泻法。

自《黄帝内经》以来，关于针刺补泻法有多种论述。《黄帝内经》分"微旋"、"出针按之"为补，"切而转之……摇大其穴"为泻。《黄帝内经》又以"呼气进针、吸气出针"为补，"吸气进针、呼气出针"为泻。《难经》以"得气，推而内之"为补，"动而伸之"为泻。《金针赋》提出"慢提紧按"为补，"紧提慢按"为泻；"左转"为补，"右转"为泻等。归纳其方法有针体提插运针过程的徐疾补泻，运针的捻转补泻和提插补泻，以及出针后的开阖补泻，配合呼吸气运动的呼吸补泻等。

### （一）单式补泻手法

### 1. 基本补泻

### 捻转补泻

（1）具体操作

首先，右手拇指、食指捏持针柄，中指或无名指抵住针穴旁皮肤。

1）针下得气后，捻转角度小，用力轻，频率慢，操作时间短，结合拇指向前、食指向后者为补法。

2）捻转角度大，用力重，频率快，操作时间长，结合拇指向后、食指向前者为泻法。

（2）注意事项

角度（90°～360°），防止向一个方向捻转引起滞针。

### 提插补泻

（1）具体操作

1）提插补法：针下得气后，右手拇指、食指捏持针柄，中指或无名指抵住针穴旁皮肤，先浅后深，重插轻提，提插幅度小，频率慢，操作时间短，以下插用力为主者为补法。

2）提插泻法：针下得气后，右手拇指、食指捏持针柄，中指或无名指抵住针穴旁皮肤，先深后浅，轻插重提，提插幅度大，频率快，操作时间长，以上提用力为主者为泻法，见图3-31。

（2）注意事项

幅度（3～5分），防止深度过深。

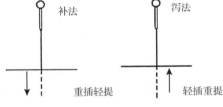

图3-31 提插补泻法操作图

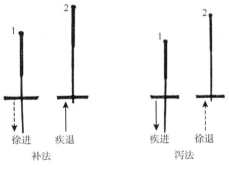

图3-32 徐疾补泻法操作图

## 2. 其他补泻

### 徐疾补泻

（1）具体操作

徐疾补泻又称疾徐补泻。进针时徐徐刺入，少捻转，疾速出针者为补法；进针时疾速刺入，多捻转，徐徐出针者为泻法，见图3-32。

（2）注意事项

注意体现徐疾速度及捻转频率。

### 迎随补泻

（1）具体操作

1）迎随补法：进针时针尖随着经脉循行去的方向刺入。

2）迎随泻法：进针时针尖迎着经脉循行来的方向刺入（图3-33）。

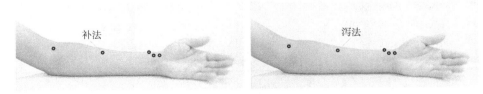

图3-33 迎随补泻法操作图

（2）注意事项

注意经络走行，防止迎随反向。

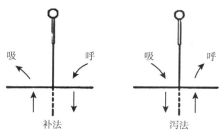

图 3-34　呼吸补泻法操作图

### 呼吸补泻

（1）具体操作

1）患者呼气时进针，吸气时出针为补法。

2）吸气时进针，呼气时出针为泻法（图 3-34）。

（2）注意事项

留意患者呼吸，配合进针与出针。

### 开阖补泻

（1）具体操作

1）出针后迅速揉按针孔为补法。

2）出针时摇大针孔而不按为泻法（图 3-35）。

（2）注意事项

补法时要迅速揉按针孔；泻法时要摇大针孔而不按。

### 平补平泻

（1）具体操作

进针得气后均匀地提插、捻转，得气后即可出针。

（2）注意事项

动作均匀协调。

主要单式补泻手法见表 3-4。

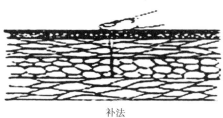

补法
疾闭针孔

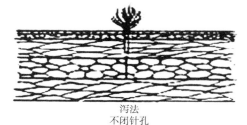

泻法
不闭针孔

图 3-35　开阖补泻法操作图

表 3-4　主要单式补泻手法

| | 补法 | 泻法 |
| --- | --- | --- |
| 捻转补泻 | 捻转角度小，频率慢，用力较轻，操作时间短。拇指向前捻针为主 | 捻转角度大，频率快，用力较重，操作时间长。食指向前捻针为主 |
| 提插补泻 | 先浅后深，重插轻提，提插幅度小，频率慢，操作时间短 | 先深后浅，轻插重提，提插幅度大，频率快，操作时间长者 |
| 疾徐补泻 | 进针时徐徐刺入，疾速出针者 | 进针时疾速刺入，徐徐出针者 |
| 迎随补泻 | 针尖顺着经脉循行去方向，顺经而刺 | 针尖迎着经脉循行来方向，逆经而刺 |
| 呼吸补泻 | 呼气时进针，吸气时出针 | 吸气时进针，呼气时出针 |
| 开阖补泻 | 出针后急按针孔 | 出针时摇大针孔而不按揉 |
| 平补平泻 | 进针后均匀地提插、捻转，得气后出针 | |

### （二）复式补泻手法

复式补泻手法是指多种单式补泻手法组合而成的各种针刺补泻手法，常用的有烧山火、透天凉手法。古代的复式补泻手法还有阴中隐阳、阳中隐阴，龙虎交战，以及飞经走气四法的青龙摆尾、白虎摇头、苍龟探穴、赤凤迎源等。

### 1. 烧山火

烧山火（热补法）主要用于治疗冷痹顽麻，虚寒性疾病。《黄帝内经》说："刺虚则实之者，针下热也，气实乃热也。"

其操作方法是：将穴位分为天、地、人三部。进针得气后行先浅后深，紧按慢提的提插补法，或用捻转补法。每部常行针九次，三进一退，如此反复。可在天部留针，出针后按揉针孔。也可以同时配合呼吸补法进行操作，适应于虚寒证。

### 2. 透天凉

透天凉（凉泻法）适用于热证，常用于热痹、急性痈肿等病证。

其操作方法是：将穴位分为天、地、人三部。进针将针刺入应刺深度的地部，得气后行先深后浅，紧提慢按的提插泻法，或行捻转泻法；后再将针紧提退至人部，行泻法后，再退至天部。每部常行针六次，三退一进，如此反复。将针紧提至天部即可留针，出针时摇大针孔，即不按针孔。也可以同时配合呼吸泻法进行操作，适应于热证。

有的虚实夹杂症，可用阳中隐阴（先补后泻）法：先热补，后凉泻，适应于虚中夹实证；或阴中隐阳（先泻后补）法：先凉泻，后热补，适应于实中夹虚证。

## 八、留针与出针

### （一）留针法基本知识

当毫针刺入腧穴，行针得气并施以或补或泻手法后，将针留置在穴内者称为留针。留针是毫针刺法的一个重要环节，对于提高针刺治疗效果有重要意义。通过留针，可以加强针刺感应和延长刺激作用，还可以起到候气与调气的目的。针刺得气后留针与否以及留针时间久暂，应视患者体质、病情、腧穴位置等而定。如一般病证只要针下得气并施以适当补泻手法后，即可出针，或留置10～20分钟。但对一些特殊病证，如慢性、顽固性、痉挛性疾病，可适当延长留针时间。某些急腹症、破伤风角弓反张者，必要时可留针数小时；而对老人、小儿患者和昏厥、休克、虚脱患者，不宜久留针，以免贻误病情。留针方法主要有下列两种。

### 1. 静留针法

针体在穴位留置过程中不运针的方法，称为静留针法。《素问·离合真邪论》有"静以久留"之说，即是针下气至后，让其自然地留置穴内，不再运针，到时出针。临床多用于对针感耐受性较差的慢性、虚弱性患者。此外，病情属虚或寒需行补法时，按"寒则留之"也用本法。

### 2. 动留针法

针体在穴位留置过程中进行运针的方法，称为动留针法，亦称间歇行针法。《针灸大成》云："病滞则久留针。"即将针刺入腧穴先行针待气至后，留置一定时间，并在留针时间反复运针。本法的作用在于增强针刺感应，达到补虚泻实的目的。此外，此法临床还用于针后经气不至者，可边行针催气，边留针候气，直待气至。

医者对留针必须重视。首先要排除不适于留针的患者，如不能合作的儿童、惧针者、初诊者、体质过于虚弱者；其次要排除不宜留针的部位，如眼区、喉部、胸部等；再次要排除不适宜留针的病情，如尿频、尿急、咳喘、腹泻等病证。对需要留针、可以留针者，在留针期间，应时刻注意患者的面色和表情，防止晕针等意外发生。

### （二）出针方法

出针，又称起针、退针。在施行针刺手法或留针、达到预定针刺目的和治疗要求后，即可出针。出针是整个毫针刺法过程中的最后一个操作程序，表示针刺结束。

出针的方法：一般是以左手拇、食两指持消毒干棉球轻轻按压于针刺部位，右手持针作轻微的小幅度捻转，并随势将针缓缓提至皮下（不可单手猛拔），静留片刻，然后出针。

出针要求：出针时，依补泻的不同要求，分别采取"疾出"或"徐出"以及"疾按针孔"或"摇大针孔"的方法出针。出针后，除特殊需要外，都要用消毒棉球轻压针孔片刻，以防出血或针孔疼痛。当针退完后，要仔细查看针孔是否出血，询问针刺部位有无不适感，检查核对针数有否遗漏，还应注意有无晕针延迟反应征象。

#### 1. 具体操作

1）棉球按压穴旁皮肤、刺手捏持针柄，将针缓慢退至皮下，快速拔出皮肤。

2）按压针孔，将棉球和针灸针分别放入医用垃圾桶和锐器盒。

#### 2. 技术要领

缓慢使针退至皮下，快速拔出，按压针孔，注意医疗垃圾的处理。

#### 3. 注意事项

防止粗暴出针。

## 第二节　针灸异常情况处理

一般来说，针刺治疗是一种既简便又安全的疗法。但在针灸临床实践中，常有针刺不当等所致的意外发生。有时还会出现某些不应发生的意外情况，如晕针、滞针、弯针、折针、针后异常感、损伤内脏等。故此必须了解针刺意外的原因与现象，掌握其行之有效的处理方法，采用各种方法以减少或避免针刺意外事故的发生。这是针灸临床必须掌握的技术，从而防止引发事故，给患者带来不必要的痛苦，甚至危及生命。

### 一、晕针

（1）原因

晕针常由于患者体质虚弱、精神紧张，或饥饿、大汗、大泻、大出血之后，或体位不当，或医者在针刺时手法过重，以致针刺时或留针时发生。

（2）现象

晕针指在针刺过程中患者突然发生头晕、目眩、心慌、恶心，甚至晕厥的现象。

（3）处理

1）轻度晕针：应迅速拔去所有的针，将患者扶至空气流通处躺下。抬高双腿，头部放低（不用枕头），静卧片刻即可。如患者仍感不适，给予温热开水或热茶饮服。

2）重度晕针：立即去针后平卧，如情况紧急，可令其直接卧于地板上。据笔者多年体会，此类患者可于百会穴艾灸，有较好的效果。方法是用市售药艾条，点燃后在百会穴上作雀啄式温灸，不宜离头皮太近，以免烫伤，直至知觉恢复，症状消退。如必要时，可配合施行人工呼吸，心脏按压，注射强心剂及针刺水沟穴、涌泉穴等措施。

（4）预防

对于初次接受针刺治疗，特别是精神紧张者，要先做好解释工作，消除其恐惧心理。对于体质虚弱、大汗、大泻、大出血者，取穴宜精，手法宜轻。对于饥饿或过度疲劳者，应推迟针刺时间，待其体力恢复、进食后再行针刺。注意患者体位的舒适自然，尽可能选取卧位。注意室内空气流通，消除过冷或过热因素。医者在治疗过程中，应守神入微，密切观察患者的神态，随时询问其感觉。如有不适，立刻处理。

## 二、滞针

（1）原因

针刺入腧穴后，引起局部的肌肉痉挛，或进针后患者移动体位，或医者向单一方向捻转太过使肌纤维缠绕于针身等。

（2）现象

在行针或出针时，医者捻转、提插和出针均感困难，若勉强行捻转、提插时，患者痛不可忍。

（3）处理

如因患者精神紧张而致肌肉痉挛引起者，医者需做好耐心解释工作，消除其紧张情绪。患者体位移动者，需帮助其恢复其原来体位。单向捻转过度者，需向反方向捻转。或用手指在滞针邻近部位做循按手法，或弹动针柄。或在针刺邻近部位再刺一针，以宣散邪气，解除滞针。

（4）预防

对于初诊患者和精神紧张者，医者需须做好耐心解释工作，消除其紧张情绪。针刺时选择患者较舒适体位，避免留针时其移动体位。痉挛性疾病行针时手法宜轻巧，不可捻转角度过大。若用搓法等时，应注意防止滞针。

## 三、弯针

（1）原因

医者手法不熟练，进针用力过猛；进针后患者改变体位；外力碰击或压迫针柄；针刺部位处于痉挛状态；滞针处理不当。

（2）现象

针柄改变了进针时或留针时的方向和角度，医者提插、捻转和出针均感困难，患者感觉针刺部位疼痛。

（3）处理

出现弯针后，医者不可再行手法，切忌强行拔针、猛退针，以防引起折针、出血等。若因体位移动所致者，须回复原来体位，局部放松后始可退针。若针身弯曲度较小，可按一般的起针方法，随弯针的角度将针慢慢退出。若针身弯曲度大者，可顺着弯曲的方向轻微地摇动退针。如针身弯曲不止一处，须结合针柄扭转倾斜的方向逐次分段退出。

（4）预防

首先医者手法要熟练、轻巧。避免进针过猛、过速。患者的体位选择应适当，留针期间不可移动体位。防止针刺部位和针柄受外力碰压。另外，针刺痉挛状态的部位时尤宜慎重。

## 四、断针

（1）原因

由于针具选择不当或使用劣质针具；针刺或者留针时患者改变了体位；针刺时医者将针身全部插入；行针时强力提插、捻转，引起肌肉痉挛；遇弯针、滞针等异常情况处理不当，并强行出针；外力碰撞，压迫针柄等。

（2）现象

在行针或出针时发现针身折断，或部分针身浮露于皮肤之外，或全部没于皮肤之下。

（3）处理

医者应冷静、沉着，并告诫患者不要恐惧，保持原有体位，以防残端向深处陷入。若残端尚有部分露于皮肤之外，可用镊子拔出。若残端与皮肤相平或稍低，而折面仍可见，可用左手食、拇指在针尖局部按压皮肤，使残端露于皮肤之外，右手持镊子将针拔出。若残端深入皮下，须采用西医方法寻取。

（4）预防

针刺前必须仔细检查针具，尤其针根这种易断针的部位。选择的毫针长度必须大于应行针深度，针刺时切勿将针身全部刺入腧穴，更不能针至针根，应留部分针身在体外。行针和退针时，如果发现有弯针、滞针等异常情况，应及时处理，不可强力硬拔。做针罐时要注意不要让罐抵住全针柄下压针。

## 五、血肿

（1）原因

针刺过程中刺伤皮下毛细血管，或者患者凝血机制障碍所致。

（2）现象

出针后针刺部位出血或肿胀疼痛，甚见皮肤呈青紫等现象。

（3）处理

出血者，可用干棉球长时间按压。若微量的皮下出血而出现局部小块青紫，一般不必处理，可自行消退。若局部肿胀疼痛较剧，青紫面积大，且影响活动，应先做冷敷止血后再做热敷，使局部淤血吸收消散。

（4）预防

医者针刺前详细检查针具，熟悉腧穴解剖结构，避开血管针刺。针刺时避免针刺手法过重，并嘱咐患者不可随意移动体位。分层延时出针，出针时立即用消毒干棉球按压针孔。有出血倾向者，针刺时要慎重。

# 六、针刺引起内脏损伤

由于忽视某些重要脏器的解剖，针刺内脏周围腧穴过深，引起内脏损伤，进而出现各种内脏损伤症状的发生。

## （一）针刺引起创伤性气胸

针刺引起的创伤性气胸往往是针具刺穿了胸腔，而使肺组织有所损伤，造成气体进入胸腔，积聚于内，压缩肺脏，引起气胸，出现呼吸困难等现象。

（1）原因

主要是针刺入肺脏周围的穴位过深，常为胸部、背部和锁骨附近穴位，针刺穿胸壁，进入胸腔伤及肺组织，使胸腔内气体积聚，从而造成气胸。

（2）症状与体征

患者突感胸闷、胸痛、心悸、气短，严重者有发绀、冷汗、呼吸困难、烦躁、恐惧，程度严重时会出现血压下降、休克等危急现象。检查可见：患侧肋间隙变宽，胸廓饱满，叩诊鼓音，听诊肺呼吸音减弱或消失，气管可向健侧移位；患侧胸部、颈部可出现握雪音，为气留至皮下而致；胸部透视或照 X 片可见肺组织压缩现象。

（3）处理

患者一旦发生气胸，应立即出针，采取半卧位休息。要求患者心情平静，切勿恐惧而反转体位。一般漏气量少者、病情轻的，可自然吸收，即出针后不出现明显症状，过一定时间慢慢感到胸闷、疼痛、呼吸困难缓解。同时要密切观察，随时对症处理。如给予镇咳消炎药物，以防止肺组织因咳嗽而加重漏气和感染。对严重病例如发现呼吸困难、发绀、休克等现象需组织抢救，如胸腔排气、少量慢速输氧、抗休克等。

（4）预防

针刺治疗时，选好适当体位，注意胸腔周围选穴，掌握进针角度与深度。对于胸部、背部及缺盆部位的腧穴，最好用平刺或斜刺，不宜留针时间过长。根据患者体型肥瘦施针，不宜过大幅度做提插手法。

### （二）针刺引起其他内脏损伤

（1）原因

主要是施针者对腧穴和脏器部位针刺过深，或过度的行针，或用粗针施术，或是缺乏解剖学和腧穴学知识，而刺伤内脏。

（2）症状与体征

刺伤心脏时，轻者可出现强烈的刺痛，重者有剧烈的撕裂痛；粗针会引起心外射血，导致休克、死亡。刺伤肝、脾时，可引起内出血，患者可感到这些脏器区域疼痛，或向背部放射痛，或会出现腹痛、腹肌紧张，并有压痛及反跳痛等急腹症症状。刺伤肾脏时，可出现腰痛，肾区叩击痛，出现血尿，严重时血压下降、休克。刺伤胆囊、膀胱、胃、肠等空腔脏器时，可引起局部疼痛、腹膜刺激征或急腹症症状。

（3）处理

医者应密切观察，注意病情变化。一般症状轻浅者，静卧休息后即可痊愈。如果损伤严重或出血明显者，应立即采取相应的抢救措施。

（4）预防

医者必须掌握重要脏器区域的腧穴解剖位置与结构，明确穴位下的脏器组织密度与层次。注意凡属脏器组织处，都应避免深刺与过度行针。同时注意，如遇肝、脾、胆囊肿大或心脏扩大的患者，如针刺胸、背、胁、腋的穴位则不宜深刺；尿潴留、肠粘连的患者，如针刺腹部的穴位则不宜深刺。

## 七、针刺引起神经损伤

针刺对神经系统的损伤，包括中枢神经损伤和外周神经损伤。针刺损伤可涉及大脑、小脑、脑干、脊髓、四肢及头面的一些神经干、支，以及内脏神经的损伤。

### （一）刺伤脑、脊髓

刺伤脑、脊髓是指针刺颈项、背部腧穴过深，针具刺入脑、脊髓，引起头痛、恶心等现象。

（1）原因

脑与脊髓是中枢神经统帅全身各肌体组织的总枢纽、总通道，而它对应的体表分布有督脉及华佗夹脊穴等许多针刺要穴，如风府穴、哑门穴、风池穴、华佗夹脊穴等。针刺过深或进针方向不当，均可伤及脑或脊髓，造成严重后果。

（2）症状与体征

如误伤延脑时，可出现头痛、恶心、呕吐、抽搐、呼吸困难、休克和神志昏迷等症状。如刺伤脊髓，可出现触电样感觉向肢端放射引起暂时性瘫痪，有时可危及生命。

（3）处理

应立即出针。轻者应安静休息，经过一段时间可自行恢复。重者应请有关科室，如神经外科，及时抢救。

（4）预防

凡针刺督脉腧穴（第 12 胸椎以上的项、背部）及华佗夹脊穴，都要认真掌握进针深度和进针方向。风府穴、哑门穴针刺方向不可向上斜刺及过深刺。行针中以捻转手法为主，不宜过度提插。

## （二）刺伤周围神经

刺伤周围神经是指针刺引起的周围神经损伤，出现损伤部位感觉异常、肌肉萎缩等现象。

（1）原因

在有神经干或主要分支分布的腧穴上，行针手法过重，刺激手法时间过长，操作手法不熟练，留针时间过长。

（2）症状与体征

如误伤外周神经，当即出现一种向末梢分散的麻木感。一旦造成损伤，该神经分布区可出现感觉障碍，包括麻木、发热、痛觉、触觉及温觉减退等，同时伴有不同程度的功能障碍、肌肉萎缩。

（3）处理

应该在损伤后当日内即采取艾灸、按摩等治疗措施，并嘱患者加强功能锻炼。

（4）预防

操作手法要熟练，在有神经干或主要分支分布的腧穴上，如有触电感，发麻等，行针手法不宜过重，刺激手法时间不宜过长，留针时间不宜过长。

# 八、针刺注意事项

1）患者在过于饥饿、疲劳、精神过度紧张时，不宜立即进行针刺。对于身体瘦弱、气虚血亏的患者，针刺时手法不宜过强，并应尽量选卧位。

2）妇女怀孕 3 个月者，不宜针刺小腹部的腧穴。若怀孕 3 个月以上者，其腹部、腰骶部腧穴也不宜针刺。在怀孕期间应禁刺三阴交穴、合谷穴、昆仑、至阴穴等一些通经活血的腧穴。

3）小儿囟门未合时，头顶部的腧穴不宜针刺。

4）常有损伤后出血不止者或自发性出血者，不宜针刺。

5）皮肤有感染、溃疡、瘢痕者，或患有肿瘤的部位，不宜针刺。

6）对胸、胁、腰、背脏腑所居之处的腧穴，不宜直刺、深刺。肝脾肿大、心脏扩大、肺气肿等患者更应注意。

7）针刺头项部的风府穴、哑门穴等，或眼区、脊柱的腧穴，要注意掌握一定的角度。不宜大幅度的提插、捻转和长时间的留针，以免伤及重要组织器官，造成严重的不良后果。

8）对于尿潴留等患者，在针刺小腹部腧穴时，应掌握适当的针刺方向、角度、深度等，以免误伤膀胱等器官造成意外事故。

# 第三节　灸　　法

## 一、艾灸

灸，灼烧的意思。灸法主要是借助灸火的热力给人体温热性的刺激，通过对经络腧穴的作用，达到防治疾病的目的。《医学入门·灸法》载："药之不及，针之不到，必须灸之。"这说明灸法有其独特的疗效。

施灸的原料有很多。最初人们采用的是普通树枝柴草取火来进行烧灼、烫、熨，以达到消除病痛的目的。之后才选用艾叶作为主要灸料。艾草是属于菊科蒿属的多年生草本植物。艾草在我国各地均有生长，以蕲州产者为佳，故有蕲艾之称。艾叶气味芳香，性辛温味苦，容易燃烧，火力温和，因此为施灸佳料。《证类本草》记载艾："味苦，微温，无毒，主灸百病。"选用干燥的艾叶，捣制后除去杂质，即可制成纯净细软的艾绒，晒干后可贮藏备用。

灸法具有温经散寒、扶阳固脱、消瘀散结、防病保健的作用。

常用灸法种类很多，具体操作及注意事项如下。

### （一）艾炷灸

艾炷灸是将纯净的艾绒放在平板上，用手搓捏成大小不等的圆锥形艾炷，将其置于施灸部位点燃而治病的方法。

（1）规格与制作

1）艾炷规格：艾炷的大小分三种规格：小炷如麦粒大；中炷如半截枣核大；大炷如半截橄榄大，通常炷高1～2cm，炷底直径1～1.5cm。一般临床常用中型艾炷，炷高1cm，炷底直径0.8cm，可燃烧3～5分钟。

2）手工制作艾炷法：见图3-36，图3-37。

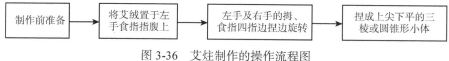

| 制作前准备 | → | 将艾绒置于左手食指腹上 | → | 左手及右手的拇、食指四指边捏边旋转 | → | 捏成上尖下平的三棱或圆锥形小体 |

图3-36　艾炷制作的操作流程图

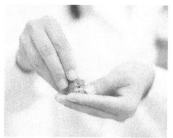

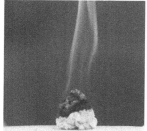

图3-37　艾炷制作示意图

（2）具体操作

1）制作前准备：艾绒。

2）取纯净陈久的艾绒置于左手食指指腹上，用左手及右手的拇、食指四指边捏边旋转，令艾绒紧实，捏成上尖下平的三棱或圆锥形小体。

（3）注意事项

手工制作艾绒要求搓捻紧实，使之耐燃而不易爆裂。

**直接灸**

直接灸是将大小适宜的艾炷直接放在皮肤上施灸的方法。若施灸时需使皮肤烧伤化脓且愈后留有瘢痕者，称为瘢痕灸；若不使皮肤烧伤化脓且不留瘢痕者，称为无瘢痕灸。

**1. 瘢痕灸**

（1）具体操作

1）灸前准备：艾炷、大蒜汁、火种、体位选择、施灸腧穴部位定位。

2）定位后，局部皮肤常规消毒（一穴一棉球），术者双手消毒，消毒后棉球作医用垃圾处理。

3）先将所灸腧穴部位涂以少量大蒜汁，以增加黏附和刺激作用。

4）然后将大小适宜的艾炷置于腧穴上，用火点燃艾炷施灸。

5）待每壮艾炷燃尽后，除去灰烬，根据需要继续易炷再灸，直至灸完规定壮数为止。

6）正常情况下，灸后1周左右，施灸部位化脓形成灸疮，5～6周灸疮自行痊愈，结痂脱落后留下瘢痕，见图3-38，图3-39。

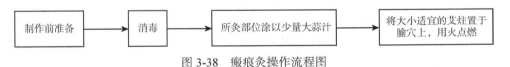

图 3-38　瘢痕灸操作流程图

（2）技术要领

施灸时由于艾火烧灼皮肤会产生剧痛，此时可用手在施灸腧穴周围轻轻拍打以缓解疼痛。

（3）注意事项

1）施灸前必须征求患者同意。

2）瘢痕灸临床上常用于治疗哮喘、肺痨、瘰疬等慢性顽疾。

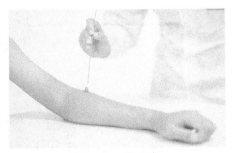

图 3-39　瘢痕灸

**2. 无瘢痕灸**

（1）具体操作

1）灸前准备：艾炷、凡士林、火种、体位选择、施灸腧穴部位定位。

2）定位后，局部皮肤常规消毒（一穴一棉球），术者双手消毒，消毒后棉球作医用垃圾处理。

3）先在所灸腧穴部位涂少量凡士林以增加黏附作用。

4）然后将大小适宜的艾炷置于腧穴上点燃施灸。

5）当艾炷燃剩 2/5 或 1/4 且患者感到微有灼痛感时可易炷再灸，直至规定壮数灸完为止，见图 3-40。

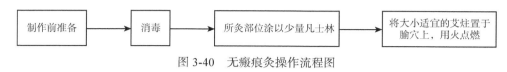

图 3-40    无瘢痕灸操作流程图

（2）注意事项

1）灸至局部皮肤出现红晕而不起疱为度，注意防止皮肤灼伤。

2）一般虚寒性疾患均可采用此法。

### 间接灸

间接灸是指用药物或其他材料将艾炷与施灸腧穴部位的皮肤隔开进行施灸的方法，又称隔物灸。根据所间隔药物或材料的不同，具体分为下列几种间接灸法：如以生姜间隔者，称隔姜灸；如以大蒜间隔者，称隔蒜灸；以食盐间隔者，称隔盐灸；以附子饼间隔者，称隔附子饼灸。

### 1. 隔姜灸

（1）具体操作

1）灸前准备：艾炷、鲜姜、小刀、针具、火种、体位选择、施灸腧穴部位定位。

2）定位后，局部皮肤常规消毒（一穴一棉球），术者双手消毒，消毒后棉球作医用垃圾处理。

3）将鲜姜切成直径为 2～3cm，厚为 0.2～0.3cm 的薄片，中间以针刺数孔。

4）将姜片置于应灸腧穴部位或患处，再将艾炷放在姜片上点燃施灸。

5）当艾炷燃尽再易炷施灸，直至灸完所规定的壮数，见图 3-41，图 3-42。

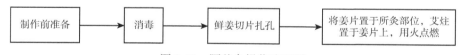

图 3-41    隔姜灸操作流程图

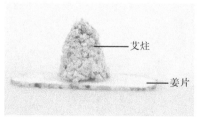

图 3-42    隔姜灸

（2）注意事项

1）及时易炷，以皮肤红润而不起疱为度，注意防止灼伤。

2）常用于因寒而致的呕吐、腹痛及风寒痹痛等。

### 2. 隔蒜灸

（1）具体操作

1）灸前准备：艾炷、鲜大蒜头、小刀、针具、火种、体位选择、施灸腧穴部位定位。

2）定位后，局部皮肤常规消毒（一穴一棉球），术者双手消毒，消毒后棉球作医用垃圾处理。

3）将鲜大蒜头切成厚约 0.2～0.3cm 的薄片，中间以针刺数孔（捣蒜成泥亦可）。

4）将蒜片或蒜泥置于应灸腧穴或患处，将艾炷放在蒜片或蒜泥上，点燃施灸。

5）待艾炷燃尽，根据需要易炷再灸，直至灸完规定的壮数，见图 3-43，图 3-44。

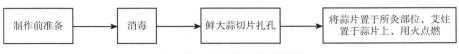

图 3-43　隔蒜灸操作流程图

（2）技术要领

将鲜大蒜头切成厚 0.2～0.3cm 的薄片，中间以针刺数孔（捣蒜成泥亦可）。

（3）注意事项

1）及时易炷，以皮肤红润而不起疱为度，注意防止灼伤。

2）此法多用于治疗瘰疬、肺痨及初起的肿疡等症。

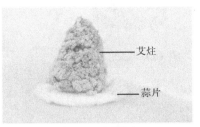

图 3-44　隔蒜灸

### 3. 隔盐灸

（1）具体操作

1）灸前准备：艾炷、干燥食盐（青盐为佳）、火种、体位选择、施灸腧穴部位定位。

2）定位后，局部皮肤常规消毒（一穴一棉球），术者双手消毒，消毒后棉球作医用垃圾处理。

3）用盐填敷所灸部位，或于盐上再置一薄姜片，上置大艾炷施灸。

4）待艾炷燃尽，根据需要易炷再灸，直至灸完规定的壮数，见图 3-45，图 3-46。

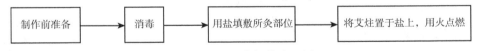

图 3-45　隔盐灸操作流程图

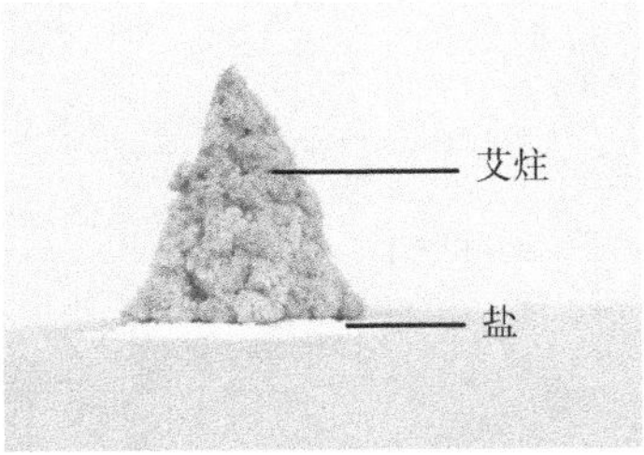

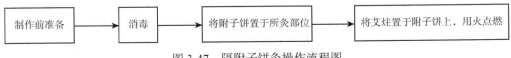

图 3-46　隔盐灸

（2）注意事项

1）及时易炷，以皮肤红润而不起疱为度，注意防止灼伤。

2）多用于治疗伤寒阴证或吐泻并作、中风脱证等，如用作回阳救逆固脱，需连续施灸，不拘壮数，以期脉起、肢温、症状改善。

### 4. 隔附子饼灸

（1）具体操作

1）灸前准备：艾炷、附子粉末、酒、针、火种、体位选择、施灸腧穴部位定位。

2）定位后，局部皮肤常规消毒（一穴一棉球），术者双手消毒。

3）将附子粉末用酒调和做成直径约 3cm、厚约 0.8cm 的附子饼，中间以针刺数孔。

4）将附子饼放在应灸部位，上面再放艾炷施灸，艾炷燃尽后根据需要易炷再灸，直至灸完所规定壮数为止，见图 3-47，图 3-48。

图 3-47　隔附子饼灸操作流程图

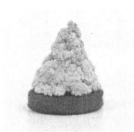

图 3-48 隔附子饼灸

（2）注意事项

1）及时易炷，以皮肤红润而不起疱为度，注意防止灼伤。

2）多用于治疗命门火衰而致的阳痿、早泄或疮疡久溃不敛等症。

## （二）艾条灸

**悬起灸**

悬起灸是指施灸时将艾条悬放在距离穴位一定高度上进行熏烤，不使艾条点燃端直接接触皮肤的艾条灸，根据实际操作方法不同可分为温和灸、雀啄灸和回旋灸。

### 1. 温和灸

（1）具体操作

1）灸前准备：艾条、火种、体位选择、施灸腧穴部位定位。

2）定位后，术者双手消毒。

3）将艾条的一端点燃，对准应灸的部位，距皮肤 2～3cm，进行熏烤，见图 3-49，图 3-50。

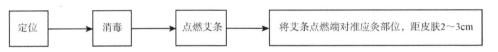

图 3-49 温和灸操作流程图

（2）注意事项

1）一般每处灸 5～10 分钟，至皮肤红晕为度。

2）一般应灸病证均可采用，多用于灸治慢性病。

3）对于昏厥、局部感觉迟钝的患者，施灸者可将中、食指分张并置于施灸部位的两侧，通过施灸者手指的感觉来测知患者局部皮肤的受热程度，以便随时调节艾条点燃端与患者皮肤的距离，防止烫伤。

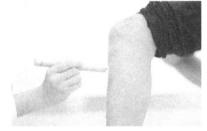

图 3-50 温和灸

### 2. 雀啄灸

（1）具体操作

1）灸前准备：艾条、火种、体位选择、施灸腧穴部位定位。

2）定位后，将艾条的一端点燃，对准应灸的部位，与皮肤的距离不固定，而是似鸟雀啄食一样上下活动进行熏烤，见图 3-51，图 3-52。

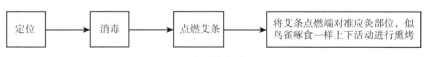

图 3-51 雀啄灸操作流程图

（2）注意事项

1）以皮肤红晕为度，注意防止烫伤。

2）一般应灸病证均可采用，多用于灸治急性病。

### 3. 回旋灸

（1）具体操作

1）灸前准备：艾条、火种、体位选择、施灸腧穴部位定位。

2）定位后，将艾条的一端点燃，对准应灸的部位，与皮肤保持一定距离，同时向左右方向移动或反复回旋施灸，见图 3-53，图 3-54。

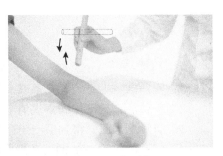

图 3-52 雀啄灸

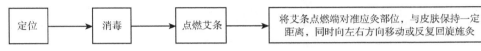

图 3-53 回旋灸操作流程图

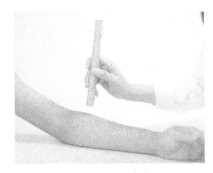

图 3-54 回旋灸

（2）注意事项

1）以皮肤红晕为度，注意防止烫伤。

2）一般应灸病证均可采用，多用于灸治急性病。

### 实按灸

实按灸是指将点燃的艾条隔布或隔数层绵纸实按在穴位上，使热气透入皮肉，火灭热减后重新点火按灸。根据艾条内药物处方的不同分为太乙针灸和雷火针灸。

### 1. 具体操作

1）灸前准备：太乙针或雷火针、火种、体位选择、施灸腧穴部位定位。

2）定位后，局部皮肤常规消毒（一穴一棉球），术者双手消毒。

3）施灸时将太乙针或雷火针的一端点燃，用布或绵纸 7 层包裹其点燃的一端，立即紧按于应灸的部位，进行灸熨。

4）火灭热减则再燃再灸，如此反复灸熨 7～10 次为度，见图 3-55，图 3-56。

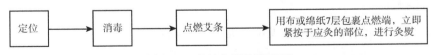

图 3-55 实按灸操作流程图

### 2. 注意事项

（1）太乙针灸

用于治疗风寒湿痹、肢体顽麻、痿弱无力、半身不遂等。

（2）雷火针灸

大体与"太乙针灸"主治相同，另据《针灸大成·雷火针法》载："治闪挫诸骨间痛，及寒湿气痛而畏刺者。"

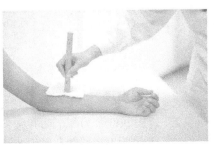

图 3-56 实按灸

（三）温针灸

## 1. 具体操作

1）灸前准备：针具、艾条或艾绒、火种、体位选择、穴位定位。

2）定位后，局部皮肤常规消毒（一穴一棉球），术者双手消毒。

3）将针刺入腧穴得气后给予适当补泻手法并留针。

4）将一段长约 2cm 的艾条插在针柄上，或将纯净细软的艾绒捏在针尾上，点燃施灸。

5）待艾条或艾绒燃尽后，清理灰烬，将针取出，见图 3-57，图 3-58。

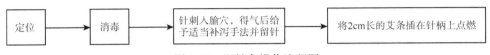

图 3-57    温针灸操作流程图

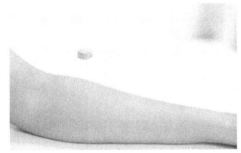
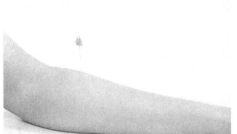

图 3-58    温针灸

## 2. 注意事项

注意防止艾条、艾绒在燃烧时掉落，烫伤患者或引燃周围物品。

（四）温灸器灸

温灸器灸指使用温灸器（又名灸疗器）施灸。临床常用的有温灸盒和温灸筒。

## 1. 具体操作

1）灸前准备：温灸器、艾条或艾绒、火种、体位选择、穴位定位。

2）将艾绒（可加掺药物）或艾条装入温灸器的小筒，点燃后将温灸器盖扣好。

3）将备好的温灸器置于腧穴或应灸部位进行灸熨，见图 3-59，图 3-60。

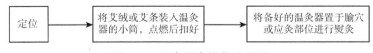

图 3-59    温灸器灸操作流程图

## 2. 注意事项

1）以皮肤红晕为度，防止烫伤。

2）适宜小儿、妇女及畏惧灸治者。

## 二、热敏灸法

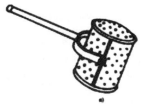

热敏灸法是近期出现利用腧穴热敏化进行的新灸法。此法是基于热敏化腧穴热刺激以激发经气运行，强调艾灸治疗过程中产生感传活动的疗法。区别于传统灸疗仅强调施灸过程中产生腧穴局部的热感和皮肤的红晕，《灵枢·九针十二原》有云："刺之要，气至而有效。"即激发感传，促进气至病所。感传活动是人体经气运行的表现，是人体内源性调节功能被激活的标志。

图 3-60　温灸器灸

### （一）灸法激发感传

艾条悬灸法是热敏灸疗法的最佳灸法，运用这种灸法能充分激发经气的感传活动，从而达到开通经络的目的。灸法激发感传是采用点燃的艾条进行悬灸，热敏态穴位产生的一系列腧穴热敏化现象。施以个体化的饱和施灸量，能大幅度提高艾灸疗效。

腧穴热敏化的六种现象如下所述。

1）透热：灸热从施灸点皮肤表面直接向深部组织穿透，甚至直达胸腹腔脏器。

2）扩热：灸热以施灸点为中心向周围扩散。

3）传热：灸热从施灸点开始沿某一方向传导。

4）局部不（微）热远部热：施灸部位不（或微）热，而远离施灸部位的病所处感觉甚热。

5）表面不（微）热深部热：施灸部位的皮肤不（或微）热，而皮肤下深部组织甚至胸腹腔脏器感觉甚热。

6）产生其他非热感觉：施灸（悬灸）部位或远离施灸的部位产生酸、胀、压、重、痛、麻、冷等非热感觉。

这些现象被称为腧穴热敏化现象，而已热敏化的腧穴称为热敏化腧穴。也是热敏灸法要求出现的效应。

### （二）技术操作方法

#### 1. 灸前准备

1）要求艾灸时的状态良好：包括环境安静，患者和医生的心神安静，患者肌肉放松，呼吸均匀缓慢。医生要观察患者反应，探寻热敏化现象，并意守施灸点。

2）选择艾条：可用普通艾条，但最好使用热敏灸艾条，使用悬灸法进行操作。

3）寻找热敏灸点（热敏化腧穴），再进行相应的施灸方法。

#### 2. 具体操作方法

点燃艾条，一般在艾条距离选定穴位皮肤表面 3cm 左右高度，调控施行悬灸法中的回旋灸（或循经往返灸），当患者感受到以上六种热敏现象中的一种或一种以上感觉时，即为发生腧穴热敏化现象，该探查穴点为热敏化腧穴。当热敏化腧穴被查找出，再继续采用相应的雀啄灸激发经气传感现象，并用温和灸通经络直到灸法结束。

#### 3. 施灸量

灸量即艾灸的每次施灸剂量。艾灸剂量是指热敏穴位的最佳充足剂量。最佳剂量是以完成灸性感传为度的灸量。不管时间长短，完成灸性感传所需时间，就是一次艾灸所需的剂量。要求是敏消量足，当热敏化现象消失则为最佳艾灸时间与剂量。在施行热敏灸疗法时，每穴的施灸时间不是固定不变的，而是因人因病因穴而不同，以个体化的热敏灸感消失为度。热敏灸疗法强调每次艾灸要达到个体化的消除穴位敏化状态的饱和灸量，这是保证热敏灸临床疗效的关键之一，每次给予艾热刺激的量最终取决于热敏化态穴位的消敏或脱敏量，达到这个剂量疗效会更明显。

### 4. 注意事项

施灸时，应详细向患者介绍操作过程，打消其对艾灸的恐惧感或紧张感；应根据患者年龄、性别、体质、病情，采取舒适的并能充分暴露施灸部位的体位；施灸剂量根据患者病情个体而灵活变动；有的患者会有热敏化的迟发效应。

### 5. 施灸的顺序

临床上采用的施灸顺序一般是先灸上部后灸下部，先灸阳部后灸阴部。使用艾炷施灸，壮数是先少而后多，艾炷是先小而后大。但不可过于拘泥上述顺序，在特殊情况下可酌情施灸，如脱肛时可先灸长强穴以收肛，后灸百会穴而举陷。

### 6. 施灸的补泻方法

《灵枢·背腧》记载："以火补者，毋吹其火，须自灭也。以火泻者，疾吹其火，传其艾，须其火灭也。"《针灸大成·艾灸补泻》记载："以火补者，毋吹其火，须待自灭，即按其穴。以火泻者，速吹其火，开其穴也。"以上是古人对施灸补泻的操作方法的叙述。在临床上可根据患者的具体情况，结合腧穴性能，酌情运用施灸的补泻方法。

### 7. 施灸的禁忌

1）过饥、过饱、过劳、醉酒等，不宜施灸。

2）对实热证、阴虚发热者，一般不采用灸疗，避免出现阴虚的热象。

3）对颜面、五官和有大血管的部位以及关节活动部位，不宜采用瘢痕灸。

4）孕妇的腹部和腰骶部不宜施灸。

5）施艾灸时，要注意防止艾火脱落灼伤患者，或烧坏衣服、被褥等物。治疗结束后，必须将用过的艾条、太乙针、雷火针等装入小口玻璃瓶或筒内熄灭，以防复燃。

（三）灸后皮肤灼伤的处理

施灸后，患者局部皮肤出现微红灼热属于正常现象，无需处理。

（1）原因

在艾灸或温针灸治疗时，如因灸量过大、施灸时间过长而导致局部灼伤。或因操作不当，点燃的艾灸条距离皮肤过近或未燃尽的艾条灰不慎掉落直接接触，灼伤皮肤。有时因为年龄大，或皮肤感觉反应迟钝而灼伤。

（2）现象

局部皮肤或未燃尽的艾灸灰掉落处红肿热痛。严重时，局部皮损，起疱等。

（3）处理

立即用红花油或烫伤膏涂搽伤处和周围。皮肤出现小水疱，应注意不要擦破，宜保护水疱，可任其自然吸收，一般数日即可吸收自愈。如水疱过大，则可用消毒过的毫针刺破水疱放出水液，或者用注射器从水疱下方穿入，将渗出液吸出后，外用消毒软膏及敷料保护，以纱布包敷。一般数日可痊愈。

（4）预防

艾灸或温针灸时，多留意艾条的燃烧情况，做好防止艾条灰掉下烧伤皮肤的准备，医者在给患者做艾灸治疗时，应时刻探知患者皮肤上的温度。特别要注意的是老年糖尿病患者的防烫伤，老年人本身热感较高，当温度比较高时往往感觉会不太明显，所以避免同一部位的长时间艾灸。

接受化脓灸治疗的患者在灸疮化脓期间要注意适当休息，加强营养，保持局部清洁，并可用敷料保护灸疮，以防化脓部位被污染，待其自然愈合。如处理不当，灸疮脓液呈黄绿色或有渗血现象者，可用消炎药膏涂敷。

# 三、其他灸法

## （一）灯火灸

灯火灸又名灯草灸、油捻灸、十三元宵火、神灯照，是民间沿用已久的简便灸法。

（1）具体操作

1）灸前准备：灯心草（麻油浸之）、或苎麻绳（药泡之）、火种、医用胶布等。体位选择、穴位定位。

2）定位后，局部皮肤常规消毒（一穴一棉球），术者双手消毒，消毒后作医用垃圾处理。

3）点燃灯心草，用快速动作对准穴位猛一接触听到"叭"的一声即迅速离开，如无爆焠之声可重复操作 1 次，见图 3-61。

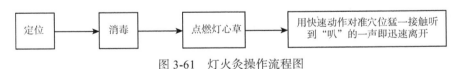

图 3-61　灯火灸操作流程图

（2）注意事项

灯火灸多用于治疗小儿痄腮、小儿脐风和胃痛、腹痛、痧胀等病证。

## （二）天灸

天灸又名药物灸、发泡灸，是将对皮肤有刺激性的药物涂敷于穴位或患处，使局部充血、起疱，犹如灸疮，故名天灸。所用药物多为单味中药，也有用复方者。常用的有白芥子灸、蒜泥灸、斑蝥灸等。

（1）白芥子灸

将白芥子研成细末，用水调和，敷贴于腧穴或患处。利用其较强的刺激作用，敷贴后促使发疱，从而达到治疗目的。一般可用于治疗关节痹痛、口眼㖞斜，或配合其他药物治疗哮喘等。

（2）蒜泥灸

将大蒜捣烂成泥状，取 3～5g 贴敷于穴位上，敷灸 1～3 小时，以局部皮肤发痒发红起疱为度。如敷涌泉穴治疗咯血、衄血，敷合谷穴治疗扁桃体炎，敷鱼际穴治疗喉痹等。

（3）斑蝥灸

将南方大斑蝥或黄黑小斑蝥的干燥全虫研末，用醋或甘油、酒精等调和。使用时取医用胶布一块，中间剪一黄豆大小的孔，贴在施灸部位以暴露穴位且保护周围皮肤。将少许制好的斑蝥粉置于孔中，上面再贴一胶布固定。以局部起疱为度，用于治疗癣痒等。

# 第四章 推拿手法

## 一、㨰法

### 1. 动作结构

（1）预备姿势

本法在操作时，一般取站位，必要时可用高凳坐位。站势时，两下肢分开与肩等宽，或略宽于肩，双足踏稳，两腘空松，或取丁字步势或弓步势，步势要根据需要随时调节至适当宽度，上身保持正直并略向前倾，以利于发力。

术手沉肩、垂肘、立臂、竖掌。立臂：腕关节伸直，前臂处于中立位；竖掌：手掌冠状面竖起，以小鱼际肌肌腹按贴在治疗部位，手掌冠状面与治疗部位垂直。掌指与手指关节呈自然屈曲状。第1掌骨与拇指略内收，拇指的掌指关节与小指的掌指关节相对，从而使手背弓成半圆形。

（2）动作姿势

本法整个操作过程可分为外摆与内摆两个阶段。动作时，从上述预备位开始，先以肱三头肌发力，使肘略伸，同时前臂旋后肌与肱二头肌协同收缩，使前臂旋后至约45°的外摆位。此时，桡骨下端交叉到尺骨前方，并带动腕关节向前折屈，使弓成半圆形的手背沿着其支撑面，从小鱼际到尺侧1/3～1/2处在施术部位上完成向外半周的滚动；接着肱三头肌、肱二头肌与旋后肌群放松，前臂旋前肌群收缩，使前臂由外向内做旋前转臂，经过中立位再向内摆动至旋前约15°。此时，桡骨又回旋至尺骨的后方，腕关节亦随之由屈过渡到伸，手背的着力面在施术部位上，也从尺侧1/3～1/2处返回至小鱼际略靠掌侧处，完成了内摆阶段的半周滚动。如此，在操作时，内摆至外摆，外摆又复内摆，周而复始，连绵不断（图4-1）。

### 2. 操作要领

1）手背着力面须始终紧贴治疗部位的皮肤，内外滚动是一种滚动摩擦的运动形式，不能在治疗面上来回拖擦和滑移。

2）力度与节律要均匀，不能忽快忽慢，时轻时重，或用重力向前硬顶。

3）在摆动周期之间，术手不要抬起离开治疗部位，以免造成上、下起落的敲击动作。

4）施术上肢肘关节要高于腕关节，手的掌指与指间关节一直保持自然屈曲的姿势，无任何主动捏拢与伸展的动作。

5）腕关节的屈伸交替要过渡自然，不要引起跳动。

6）本法的频率在120～160次/分。

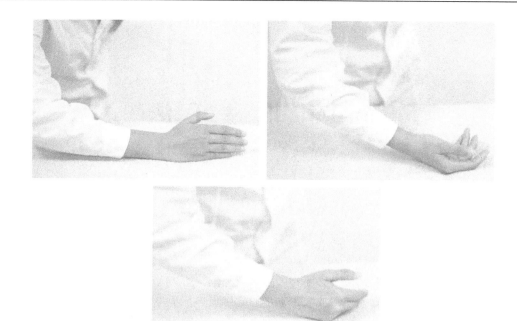

图 4-1　滚法操作图

### 3. 临床应用

滚法刺激面积大、作用力强、深透作用明显，是临床最常用的手法之一。本法除面部、前颈、胸腰部外，其他部位均可应用，特别适用于肩背、腰臀及四肢肌肉较为丰厚的部位。治疗时如需加大刺激量，可将术手立起来，以第 2、3、4、5 掌指关节处着力来进行操作。具有舒筋通络、祛风散寒、温经祛湿、活血化瘀、解痉止痛、松解粘连、滑利关节等功效，适用于伤科、内科、妇科多种疾病的治疗，尤以治疗运动系统与神经系统疾病见长，如颈椎病、肩周炎、腰椎间盘突出症、偏瘫、高血压、神经衰弱等。

## 二、摩法

摩法是术者用食、中、无名指指腹面或大鱼际肌腹或手掌面，着力于体表一定治疗部位，通过肩关节在前外方向的小幅度环转，使着力面在治疗部位做有节奏的环形平移摩擦的手法。其据着力面不同，可分为指摩法、鱼际摩法与掌摩法。其中用手掌进行者称掌摩法，用鱼际部进行操作者称鱼际摩法，用手指进行者称指摩法。

本法具有益气和中，和胃健脾，疏肝理气，消积导滞及调节肠胃蠕动、镇静安神等功效。本法刺激轻柔而舒适，是常用的推拿手法。

### 1. 动作结构

（1）预备姿势

术者取坐位，沉肩，垂肘，前臂旋前，掌面朝下。掌摩时，腕略屈以全掌按放在治疗部位；指摩时，屈腕约 160°，手掌抬起，四指并拢以其掌面着力，为四指摩；或以食、中、无名指掌面着力，称三指摩。鱼际摩时，四指自然伸开，腕略屈，拇指与第 1 掌骨内收，以隆起之大鱼际肌肌腹着力，见图 4-2。

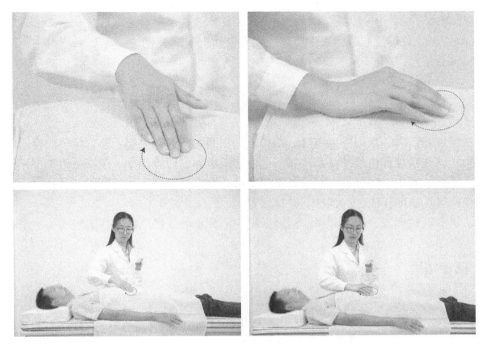

图 4-2 摩法操作图

（2）动作姿势

操作时，肩关节在上臂前屈、外展各 30°～45°位下，连续完成前屈→外展→后伸→内收→再前伸的小幅环转，同时肘关节亦随之做由伸到屈再伸的协同动作。带动前臂与着力面在治疗部位上沿圆形轨迹做顺时针方向的旋摩运转（顺摩），做逆时针方向摩动（逆摩）时，肩臂的环转方向相反。周而复始，频率应平稳适中。

## 2. 操作要领

1）肩关节放松，肘关节自然屈曲，以上肢自身重力作为预应力按放在治疗部位。

2）指摩法时，腕关节略屈并保持一定的紧张度，适应于面积较小的部位操作；掌摩法适宜在面积较大的部位施术，以全掌贴压在治疗部位。各式摩法在做圆周摩转时，要求在四周均匀着力，不能一边重一边轻。

3）操作时，仅与皮肤表面发生摩擦，不宜带动皮下组织，这是摩法与揉法的主要区别。一般操作频率在 100～120 周/分，指摩法动作轻快，而掌摩法宜稍重缓。《石室秘录》曰："摩法，不宜急，不宜缓，不宜轻，不宜重，以中和之义施之。"

4）根据摩法的操作频率和运动方向，决定手法的补泻作用。例如急摩为泻、缓摩为补，顺摩为泻、逆摩为补。

## 3. 临床应用

摩法主要适用于胸胁、脘腹部，也可用于头面部。常用于治疗中焦虚寒、脘腹胀满、肠鸣腹痛、胸闷气滞、胸胁胀痛、泄泻、便秘、下元虚冷、面瘫、面肌痉挛等病证，在少腹部操作时，顺时针方向摩运可调肠腑积滞，起到泻热通便的作用；而逆时针方向摩运则能温中止泻，发挥温补下元的功效。

### 4. 注意事项

1）操作时，仅与皮肤表面发生摩擦，不宜带动皮下组织。

2）一般操作频率在 100～120 周/分。

## 三、揉法

揉法是以指、掌、掌根、大鱼际、四指近侧指间关节背侧突起、前臂尺侧肌群肌腹或肘尖为着力点，在治疗部位带动受术皮肤一起做轻柔缓和的回旋动作，使皮下组织层之间产生内摩擦的手法。其中，根据着力部位的不同，可分为中指揉法、拇指揉法、掌揉法、掌根揉法、大鱼际揉法、膊揉法、肘揉法、拳揉法等。

此法具有宽胸理气、健脾和胃、活血散瘀、消肿止痛、祛风散寒、温经通络、安神镇静等功效。

### 1. 动作结构

（1）预备姿势

术者可取坐位或站位，沉肩、垂肘，以中指端、拇指端、掌、掌根、大鱼际、前臂尺侧腕屈肌群的肌腹、肘尖部，或手握空拳以四指近侧指间关节背侧突起部着力，按压在治疗部位。

（2）动作姿势

在肩、肘、前臂与腕关节的协同下，做小幅度的环旋转动，并带动施术处的皮肤一起宛转回环，使之与内层的组织之间产生轻柔缓和的内摩擦。

1）大鱼际揉法时拇指与第 1 掌骨内收，四指自然伸直，用大鱼际附着于治疗部位，稍用力下压，以肘关节为支点，前臂做主动摆动，带动腕部，使大鱼际在治疗部位上做轻柔缓和的回旋运动或内外摆动，并带动该处的皮下组织一起运动，根据大鱼际在治疗部位运行轨迹和运动术式，可分为回旋式大鱼际揉法及摆动式大鱼际揉法两种。

2）肘揉法，以前臂尺侧肌肉丰厚处着力，手握空拳或自然伸直，通过肩关节小幅环转发力，并借助上身前倾时的自身重力作用，在治疗部位回旋运动，并带动该处皮肤及皮下组织一起运动（图 4-3）。

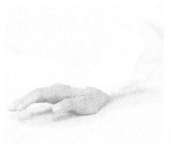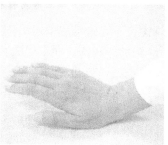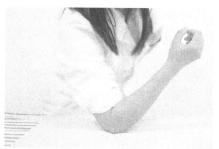

图 4-3　揉法操作图

**2. 操作要领**

1）揉法操作时整个动作贵在柔和，揉转的幅度要由小而大，用力应先轻渐重。

2）术手要吸定在操作部位上带动着力处皮肤一起回旋运动，不能在皮肤表面摩擦或滑动。

3）频率一般为 120～160 次/分。

**3. 临床应用**

揉法作用力轻柔缓和而深透，通过揉动产生的内摩擦，可在组织深层产生温热作用，适用于全身各部操作，是推拿临床常用手法之一。①大鱼际揉法适用于头面部、胸腹部及四肢部急性损伤所致的局部肿痛处；②掌根揉法多用于腰背、臀部及四肢肌肉丰厚处；③指揉法用于全身各部经穴以及需要做点状刺激的部位；④膊揉法用于腰背、臀部及四肢肌肉丰厚处；⑤肘揉法则适用于对深层组织的刺激。

此法可促进肠蠕动，消除便秘，睡前按揉有助睡眠，腹部按揉利于胃肠疾病，减肥等。常用于治疗头痛、眩晕、失眠、面瘫、脘腹胀痛、胸闷胁痛、便秘、泄泻以及腰背、四肢软组织损伤等病证。

**4. 注意事项**

1）揉法应吸定于施术部位，带动皮下组织一起运动，不能在体表有摩擦运动。操作时向下的压力不可太大。

2）大鱼际揉法前臂有推旋动作，腕部宜放松；而指揉法则腕关节要保持一定的紧张度；掌根揉法则腕关节略有背伸，松紧适度。

# 四、推法

**1. 概述**

推法是术者用指、掌、拳或肘部着力，紧贴体表，运用适当的压力，向一定方向推动的方法。做单方向的直线推压移动，称为平推法，平推法是推法中着力较重的一种，包括指推法（用指）、掌推法（用掌）、拳平推法（用拳）、肘推法（用肘）等。尚有旋推法、分推法、一指禅推法等（图 4-4）。

推法操作方式与擦法有相似之外，都为直线运动，但平推法是单方向移动，对体表压力较大，推进速度也缓慢，不要求局部发热，其主要在于推动气血运行。

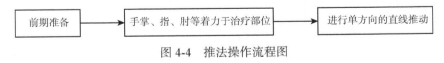

图 4-4 推法操作流程图

**2. 临床应用**

平推法对于全身各部位均适用。一般拇指平推法，接触面较小，刺激缓和，适用于头面、颈项和四肢部位；屈指推法，刺激深透，适用于颈项、四肢和脊柱两侧、肩、背及腰部；三指平推法，刺激缓和，适用胸、腹部位；掌平推法，接触面较大、刺激缓和，适用于面积较大的部位，如胸、腹、背、腰和四肢部位；拳平推法，刺激较强，适用脊柱两侧、背、腰、四肢部位；肘平推法，是平推法中刺激量最强的手法，适用脊柱两侧，以及背、腰、臀和下肢肌肉丰厚部位。

对于头痛、头晕、高血压、失眠等病证，可推五经、推桥弓、掌平推脊柱两侧的足太阳膀胱经，以调和气血、清脑明目、平肝潜阳；胸闷、胁胀、腹胀、便秘、食积等病证，可用掌平推法推胸腹、胁肋、背部两侧的足太阳膀胱经，以宽胸理气、消除胀满、通便导滞；风湿痹痛、肩背肌肉酸痛、腰腿痛、感觉麻木迟钝等病证，可屈指推华佗夹脊穴，掌平推脊柱、肩背、腰、四肢部，拳平推或肘平推肩、背、腰、臀、四肢部，以疏通经络、温经散寒、理筋活血；软组织损伤、局部肿痛、肌肉紧张痉挛等，可在局部用指或掌平推法，以舒筋通络、活血化瘀、解痉止痛。

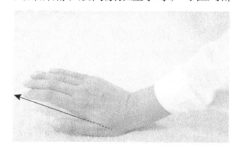

图 4-5　掌推法操作图

### （一）掌推法

#### 1. 具体操作

1）前期准备：选择体位、治疗部位定位。

2）定位后，用掌着力于治疗部位上。

3）手掌紧贴体表，进行单方向的直线推动，见图 4-5。

#### 2. 技术要领

1）用手掌平掌或掌跟着力于治疗部位上，并向前做有力的推动。

2）紧贴体表，只进行单方向推动，返回时不用力。

3）应参考经络走行方向及血液运动方向推动。

#### 3. 注意事项

1）推动时向下的压力应均匀适中，应轻而不浮，重而不滞。

2）推进的速度要缓慢而均匀。

3）掌推法在操作时应手指在前，掌跟在后。

4）本法多用于背部、胸腹部、季肋部、下肢部。

### （二）指推法

#### 1. 具体操作

1）前期准备：选择体位、治疗部位定位。

2）定位后，用拇指或食、中指等手指着力于治疗部位上。

3）手指进行单方向的直线推动，见图 4-6。

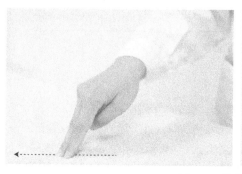 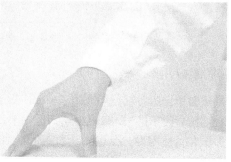

图 4-6　指推法操作图

## 2. 技术要领

1）用手指着力于治疗部位上，并向前做有力的推动。

2）紧贴体表，只进行单方向推动，返回时不用力。

3）动作协调。

## 3. 注意事项

1）推动时紧贴皮肤，压力应均匀适中，速度要缓慢而均匀。

2）本法用于肌腱、腱鞘部位。

### （三）肘推法

## 1. 具体操作

1）前期准备：选择体位，治疗部位定位。

2）定位后，用肘着力于治疗部位上。

3）进行单方向的直线推动，见图4-7。

## 2. 技术要领

1）用手肘着力于治疗部位上，并向前做有力的推动。

2）紧贴体表，只进行单方向推动，返回时不用力。

3）动作协调。

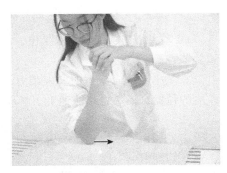

图 4-7　肘推法操作图

## 3. 注意事项

1）本法刺激量较大，压力不宜过重。

2）本法用于脊柱两侧。

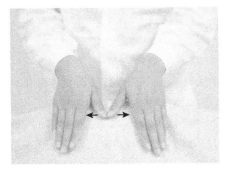

图 4-8　拇指分推法操作图

### （四）拇指分推法

## 1. 具体操作

1）前期准备：选择体位，治疗部位定位。

2）定位后，用两手拇指桡侧着力于治疗部位上。

3）两手拇指自局部中间位置向两旁分推，见图4-8。

## 2. 技术要领

1）紧贴体表，只进行各拇指单方向推动，返回时不用力。

2）动作协调。

## 3. 注意事项

1）推进速度要缓慢而均匀。

2）本法可用于前额、上胸部。

## 五、抖法

抖法指用双手或单手握住患者的上肢或下肢患肢远端，用力做小幅度的上下连续颤动，使患体及关节产生疏松感的手法，又称颤法。本法有握腕抖法、握手抖法、抖下肢法与抖腰法四种。

此法在做颤抖手法用力拔伸之同时，有疏通脉络，滑利关节的功效。主治：肩臂疼痛、腰腿疼痛等症，使患者僵硬之肌肉宽松，关节滑利。

### 1. 动作结构

（1）握腕抖法

1）预备姿势：受术者取坐位，术者站在其侧前方，双手拇指在上并拢，四指在下握住其腕关节。

2）动作姿势：操作时轻轻用力将患肢拉直，掌面向下，并牵引至前伸 15°，同时外展 45° 左右的位置，再小幅快速地上下抖动上肢，见图 4-9。

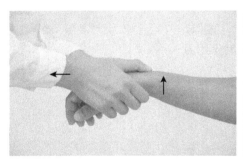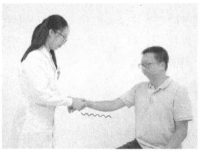

图 4-9　握腕抖法操作图

（2）握手抖法

1）预备姿势：受术者正坐，术者站在其侧后方，一手扶其肩，一手握其手，使其患肢掌面向外。

2）动作姿势：操作时轻轻将其牵拉至向前外侧位置，再用握手的手小幅快速地前后抖动上肢，见图 4-10。

（3）抖下肢法

1）预备姿势：受术者仰卧，术者站在其足侧，用双手握住其患肢小腿下端。

2）动作姿势：操作时先将其牵引至自然伸直并抬离床面约 30°处，再小幅快速地上下抖动，见图 4-11。

（4）抖腰法（又称腰部抖拉法）

1）预备姿势：受术者俯卧，术者站在其足侧，用双手握其双下肢小腿下端。

2）动作姿势：操作时先用力将其双下肢拉直，再将其提起、放下数次，上提度数一次高于一次，最后将其腰腹快速提离床面，再用大力抖拉下肢。

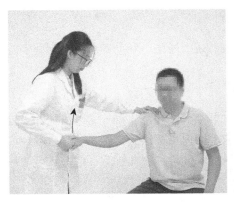
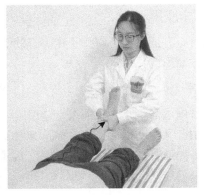

图 4-10　握手抖法操作图　　　　图 4-11　抖下肢法操作图

## 2. 操作要领

1）操作时动作要连续、轻松，固定患肢的双手不要捏得太紧，否则使动作滞涩。

2）被抖动的肢体要自然伸直、放松，处于充分放松状态，不要将抖动的肢体牵拉得太紧。

3）颤动的幅度要由大而小，频率要快。

4）术者呼吸自然，不能屏气。

## 3. 临床应用

本法主要用于四肢，常在搓法之后使用，作为治疗的结束手法，具有调和气血、放松肌肉与理顺组织的作用，也可用于腰部，主要用于治疗腰椎间盘突出症，能拉宽椎间隙，促使突出的髓核还纳，松解突出物与神经根粘连，以缓解或解除对神经根的压迫，用抖法抖动肢体，每次操作十几次，抖拉腰椎时，每次治疗做3～4次即可。

## 4. 注意事项

1）被抖动的肢体要自然伸直、放松，使其处于充分放松状态，不要将抖动的肢体牵拉得太紧。

2）颤动的幅度要由大而小，频率要快。

# 六、按法

## 1. 概述

按法是以指、掌或肘尖着力，先轻渐重，由浅而深地反复按压治疗部位的手法，又称抑法。根据其着力部位不同，可分为拇指按法、中指按法、掌根按法、掌按法与肘按法等。

此法在临床上常与揉法结合应用，组成"按揉"复合手法。指按法适用于全身各部穴位；掌按法常用于腰背和腹部（图 4-12）。

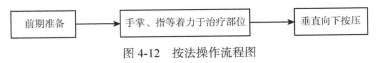

图 4-12　按法操作流程图

### 2. 临床应用

本法具有开通闭塞、解痉止痛、舒筋活血、蠲痹通络、壮筋养肌、温阳解表、理筋整骨及矫正脊柱畸形的作用。

（1）指按法

指按法施术面积小，压强大，适用于全身各部的经穴及痛点，"以指代针"发挥针刺样的治疗作用，又有"指针法"之称，一般临床上以拇指按法为常用。治疗范围较广，对软组织损伤、各种退行性病变以及内、妇、五官科等疾病均可用此法辨证取穴进行治疗。

（2）掌按法

掌按法适用于面积大而又较为平坦的部位，如腰背部、臀部、腹部等。在背部使用时，以掌根着力，或用叠掌按压，按压力量较大，按压到一定深度可做缓缓揉动，并循着肌纤维方向慢慢移动；在腹部应用时，以全掌着力，按压的力量不能太大，同时手掌要随着患者的呼吸而起伏。掌按法临床常配合治疗急慢性腰背肌纤维炎、脊柱生理曲度变直，或后弓畸形、腹痛等病证，用力不能太大，以患者能耐受为度。

本法常与揉法复合成按揉法，有显著的临床实用价值。

## （一）指按法

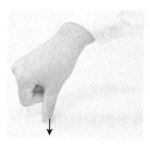

图 4-13　指按法操作图

### 1. 具体操作

1）前期准备：选择体位，治疗部位定位。
2）用指着力于治疗部位上。
3）以该指为着力点，垂直向下按压，见图 4-13。

### 2. 技术要领

1）操作时应逐渐加力。
2）垂直向下按压。

### 3. 注意事项

本法操作时多用拇指操作。

## （二）掌按法

### 1. 具体操作

1）前期准备：选择体位，治疗部位定位。
2）定位后，用掌着力于治疗部位上。
3）手掌垂直治疗部位，向下按压，见图 4-14。

### 2. 技术要领

1）用手掌平掌或掌跟着力于治疗部位上，垂直向下按压。
2）操作时应逐渐加力。
3）动作协调。

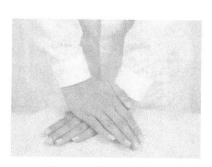

图 4-14　掌按法操作图

**3. 注意事项**

本法多与其他手法结合应用，如与揉法结合应用称为按揉，与摩法结合应用称为按摩。

## 七、拿法

拿法是用拇指与食、中二指或其余四指，或全掌缓缓地对称用力内收，将治疗部位夹持、提起，并同时捻搓揉捏的手法。其中，拇指与食指着力者，称二指拿法；以拇指与食、中二指操作的，称指拿法；以拇指与其余四指着力操作的，称五指拿法；以全掌着力操作，称握拿法，又称握法。

### 1. 具体操作

1）以五指拿法为例，前期准备：选择体位，治疗部位定位。

2）定位后，拇指与余四指对合呈钳形，施以夹力。

3）以掌指关节的屈伸运动所产生的力，捏拿治疗部位，见图 4-15，图 4-16。

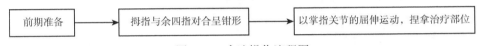

图 4-15　拿法操作流程图

### 2. 技术要领

1）前臂放松，手掌空虚。

2）捏拿方向与肌腹垂直。

3）用力由轻到重，不可突然用力。

4）以掌指关节运动为主捏拿肌腹，指间关节不动。

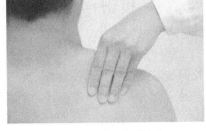

图 4-16　拿法操作图

### 3. 临床应用

本法刺激深重而柔和，主要用于颈项、肩背、侧腹部和四肢部肌束、肌腱、痛性筋索等各种生理、病理性条索状软组织部位。临床使用时根据需要，可用单手或双手拿。双手拿时，两手要交替地做提拿与放松动作。具有疏经通络、祛风散寒、行气活血、解痉止痛、软坚化结、开窍醒神的功效。临床常和其他手法配合治疗颈椎病、软组织损伤、落枕、肩周炎、外感头痛、腹痛、半身不遂、骨化性肌炎、高血压、运动性疲劳等病证。

### 4. 注意事项

1）动作协调，要有连贯性。

2）本法多用于颈肩部或四肢肌肉丰厚处。注意拿捏时间不宜过长，次数不宜过多。拿法刺激量较强，临床应用时，拿后可以配合揉摩，以缓解刺激引起的不适之感。

## 八、捏脊法

捏脊法是以手捏拿患者背部脊中线的推拿方法，又称捏积。

### 1. 动作结构

让患者俯卧，医者坐或站在其侧。操作方法有两种：一种叫二指捏法，以双手用食指指甲分别紧靠患者脊柱两侧，手握成空拳状，用食指中节桡侧缘顶住皮肤，拇指罗纹面与食指中节用力捏拿住脊上皮肤，边捏边向上缓缓推进；另一种叫三指捏法，即术者用其双手的拇、食、中三指撮捏背上皮肤向上推进。二指捏法或三指捏法手势都是将尾骨尖端之皮肤捏起，沿脊柱旁穴自下而上双手交替边捏边向上行，至大椎穴止，此谓平捏法；也可自下而上每捏三下，即向上提拿一次，直至大椎穴止，此谓捏三提法或称提捏法，见图4-17。

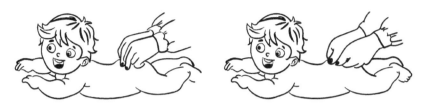

图 4-17　捏脊法操作图

### 2. 操作要领

1）受术部位的皮肤充分暴露，可用滑石粉等介质以保护皮肤。

2）夹持的力量要松紧适宜，不要捏得太紧，避免引起疼痛。

3）捏的路线要直，紧捏慢移。

4）一般对小儿患者治疗时，每次捏5遍，其中3遍平捏，2遍提捏；对成人治疗时，每次捏7遍，其中4遍平捏，3遍提捏。

### 3. 临床应用

本法临床上多用于治疗小儿疳积证、胃肠积滞、腹泻、呕吐、消化不良等病证；用于小儿保健能促进小儿生长发育，增强抗病能力；对成人的消化系统疾患、月经不调、痛经以及神经衰弱、失眠、自主神经功能紊乱等各种慢性病证均有良好的疗效。

### 4. 注意事项

1）夹持的力度要松紧适宜，不要捏得太紧，避免引起疼痛。

2）捏的路线要直，紧捏慢移。

# 第五章 急诊技能

## 第一节 成人心肺复苏

心肺复苏（cardio pulmonary resuscitation，CPR）是针对呼吸心跳停止的急症危重患者所采取的抢救关键措施，包括采用胸外按压形成暂时的人工循环，同时用人工呼吸代替自主呼吸，快速电除颤转复心室颤动，以及尽早使用血管活性药物来重新恢复自主循环。

（一）适应证

呼吸心跳停止的急危重症患者。

（二）禁忌证

无绝对禁忌证。

（三）术前准备

球囊面罩、除颤仪等。

（四）操作步骤

### 1. 评估与判断

（1）评估与防护

评估现场环境安全，做好自身防护（戴手套、口罩、帽子），并记录开始抢救时间。

（2）判断患者意识

拍打双肩，呼叫患者，如无任何反应，说明意识丧失。

（3）判断脉搏及呼吸

用食指及中指指腹先触及气管正中部位，然后向旁滑移2～3cm，在胸锁乳突肌内侧触摸颈动脉是否有搏动。评估5～10s（心中默数：1001…1002…1003…1004…1005…），同时操作者头部靠近患者鼻孔，一观察胸廓是否有起伏，二听患者是否有呼吸音，三用自己的脸颊感觉有无呼吸的气流，如果都没有，说明无脉搏、无呼吸，确认患者呼吸心跳停止。

### 2. 呼叫援助

（1）事件发生在医院内，立即呼叫助手

呼叫内容可为"这里有人心跳停止，请（指定人）带呼吸球囊、除颤仪过来协助抢救"。

（2）事件发生在医院外，向周围人群大声呼救

呼叫内容可为"这里有人心跳停止，请（指定人）帮忙拨打 120 呼救，回来帮我"。

如四周无人或距离人群较远，先用手机拨打 120 呼救，准确报告事件发生地址，如不能提供具体街区名称，可寻找周围地标性建筑进行描述，语言简短精确。

### 3. 胸外按压

（1）体位

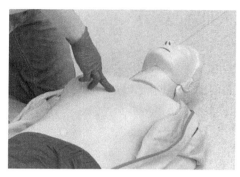

图 5-1　按压定位

患者仰卧位，头、颈、躯干平直无扭曲，松解衣领及裤带，整理肢体，垫背板（或仰卧于硬质平面上）。

（2）按压定位

双乳头连线中点或胸骨下段 1/2 交界处为掌根着力的按压部位（图 5-1）。

（3）方法

施救者双膝跪地，与肩同宽，位于患者头侧的膝盖，前正中线与患者两乳头连线对齐，一只手的掌根部放在患者胸骨中下部，然后两手重叠，手指离开胸壁，双臂绷直，以髋关节为轴，借助上半身的重力垂直向下按压，每次按压幅度为至少 5cm，放松时掌根不要离开胸壁，并保证胸廓充分回弹，按压频率为 100～120 次/分；按压过程中，按压者应全程观察患者面部表情和面色改变，并尽可能地减少胸外按压的中断（图 5-2）。

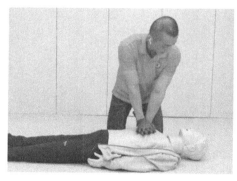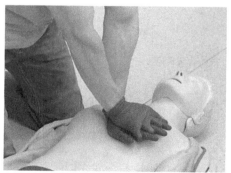

图 5-2　胸外按压

### 4. 电除颤

除颤仪到位后（无论什么时候）即检查有无除颤指征，若除颤指征存在，尽快予以电除颤治疗。具体操作详见"心脏电复律"中除颤的相应内容。

### 5. 气道管理

（1）清除气道内异物

若无颈椎损伤，可将患者头向一侧倾斜，可一手按压开下颌，另一手用食指将异物清除；

如有颈椎损伤，尽量减少患者头部的活动。

（2）开放气道

1）仰头-抬颏法：施救者在患者一侧，用一只手按压伤病者的前额，使头部后仰，另一只手在下颏下向上抬下颏。使下颌角、耳垂连线与地面垂直（图5-3）。

2）双下颌上提法（颈椎损伤时）：施救者在患者头侧，将肘部支撑在患者所处的平面上，双手放在患者头部两侧，双手食指、中指向上托住同侧下颌角，用力向上托起下颏，同时双侧拇指把下颌往下推，打开口腔（图5-4）。

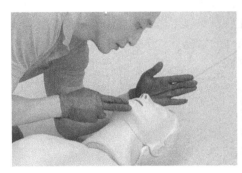 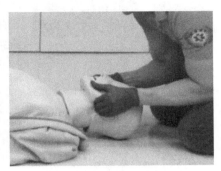

图5-3 仰头-抬颏法　　　　　　图5-4 双下颌上提法

## 6. 人工呼吸

（1）口对口

施救者头侧的一只手掌缘置于患者额上，手掌用力向后压，使头后仰，并用这只手的食指、拇指捏紧患者的鼻孔，另一只手食指、中指并拢，推压患者下颌骨边缘，协助患者头后仰，以打开气道，施救者吸气后口唇严密地包住患者的口唇，平缓地吹气（时间为1～1.5秒），注意不要漏气，将气体吹入患者的口腔到肺部，使胸廓抬起即可；然后松开患者的口鼻，使气体呼出，吹气时暂停按压，按压-通气比率为30∶2。

（2）口对鼻

若患者牙关紧闭，或操作者的口不能完全包绕患者的口周时用此法，用一只手的手掌压在患者额前，使头后仰，用另一只手抬起患者的下颏，并使口闭合，再向鼻孔均匀用力吹气（时间要达到1～1.5秒），将气体吹入患者的咽部到肺部，使胸廓抬起即可；然后口部离开患者，使气体呼出，吹气时暂停按压，按压-通气比率为30∶2。

（3）口对口鼻

口对口鼻法多用于婴儿。施救者头侧的一只手虎口置于患者额上，手掌柔和用力向后压，另一只手食指、中指并拢，推压患者下颌骨边缘，协助患者头后仰，以打开气道，吸气后口唇严密地包住患者的鼻子和口唇，平缓地吹气（时间为1～1.5秒），注意不要漏气，将气体吹入患者的口腔到肺部，使胸廓抬起即可；然后离开患者的口鼻，使气体呼出，吹气时暂停按压，按压-通气比率为30∶2（婴儿按压-通气比率为15∶2）。

（4）球囊面罩法

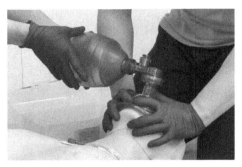

图 5-5　球囊通气

施救者在患者头位，用 E-C 法固定面罩：一手中指、无名指和小指放在患者下颌骨边缘处，把患者头部拉向后仰位，保持气道通畅。拇指和食指将面罩紧扣于患者口鼻部，固定面罩，保持面罩不漏气。用另一手挤压气囊，潮气量需 500～600ml，每次充气时间超过 1 秒，使胸廓抬起。上述操作通气时暂停按压，按压-通气比率为 30：2。球囊面罩通气注意避免过度通气，导致气道损伤。球囊面罩在有条件的情况下，建议双人使用，一人双手 E-C 法控制面罩，一人负责球囊通气（图 5-5）。

（五）注意事项

1）快速按，频率为 100～120 次/分。

2）用力按，成人按压幅度至少为 5cm。

3）成人按压-通气比率为 30：2。

4）放松时使胸廓充分回弹。

5）减少按压中断时间。

6）避免过度通气。

7）每 2 分钟评估一次呼吸、脉搏，并轮换按压人员。

8）心肺复苏应持续进行，直至患者心跳、脉搏恢复，或宣布死亡。

# 附　婴儿、儿童心肺复苏

（一）术前准备

球囊面罩、除颤仪等。

（二）操作步骤

**1. 评估与判断**

（1）评估与防护

评估现场环境安全，做好自身防护（戴手套、口罩、帽子），并记录开始抢救时间。

（2）判断患者无意识

拍打婴儿脚跟或手掌，呼叫患者，如无任何反应，说明意识丧失（图 5-6）。

（3）判断脉搏及呼吸

触摸婴儿肱动脉。评估时间 5～10 秒，同时操作者头部靠近患儿鼻孔，一观察胸廓是否有起伏，二听患者是否有呼吸音，三用自己的脸颊感觉有无呼吸的气流，如果都没有，说明无脉搏、无呼吸，确认患者呼吸心跳停止（图 5-7）。

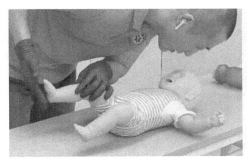 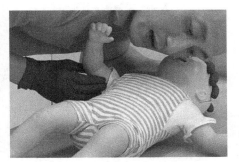

图 5-6 判断婴儿意识　　　　　图 5-7 判断婴儿脉搏和呼吸

**2. 呼叫援助**

（1）事件发生在医院内，立即呼叫助手

呼叫内容可为"这里有人心跳停止，请（指定人）带呼吸球囊、除颤仪过来协助抢救"。

（2）事件发生在医院外，向周围人群大声呼救

呼叫内容可为"这里有人心跳停止，请（指定人）帮忙拨打 120 呼救，回来帮我"。

如四周无人或距离人群较远，先用手机拨打 120 呼救，准确报告事件发生地址，如不能提供具体街区名称，可寻找周围地标性建筑进行描述，语言简短精确。

**3. 胸外按压**

（1）体位

患者仰卧位，头、颈、躯干平直无扭曲，松解衣领及裤带，整理肢体，垫背板（或仰卧于硬质平面上）。

（2）按压定位

双乳头连线中点下或胸骨中下 1/2 处为按压部位。

（3）方法

施救者可用双指法：用食指和中指并拢，垂直在按压部位进行按压；也可以用双拇指法：施救者双手掌环抱婴儿胸部，双拇指放在按压部位，双手掌同时挤压，按压深度至少为胸廓前后径的 1/3，婴儿约 4cm，儿童约 5cm，按压频率为 100～120 次/分；按压过程中，按压者应全程观察患者面部表情和面色改变，并尽可能地减少胸外按压的中断，避免过度通气（图 5-8，图 5-9）。

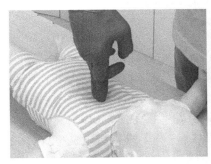 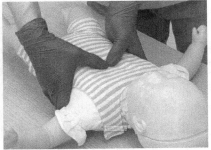

图 5-8 婴儿胸外按压

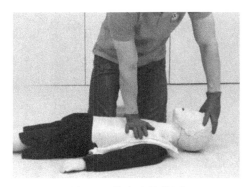

图 5-9　儿童胸外按压

**4. 电除颤**

除颤仪到位后（无论什么时候）即检查有无除颤指征，若除颤指征存在，尽快予以电除颤治疗。具体操作详见"心脏电复律"。

**5. 气道管理**

（1）清除气道内异物

若患者无颈椎损伤，可头向一侧倾斜，可一手按压开下颌，另一手用食指将异物清除；如患者有颈椎损伤，尽量减少头部的活动。

（2）开放气道

1）仰头-抬颏法：施救者在患者一侧，用一只手按压伤病者的前额，使头部后仰，另一只手在下颏下向上抬下颏。使下颌角、耳垂连线与地面垂直。

2）双下颌上提法（颈椎损伤时）：施救者在患者头侧，将肘部支撑在患者所处的平面上，双手放在患者头部两侧，双手食指、中指向上托住同侧下颌角，用力向上托起下颌，同时双侧拇指把下颌往下推，打开口腔。

**6. 人工呼吸**

（1）口对口鼻

该法多用于婴儿。施救者头侧的一只手虎口置于患者额上，手掌柔和用力向后压，另一只手食指、中指并拢，推压患者下颌骨边缘，协助患者头后仰，以打开气道，吸气后口唇严密地包住患者的鼻子和口唇，平缓地吹气（时间为 1～1.5 秒），注意不要漏气，将气体吹入患者的口腔到肺部，使胸廓抬起即可；然后离开患者的口鼻，使气体呼出，吹气时暂停按压，婴儿按压-通气比率为 15∶2。

（2）球囊面罩法

施救者在患者头位，患者头呈后仰体位，E-C 手法固定面罩：一手中指、无名指和小指放在患者下颌骨边缘处，把患者头部拉向后仰位，保持气道通畅；拇指和食指将面罩紧扣于患者口鼻部，固定面罩，保持面罩不漏气。用另一手挤压气囊，潮气量以胸廓起伏为目标，每次充气时间超过 1 秒，使胸廓抬起。上述操作通气时暂停按压，按压-通气比率为 15∶2。

注意事项参照成人心肺复苏操作。

# 第二节　心脏电复律

电复律是用高功率与短时限的电脉冲通过心脏，使全部或大部分心肌在瞬间除极，然后心脏自律性最高的起搏点（一般是窦房结）重新控制心脏节律，转复为正常的窦性心律。电复律分为同步和非同步两种。同步心脏电复律，现简称心脏电复律，是在 QRS 波形的波峰同步（如 R 波的最高点）时电击，以同步 QRS，避免发生心室颤动（以下简称室颤），应用直流电终止室颤和无脉性室性心动过速以外的心律失常；非同步心脏电复律，则称为电除颤，不需要同步 QRS，可在任何时间放电，以终止室颤。

（一）适应证

### 1. 电除颤适应证

室颤和无脉性室性心动过速是电除颤绝对适应证。一经诊断则治疗强调争分夺秒，室颤发生至第 1 次电击时间至关重要，它直接影响电除颤成功率及患者存活率。

### 2. 心脏电复律适应证

（1）宽 QRS 波有脉性心动过速

在有脉搏的情况下，出现规则的、宽大 QRS 波形的心动过速可能是室性心动过速、室上性心动过速伴差异性传导或室上性心动过速伴预激。若生命体征不平稳且继发于心动过速，需紧急行心脏电复律。若稳定的室性心动过速可以在治疗初期即给予心律失常药物，在镇静和镇痛的前提下，电复律可作为必要的可选治疗方案。

（2）室上性心动过速

室上性心动过速初期治疗包括刺激迷走神经和腺苷类药物的应用。若均无效，则使用非二氢砒啶类钙离子通道拮抗剂或 β 受体阻滞剂，可终止心律失常。临床上很少有患者需要进行电复律，只有当存在基础心脏疾病、初期治疗方案均无效且伴有生命体征不平稳时才需要进行电复律。

（3）心房颤动和心房扑动

心房颤动和心房扑动患者快速心室率反应往往继发于心力衰竭或心肌缺血。β 受体阻滞剂和非二氢砒啶类钙离子通道拮抗剂通过减缓房室结传导，可降低心室率。许多患者在充分心室率控制后表现为症状消失或症状轻微，电复律则作为备选方案。

（二）禁忌证

洋地黄中毒的室性心动过速，室上性心律失常伴完全性房室传导阻滞，病态窦房结综合征者，均不建议电复律治疗。

（三）术前准备

### 1. 仪器准备

（1）电极

在 "PADDLES" 模式下，除颤仪的电极板，可以作为检查患者心律的电极，在紧急情况下，用于快速检查患者心律。体外电复律/除颤时，电极板的放置部位：左侧位电极板（心尖部，APEX）放在心尖部左缘，中点位于腋中线第 4～5 肋间；右侧电极板（胸骨部，STERNUM）放在右锁骨下胸骨右缘，该部位操作方便，临床多采取这种放置方法（图 5-10）；另外，建议使用大电极（10cm），小电极（7cm）多用于 1 岁以内的婴幼儿（体重＜10kg）。

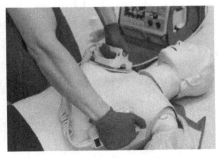

图 5-10　电极板放置位置

（2）除颤仪

首先通过心电波形探查确认患者为何种心律失常；打开除颤仪电源开关，选择同步/非同步功能；选择合适的能量；电极板涂上导电糊，固定在患者放置部位；再次确认心律；充电，远离电击区，放电；观察心电波形，决定是否需要重复除颤或复律。

### 2. 患者准备

心搏骤停患者，除颤仪到达，应立即检测心律并除颤；需要实施同步电复律患者，应获得患者知情同意。患者应充分镇静镇痛，全程监测患者生命体征和心脏节律。实行电复律的患者，胸壁应干燥，体毛过盛者，适当剔除体毛，患者任何部位不应该与操作者直接接触。

（四）操作步骤

### 1. 电除颤

1）确认患者心搏骤停（判断方法详见心肺复苏相关内容）或属于可除颤心律。

2）打开除颤仪，调至除颤档。

3）若之前患者没有连接心电监护，迅速把电极档调到"PADDLES"模式，使用两电极板检测患者心律，属于可除颤心律者，应该立即实施电除颤处理。

4）清洁患者胸部皮肤，给每个电极板涂上导电糊；选择合适能量（单相波：360J；双相波：200J，儿童第一次电击 2J/kg，第二次电击 4J/kg，后续电击＞4J/kg，最大 10J/kg 或成人剂量）；充电。

5）充电完毕后，在患者身上放置电极板，再次确认心律；提醒旁人离开，确认没人接触患者后，双手同时按放电键放电。

6）除颤后立即进行标准的心肺复苏操作，按压 2 分钟后，再次重新评估者的脉搏、呼吸及心律。依然是可除颤心律时，立即进行除颤。

7）注意，在整个除颤过程中，如果有多人在场，在准备阶段，都需要持续地进行胸外按压，除了在检测心律和放电的时候，尽量减少中断按压；除颤放电后，应立即实施胸外按压，而不是检测心律。如果只有一人在现场实施抢救，应首先完成除颤程序。

### 2. 电复律

1）连接心电监护，检测心律；开通静脉通道，备好心肺复苏的急救用物和药品。

2）建议使用静脉镇静药物，充分镇静，以减轻患者的恐惧。

3）打开除颤仪，调至除颤档；选择同步功能；确定心律失常仍然存在。

4）清洁患者胸部皮肤，给每个电极板涂上导电糊；根据不同心律失常的类型以及除颤仪的规格，选择合适的起始能量（推荐的起始能量：有脉室性心动过速，单向波/双相波 100J；心房颤动，单向波 100～200J，双相波 100～120J；心房扑动，单向波 50～100J）；充电。

5）放置电极板，用力按紧，确保患者心律失常依然发作，提醒旁人离开，确认没人接触患者后，双手同时按放电键放电。待除颤仪同步放电后，电极板方可离开患者胸壁。

6）若节律未改变，按需逐步提高能量。儿童同步电复律从 0.5～1J/kg 开始，如无效，则增加至 2J/kg。

（五）注意事项

1）电复律时，胸廓应擦拭干燥，减少电流的损失；胸部体毛多的时候，建议备皮。

2）操作时应使用最低的有效能量。另外，紧急情况下，皮肤和电极板之间用生理盐水浸湿的纱布取代导电胶，也可减少电弧烧伤。

3）放电时，须确认没有旁人接触患者身体及床位；需用力按压，以使电极板紧密接触胸部皮肤。

4）除颤后，应立即进行心肺复苏，而不是检查心律。

# 附　AED 的使用

自动体外除颤器（automated external defibrillator，AED）是具有视觉图形和声音提示的自动体外除颤器，可以指导救援者按照可能包括除颤和（或）心肺复苏处理的救援程序进行救援。

（一）适应证

当被怀疑心搏骤停的患者出现下列明显循环障碍的现象时：①没有意识；②没有正常呼吸；③没有脉搏跳动或者循环的迹象。

（二）禁忌证

①有意识；②有呼吸；③具有可以探测到的脉搏或者其他循环征兆；④年龄小于 8 岁的儿童。以上 4 点，符合其中一点，不建议使用 AED。

（三）术前准备

脱掉所有覆盖于患者胸部的衣物；确保患者胸部干燥；如果患者胸部的体毛过多，需要备皮，以确保电极能够很好地敷贴。

（四）操作步骤

**1. 开盖子**

掀开 AED 的盖子，打开电源开关。把电极片连接到 AED 机上。

**2. 贴电极**

根据语音提示，解开患者上衣，撕开电极片，按照图 5-11 所示把电极片贴在患者右锁骨以下和心尖部位，避开乳头；检查电极是否与患者身体有良好的接触。另一种贴电极的方法是前后位，即一个电极板放在患者背部左肩胛下区，另一个放在胸骨左缘约心尖部位置，此种部位通过心脏的电流较多，这种电极板放置方法是公认的择期复律患者最佳方式。

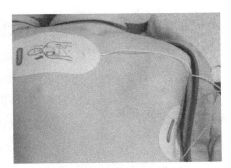

图 5-11　电极片放置位置

**3. 暂停复苏**

提醒"离开病人"及停止心肺复苏，让 AED 分析心律。

### 4. 自动分析

在电极敷贴到患者身上并且连接的阻抗核实之后，将会开始患者心脏的心电图节律的分析。分析过程中不要触碰患者，如果检测到的心电图心律可以进行电击处理，AED 会自动充电。

### 5. 电击

充电完成后，语音会提示警告所有靠近患者的人员要远离患者，并且不要触摸患者。按下除颤按钮开始除颤治疗。

### 6. 心肺复苏

电击完成后，立即进行心肺复苏处理，无需取下电极片。2 分钟后检查患者是否出现脉搏跳动或者有循环的征兆。如果仍然没有循环的征兆，继续下一步。

### 7. 不需电击心律

如果 AED 提示"不需要电击"，应立即实施心肺复苏。

### 8. 再分析

每 2 分钟 AED 主机会再次自动分析，如有必要会再次建议电击。

重复步骤 5 至 8，直至患者心搏恢复或高级心肺复苏团队介入。

（五）注意事项

注意在患者抢救过程中，不要频繁中断按压，当打开装置时，语音提示顺序和图像说明将会自动开始，并且一直持续到装置关闭或者电极从患者身上取下之后的一段时间，如果没有语音提示停止按压，则一定要保持按压直到专业救护人员到场。

# 第三节　气道异物梗阻的急救

气道异物梗阻指各种固体异物造成口、鼻、咽喉、气管甚至支气管的阻塞，导致通气功能障碍，严重时引起窒息，甚至死亡。多发生在婴幼儿或吞咽功能障碍的老年人。根据异物所处位置，可以分为声门上气道异物梗阻和声门下气道异物梗阻，本操作针对的是声门下气道异物梗阻的处理。

（一）气道梗阻的表现

### 1. 气道部分阻塞

患者有通气，可出现呛咳，呼吸困难，喘促等症状；或伴有呼吸运动，出现呼吸道喘鸣声，或有明显"三凹征"（胸骨上窝、锁骨上窝、肋间隙凹陷）。

### 2. 气道完全阻塞

患者呈窘迫状，不能讲话，不能呼吸，不能咳嗽，发生状况时，患者会指着喉咙或双手抓住颈部，无呼吸气流，有明显"三凹征"体征，并随着时间延长而出现口唇紫绀等缺氧症状（图 5-12）。

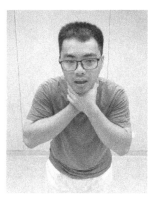

图 5-12　窒息患者

任何人突发呼吸窘迫，气道有喘鸣声，伴有"三凹征"，或有呼吸动作，没有呼吸气流者，都应考虑到气道异物阻塞。

（二）急救处理

**1. 清醒患者**

首先确认患者出现气道梗阻，先鼓励患者咳嗽，咳不出异物，应立即实施腹部冲击法（海姆立克急救法）。

（1）腹部冲击法（海姆立克急救法）

1）适应证：有意识的站立或坐位气道异物阻塞患者。

2）操作方法：施救者站立在患者身后，以前弓步站稳，将患者背部倚靠在自己前身上，双臂向前环抱患者腹部，一手握拳，掌心向下，握拳手的拳眼抵住患者腹部，位于脐上2横指的腹中线部位，再用另一只手扣紧拳头，快速向内、向上冲击腹部，反复冲击直到患者把异物咳出或转为不省人事（图5-13）。

（2）胸部冲击法

1）适应证：不适合使用腹部冲击法进行急救的气道异物阻塞患者，如妊娠后期，明显肥胖者。

2）操作方法：施救者站立在患者身后，以前弓步站稳，将患者背部倚靠在自己前身上，双臂向前环抱患者胸部，一手握拳，掌心向下，握拳手的拳眼抵住患者胸骨中部位置，再用另一只手扣紧拳头，快速向内、向上冲击胸部，反复冲击直到患者把异物咳出或转为不省人事（图5-14）。

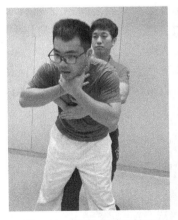
图 5-13　海姆立克急救法

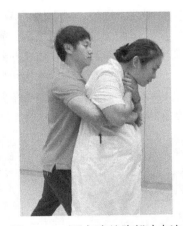
图 5-14　对孕妇实施胸部冲击法

（3）卧位腹部冲击法

1）适应证：不能取站位或坐位的异物阻塞患者，如长期卧床患者。

2）操作方法：患者仰卧位，施救者骑跨在患者身上或贴近患者身侧，手掌根部置于患者脐上2横指的腹中线部位，向下向胸部推压，每一次推压应慢而有节奏地进行，以保证气道异物排出（图5-15）。

### 2. 婴幼儿

（1）适应证

所有怀疑有气道异物梗阻的婴幼儿；婴儿推荐使用胸部戳击法联合背部拍打法；儿童推荐海姆立克急救法（同成人）（图 5-16）。

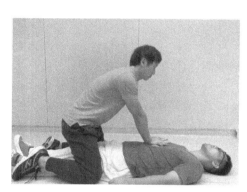

图 5-15　仰卧位腹部冲击法

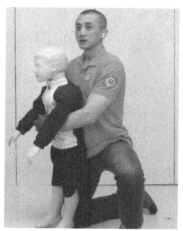

图 5-16　儿童海姆立克急救法

（2）操作方法

首先，开放气道，取出上气道可见的异物。如无效，行背部拍击法，婴儿俯卧位，面朝下，施救者用一手拇指和食指、中指支撑婴儿双侧颧骨，以支持住婴儿头颈部，虎口及掌心不要压迫婴儿的口鼻，婴儿身体俯卧骑跨在施救者的前臂上，呈头低脚高位，施救者前臂支在大腿上，以支持婴儿，用另一只手的手掌根部在婴儿双肩之间拍击背部 5 次；如无效，进行胸部推击法，婴儿呈仰卧位或在拍背后，施救者用一只手手掌托住婴儿头，固定其颈部，婴儿身体仰卧在施救者的前臂，前臂放在施救者大腿上，头部低于身体，施救者在婴儿两乳头连线、胸骨下部一半的位置，进行 5 次快速胸部垂直戳压。最后打开口腔，检查是否有异物排出，如发现口腔有异物，施救者用小指钩取出来。如果仍不见有异物排出，重复刚才胸部戳击法，直到把异物咳出或转为不省人事（图 5-17）。

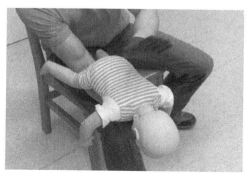
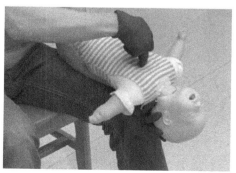

图 5-17　婴儿背部拍打法联合胸部戳击法

**3. 神志不清患者**

只要患者（所有年龄段）没有呼吸或没有呼吸气流，合并神志不清，应立即进行标准心肺复苏操作。不应再尝试使用海姆立克手法等排出气道异物梗阻的手法。

（三）注意事项

1）发生气道梗阻情况，特别是神志不清或表达不清晰的患者，应首先检查患者是否存在声门上气道异物，若存在声门上气道异物，可以通过吸引等方式排出。

2）采用海姆立克急救法应注意危及生命的并发症，如胃内容物反流误吸，腹腔脏器破裂出血等。

## 附　气道梗阻的自救

如果自身发生气道异物阻塞，周围没有人帮助，可以利用桌子、椅子、床头，或是比较宽的窗台，顶在脐上两指位置，仰头，把气道拉直，伸直脖子，向前下方用力冲击，把异物冲出来。

# 第四节　经口气管插管术

气管插管术是指将特制的气管导管，通过口腔或鼻腔插入患者气管内，在生理气道与空气或其他气源之间建立的有效连接，以保证气道通畅，是一种抢救患者和气管内麻醉的技术，也是保持上呼吸道通畅最可靠的手段。

经口气管插管术是急救中最基本、最常用的插管技术，约占全部气管插管中的 96%。其特点是操作简便、容易、快捷，尤其适用于现场急救，操作引起的黏膜损伤明显少于经鼻插管。

（一）适应证

1）上气道损伤、异物或分泌物潴留等导致的上呼吸道梗阻。

2）气道保护机制受损，意识障碍或需要麻醉者。

3）准备实施机械通气者。

4）气道大量分泌物潴留需要清除者。

（二）禁忌证

经口气管插管术无绝对禁忌证，相对禁忌证有：

1）严重颌面部损伤。

2）上气道外伤或烧伤。

3）深部气道梗阻。

4）颈椎损伤。

5）严重喉头水肿。

### （三）操作前准备

（1）准备适当的喉镜

成年人多使用弯曲喉镜片，大约是口角到耳垂的长度，婴幼儿使用直式叶片喉镜片。

（2）选择合适的气管导管

成年人女性多选择 6.5～7.5 号；男性多选择 7.0～8.0 号。

（3）其他器材

导丝、10ml 注射器、润滑剂、牙垫、胶布或绑带、吸引装置、球囊面罩、听诊器、心电监护仪、抢救药物。

（4）补救性器材

环甲膜切开包；支气管纤维镜。

### （四）操作前的气道评估

即便是最紧急的情况下，对患者的气道条件做出快速的评估也是十分必要的。通过评估决定插管时使用的器械、人员及困难气道的急救、气管插管的途径等，减少插管带来的并发症，提高插管的成功率。评估主要有以下几点：

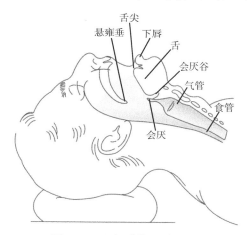

图 5-18　上气道位置关系图

#### 1. 病史和病情

（1）病史

气管插管和气管切开史。

（2）病情

有无咽喉部感染、面部和头颈部创伤；患者是否存在肥胖和短颈先天畸形（巨舌、短颊、21-三体综合征）等情况。

#### 2. 常规体检

常规体检包括上气道、头和颈部解剖结构、颈椎活动度、颞下颌关节功能、张口度、牙列状况、气管的体表触诊及甲状腺大小（图 5-18）。

### 3. 困难喉镜检查和气管插管的判断方法（LEMON 法则）

（1）L（look externally，表面观察）

观察颜面下半部情况，如小下颌、巨舌、巨齿、短颈等。

（2）E（evaluate，评估）

采用 3-3-2 评估法，即张口 3 横指；颏部到舌骨根部 3 横指；舌骨根部到甲状软骨切迹 2 横指。

（3）M（Mallampati，马兰帕蒂分级）

患者端坐，头取自然位，嘱患者尽量开口，但不发音而观察到的喉部情况：Ⅰ级可见软腭、悬雍垂、咽峡弓、咽后壁；Ⅱ级可见软腭、咽峡弓、悬雍垂部分被舌根遮挡；Ⅲ级仅见软腭和悬雍垂根部；Ⅳ级仅见硬腭，软腭都不可见。

Ⅲ、Ⅳ级强烈提示困难气道。

（4）O（obstruction，阻塞）

上气道阻塞：嘶哑、吞咽困难、喘鸣。

（5）N（neck mobility，颈部移动度）

创伤、颈部关节强直等。

**4. Cormack-Lehane 喉镜检查喉部可见度分级**

Ⅰ级喉部完全显露；Ⅱ级仅见声门的后半部；Ⅲ级仅见会厌；Ⅳ级未见会厌。
Ⅲ、Ⅳ级属困难气道。

（五）操作步骤

1）主操作者位于患者头顶部，助手在一旁配合。

2）患者去枕平卧。操作者解开患者衣领，观察患者口中有无异物、呕吐物、分泌物、血液、义齿等情况，若有马上清理并用吸痰管充分吸引。

3）用按额抬颏法使患者头后仰、下颌提起，使口腔、咽、气管三个轴线尽可能平行，便于暴露喉部和声门。

4）使用球囊面罩连接高流量氧气给患者正压通气预充氧。尽量使患者的血氧饱和度高于95%或维持血氧饱和度在最高状态。

5）在预充氧期间，同时准备用品：检查气管导管的完整性，用注射器给气管导管气囊注气，若出现漏气等情况立即更换气管导管，将气囊放气直到完全扁平紧贴气管导管，把导丝插入到气管导管距离尖端 1cm 处，塑形（适合口-咽-气管的生理弯度），涂润滑剂，选择合适的喉镜片，连接喉镜片及喉镜柄，检查光源，准备好牙垫、注射器、医用胶布或绑带、听诊器。

6）若患者已昏迷，直接进行插管。若患者抵抗或清醒，予镇静剂及麻醉药快速诱导。

7）主操作者左手握紧喉镜，将喉镜片从患者口腔右侧插入，将舌头拨到左边，沿着正中线缓缓推进，当喉镜片顶端插入会厌谷（舌根及会厌体之间）时，左手持喉镜柄向上抬起会厌以充分暴露声门，若有分泌物或呕吐物阻碍视线，立即用吸痰装置吸引。当抬起会厌后能看见声门，声门有"A"字型声带，A 字尖端指向会厌，若声门完全暴露或暴露 2/3 以上可进行下一步插管，若声门不能充分暴露，尝试把喉镜再抬高一点或让助手压迫环状软骨（图 5-19）。

8）保持视线锁定声带，助手把气管导管递到右手，右手将气管导管缓缓推进声门，当尖端及气囊通过声带后拔除导丝，再往里送 1~2cm，此时导管尖端距切牙 21~23cm，右手固定气道导管（图 5-20）。

9）放置牙垫，缓缓退出喉镜，助手给气囊打气（8~10ml）。连接球囊人工通气。

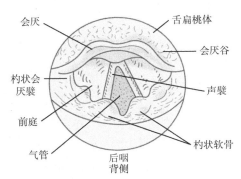

图 5-19 声门局部解剖示意图

10）判断气管导管位置，有以下两种方法。

方法一：用听诊器检查胃部及双侧肺部，若胃里无气过水声、双肺呼吸音清晰对称，胸廓有起伏，可确认气管导管在气管内。

方法二：连接呼气末二氧化碳（$ETCO_2$）监测仪，观察波形是否正常。心肺复苏过程中，心搏没有恢复者，$ETCO_2$ 应大于 10mmHg；有自主心律的患者，正常的 $ETCO_2$ 读数为 30～40mmHg。

若气管导管不在气管内，应立即释放气囊，取出气管导管重新插管，重复步骤 2）至步骤 9）。

11）使用胶带做 8 字固定，或使用绑带固定，连接呼吸机辅助通气。

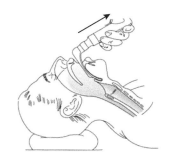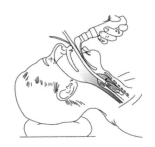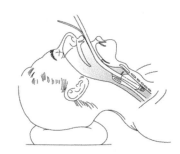

图 5-20    经口气管插管术流程图

（六）注意事项

1）气管插管操作过程，要注意避免因声门暴露不良而长时间持续地进行反复插管。

2）使用喉镜暴露声门的时候，不能以患者前切牙作为"支点"来撬起咽部和会厌。

3）必须反复确认气管导管是否在气管中。若气管导管不在气管中，应立即退出，做重新插管的准备，同时患者要重新预充氧。

4）移动患者或气管导管后需重新评估气管导管位置。

5）术前应充分评估是否为困难气道，若经口气管插管出现困难，换纤维支气管镜引导下气管插管或气管切开。

# 附    婴幼儿气管插管

（一）适应证

同成人。

（二）禁忌证

同成人。

（三）操作前准备

## 1. 准备喉镜

直式叶片喉镜适用于新生儿或小婴儿，可直达咽后部过会厌（也可不过会厌），挑起会厌显露声门。较大儿童可选用弯曲喉镜片。

**2. 选择合适的气管导管**

气管导管的选择最常用的方法是根据年龄计算，导管内径（带套囊导管）=年龄/4+4，导管内径（不带套囊导管）=年龄/4+4.5。

**3. 其他器材**

同成人。

**4. 补救性器材**

同成人。

（四）操作前的气道评估

同成人。

（五）操作步骤

基本步骤同成人，注意气管导管的插管深度，经口插入的深度约为年龄（岁）/2+12cm；经鼻插入深度为年龄（岁）/2+14cm。

（六）注意事项

1）小儿的氧储备少，耐受缺氧的能力更差，故应迅速完成插管。
2）小儿气管插管时，操作手法应轻柔，切忌用暴力置入导管，否则极易造成气管损伤和术后喉部水肿。
3）怀疑颈椎损伤的患儿需用手做颈部固定，并保持正中位。
4）因小儿个体差异大，故插管后应拍胸部数字X线片确定导管位置。
5）其余注意事项同成人。

# 第五节　脊柱固定与搬运

任何对头、颈、身体或骨盆造成强力撞击的钝伤；对颈部或身体产生突然加速、减速或侧弯力量的意外；自高处跌落，尤其是老人；从任何机动车或其他动力运输设备上弹出或摔落；以及任何浅水区跳水的意外，都有可能对脊柱造成损伤。对于上述患者，均应做好脊柱固定，使用器械或徒手将其固定在自然中线位置（除非有禁忌证）。

（一）适应证

1）存在受伤机制并有意识改变（格拉斯哥昏迷量表得分低于10分）者。
2）有受伤机制，患者虽然没有意识改变但存在脊椎疼痛或有神经学缺损或脊椎解剖构造的变形者。
3）当患者有值得注意的受伤机制，但却没有脊柱疼痛神经学缺损症状或脊椎解剖变形时，需要评估可信度，若对可信度存疑，则需要假定患者有脊髓损伤而给以全套固定。
4）患者有受伤机制，同时存在沟通困难，应该给予全套固定。

（二）禁忌证

无绝对禁忌证，若同时存在气道、呼吸、循环异常者，应优先处理上述问题。

（三）操作前准备

脊柱固定担架、短脊板、固定带、颈托、头部固定器，必要时可就地取木板、门板等。

（四）徒手固定颈椎的方法（五拳法）

### 1. 头锁

头锁主要用于患者头部的固定，同时把患者头部调整为生理位置。

患者仰卧位，术者双膝跪在患者头顶位置，先固定自己双侧肘关节（肘部放在大腿上或地上），双掌放在患者头两侧，拇指轻按其额部，其余四指固定其面颊。不可遮盖耳朵和眼睛。助手用手指在患者胸骨正中，标示前正中位置，协助术者把患者的头部调整到生理位置，让患者鼻尖、下颌与前正中线同一直线，处于头部稍微后仰舒适的位置（图5-21）。

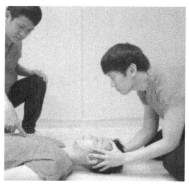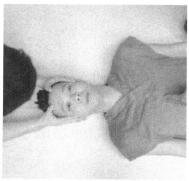

图 5-21　头锁

患者坐位的时候，术者站在患者背部，肘关节固定在椅子靠背或患者双肩，双侧手掌固定患者枕部及颞部，以稳定患者头颈部。

注意，在转动患者头部的时候，如果患者诉不适，或出现抵抗的时候，应停止转动头部，作原位固定。

### 2. 头胸锁

头胸锁为术者在患者一侧做头颈部制动的手法。

患者仰卧位，术者以跪姿处于患者身体一侧头肩位，胸侧的手肘关节轻点在患者胸骨上。手掌固定患者的颧骨，不可遮盖患者的口鼻；头侧的手肘关节稳定在地上或术者大腿上，手掌固定患者的前额（图5-22）。

### 3. 双肩锁

双肩锁又称斜方肌挤压法。主要用于患者前后左右水平平移时候的头部固定。

患者仰卧位，术者跪在患者的头部，面对患者。术者拇指与四指分开，四指并拢向内伸向患者的背部，靠近脊柱方向，双手虎口卡在患者的颈肩接合处，双手前臂放在患者双侧耳后，用力夹紧患者头部（图5-23）。

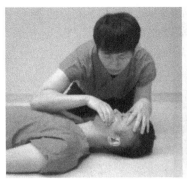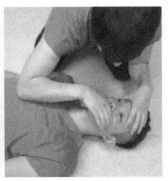

图 5-22 头胸锁

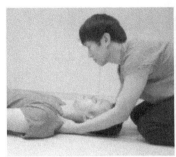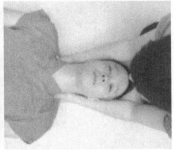

图 5-23 双肩锁

### 4. 改良肩锁

改良肩锁又称改良斜方肌挤压法，是在患者 90°侧翻的时候，术者对患者使用的固定头颈部的制动方法。

患者仰卧位，术者跪在患者头顶部，面对患者。一手如双肩锁般锁紧患者的头颈部（长手）。这个手的肘关节应该放在术者同侧的大腿上作为支点。另一手则像头锁般固定患者头部（短手）。双手手掌及前臂用力夹紧头部固定。在助手的协助下，将患者翻身至实施斜方肌挤压法的手（长手）的同侧方向 90°，长手刚好承托患者的头颈部，使之与脊柱保持一条直线（图5-24）。

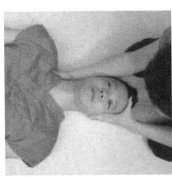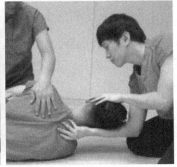

图 5-24 改良肩锁

### 5. 胸背锁

胸背锁用作固定坐位伤病者，并使之前后移动的手法。

术者在伤者侧旁正向伤者，一手肘部及前臂放在患者胸骨之上，拇指及食指分别固定面颊，手掌不可遮盖患者口鼻。另一手臂放在背部脊柱上，手指锁紧枕骨上，双手调整好位置后双手和前臂同时用力夹紧患者的头颈部固定（图 5-25）。

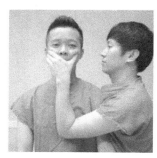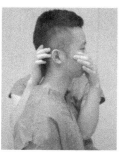

图 5-25　胸背锁

### （五）颈托的使用

颈托是辅助限制患者头颈部的活动范围，减少头颈部活动的装置，临床上分为可调式颈托和固定颈托，切记不能完全依赖颈托固定患者头颈部。如没有现成的颈托，可用毛巾或软垫填充患者颈部的空隙，以达到患者头颈部相对固定。

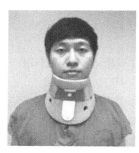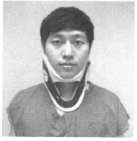

图 5-26　颈托固定

嘱咐伤者不要乱动，并保持头部于现有姿势，助手先用头锁为伤者制动，把伤者头部置于正中位置（伤者的头部与身躯的轴心线须成一直线）。如在转动伤者头部时，伤者感到痛楚，应立即停止复位。救助者用手指度量伤者肩颈结合处至下巴水平的距离，再根据此距离调节颈托的高度；将硬颈套套入伤者颈部；轻轻把硬颈套拉紧并固定（图 5-26）。

### （六）脊柱板固定

1）把脊柱板放在患者旁边。

2）用颈托正确地制动患者的颈部。

3）使用徒手固定颈椎的方法，通过侧翻、平移，将患者平稳地仰卧在脊柱板上。

4）把软垫放在双脚之间。

5）用固定带越过患者肩膊、胸膛、髋部、大腿、小腿，并将其制动于脊柱板上。

6）使用头部固定器固定患者头部。

7）确定患者已整体被固定于脊柱板上，才可搬运（图 5-27）。

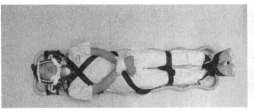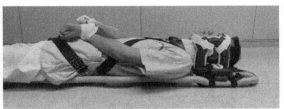

图 5-27 脊柱板固定

（七）操作步骤

1）评估现场环境安全，做好必要的防护，记录抢救时间。

2）从患者足端进入靠近患者，对清醒的患者表明身份，并嘱咐患者配合。

3）使用头锁固定将患者头部移动到一适当的自然正中直线位置（除非有禁忌证）。应持续不间断执行徒手支持与保持一直线的固定。

4）用初步评估的方式评估患者，并立即给予任何必要的处置。

5）若患者的情况允许，检查其四肢的运动功能、感觉反应和循环情况。

6）检查患者颈部，测量并给予合适且有效的颈托。

7）视情况，使用头胸锁及双肩锁、改良肩锁等手法，将患者侧翻、平移、固定在长背板上。

8）用固定带将患者的躯干固定在器材上，固定重点在患者的胸部、胯部和膝关节，使其无法上下左右活动。可用"8"字缠绕法，把患者的足掌固定在生理位置。

9）评估患者的头部，保持开放气道姿势；儿童背部加装软垫以保证开放气道姿势。

10）用头部固定器将患者的头部固定在器材上，维持自然直线的姿势。

11）一旦患者已在长背板上，要将手臂、腿部固定以避免移动。

12）统一口令，用脊柱板平稳抬起患者；主操作者应该位于患者的头侧，以便随时观察患者神情的变化。

13）移动患者时，应该足先行；遇到上坡路，改为头先行。

（八）注意事项

1）注意各项的操作规范，注意保持脊柱稳定，避免加重脊柱二次损伤。

2）处理过程，要注意处理问题的先后顺序，搬运过程密切留意患者生命体征及病情变化。

3）各人需配合娴熟，动作轻柔稳定，保持统一指令。

# 第六节　伤口处理与骨折固定

创伤（trauma）是物理或化学因素引起人体组织或器官的破坏。由于各种外来因素造成人体的结构或功能方面的破坏，如割伤、刺伤、挫伤、扭伤。创伤发生率高，轻者导致体表损伤，重者可导致功能障碍、残疾，甚至死亡。随着工业、农业、交通业及体育事业的高速发展，各种事故所造成的创伤日趋增多，创伤急救技术显得日益重要。创伤急救技术主要包括对伤口创面的处理如止血、包扎、固定等，也包括对无外在伤口的损伤的处置，如闭合性骨折、内出血等，正确有效地使用这些技术，往往可以挽救患者生命、防止病情恶化、减少患者痛苦。

创伤患者常伴有出血，血液接触有传播疾病的风险，施救者应该注意做好自身防护，戴手套，处理完毕后要注意洗手；同时要注意现场环境安全与否，是否适合急救。

### （一）创伤患者的整体评估

现场对患者的所有处理及转运的决定，都基于患者的整体评估。评估的首要目的，是通过一系列简单有效的检查，获得施救者对患者状况的一个全面印象，以及获得患者的呼吸、血液循环和神经系统状况的基本数据，从而判断患者是否有危及生命的伤情，并做出紧急的处理，如现场抢救或紧急转运。

评估和处理患者的优先次序分别是：①紧急处理可见的大出血；②气道是否通畅；③呼吸是否正常；④有没有循环不稳定（包括失血和失液）；⑤止血处理；⑥神经系统的评估。

创伤患者通常伴有外在的伤口创面，现场伤口的紧急处理，可以起到止血，防止再次污染，制动减轻疼痛，便于转运等作用。

伤口处理的原则：①保护伤口，以免受到再次污染和继发损伤；②止血；③妥善处理伤口异物及外露的器官、组织；④现场一般不做清创缝合，如伤口污染严重，条件允许情况下，可以做简单清洗；⑤暴露伤口的同时，要注意保护隐私及患者的保暖。

现场伤口处理的技术，包括止血、伤口包扎、固定伤口异物、固定患肢处理等。

### （二）止血法

止血法的分类：①压迫止血法；②填塞止血法；③止血带止血法；④局部药物止血法。

#### 1. 压迫止血法

压迫止血法分为直接压迫止血法和间接压迫止血法，是现场常用的、首选的止血方法；适用于所有伤口创面。

1）直接在出血的伤口上用力按压（图5-28）。

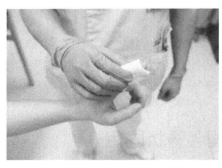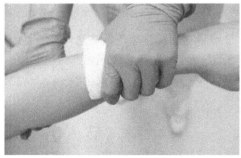

图5-28　直接压迫止血法

2）间接压迫创口近心端的动脉，以达到止血的目的。多用于为暴露创面做处理时的暂时止血。

3）根据出血的情况，施以适当的力度和按压时间，以出血停止为目标。

4）尽量使用干净的敷料或毛巾覆盖按压。

## 2. 填塞止血法

填塞止血法适用于部位较大而深（臀部、颈部），局部压迫难以止血的伤口，以及实质性脏器的广泛渗血。由底至浅逐层填塞，勿留死腔；填入敷料的尾端要置于伤口外，要记录填入填塞物数量，防止遗漏。然后再选用加压包扎止血法。填塞物一般停留3～5天，太长时间容易造成感染。颅脑外伤引起的鼻、眼、耳等处出血，怀疑脑脊液漏者，禁用填塞止血法。

## 3. 止血带止血法

止血带止血法适用于四肢创伤，不能用直接压迫控制的出血。止血带分为：①旋压式止血带；②橡皮筋式止血带；③气压止血带；④捆绑绞盘式止血带（图5-29）。临床推荐使用旋压式止血带。

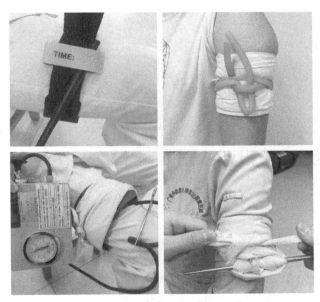

图 5-29　止血带止血法

止血带止血注意事项：

1）应用时机：四肢撕脱伤毁损伤引起的出血；尝试直接压迫不能有效控制出血，应马上使用止血带。

2）上止血带部位：伤口的近心端，距离出血部位5～10cm，避开关节。或者上臂、前臂和手部外伤大出血扎在上臂上1/3处，下肢外伤大出血扎在股骨中上1/3交界处。

3）松紧度：以创面出血停止，并远端动脉搏动消失为原则。

4）使用时间：注意不要使用太长时间，一般不应超过4小时，并应该尽早实施确切的伤口止血措施（如手术、血管结扎等）。

5）做好标记：不要覆盖止血带，使用止血带者应有明显标记，注明上止血带的时间等。

6）适当做好镇痛处理：止血带加压时疼痛明显，可根据情况予以镇痛，改善患者感受。

## （三）伤口包扎

外伤现场包扎伤口可以快速止血、保护伤口、防止二次污染、减轻疼痛等，并有利于患者转运和进一步诊治。

**1. 使用材料**

主要的包扎材料有纱块、棉垫、绷带、三角巾、多头带等,如果没有上述材料,临时使用干净衣物、毛巾等物品代替亦可。

**2. 操作步骤**

(1)弹性网套包扎

使用纱块覆盖伤口后,以弹性网套包裹。该方法使用方便,弹性良好,对浅表伤口敷料起到固定作用(图5-30)。

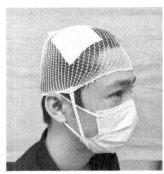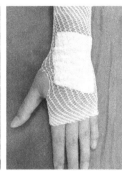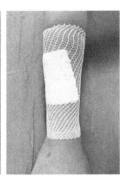

图 5-30　弹性网套包扎

(2)绷带包扎

绷带包扎的方法,包括环形包扎、螺旋形包扎、螺旋反折包扎、反折包扎、关节部位的"8"字包扎。

1)环形包扎:是绷带包扎的基本方法。适用于伤口面积不大的部位,如颈部、胸腹部、四肢、手指、脚趾。将绷带作环形缠绕,第一圈略斜一点,第二圈与第一圈重叠,将第一圈斜出的一角压于环形圈内,这样固定更牢靠些。绷带作环形的重叠缠绕,按同一方向缠绕直到将敷料全部包裹住。

2)螺旋形包扎:适用于四肢部位伤口面积较大,肢体粗细相差不大的部位,从肢体较细部位开始,开始时先环形包扎,然后把绷带向渐粗部位缠绕,每一圈压在上一圈的三分之一至二分之一处,形成螺旋状,然后将绷带尾端固定。

3)螺旋反折包扎:适用于肢体上下粗细明显不等的部位,将绷带由肢体细端开始缠绕,每绕一圈把绷带反折一次,形成鱼尾状,盖住上一圈的三分之一至三分之二,然后固定,主要是通过反折方式,让绷带更加牢固贴合粗细差异较大的肢体。

4)反折包扎:用于头部、肢体末端或断肢部位的包扎,先在靠近要包扎部位的近端以环形包扎固定两圈,然后以固定圈为转折点,在头端或断肢端前后呈扇形来回反折,直至完全覆盖伤口敷料,最后环形缠绕,将上述返折绷带固定。

5)"8"字包扎:多用在肩部、膝部、足踝(髂、髁)等关节部位。先在关节部位绕两圈固定,然后沿关节两端一圈向上缠绕,再一圈向下,每圈在正面和前一圈相交叉,并压盖前一圈的二分之一,然后固定绷带尾端。

（3）三角巾包扎

三角巾主要适用于头部、躯干等部位的包扎，应用时可按需要折叠成不同形状。

## 3. 注意事项

1）包扎时动作要迅速准确，不能加重患者的疼痛、出血或污染伤口。

2）包扎要松紧适宜，太紧容易影响血液循环，太松会使敷料脱落或松动。

3）最好用消毒的敷料覆盖伤口，紧急情况可以用清洁的布料。

4）敷料要完全覆盖伤口，包扎的绷带要完全覆盖敷料，上下两端超出敷料3～5cm。

5）包扎四肢时，手指、足趾可露在外面，方便观察末梢血运。

6）用三角巾包扎时，边要固定，角要拉紧，包扎要贴实，打结要牢固。

7）不要轻易取出伤口异物（"三勿"原则：勿取出异物，勿晃动异物，勿施压异物），可使用衬垫辅助包扎（图5-31）；也不要把脱出体腔的内脏回纳，可使用生理盐水浸泡后的无菌敷料覆盖伤口，后使用治疗碗倒扣以固定外露的脏器，用三角巾或多头带包扎，防止进一步污染（图5-32）。

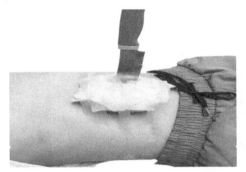

图 5-31 腹部异物衬垫辅助包扎

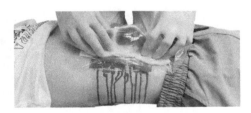

图 5-32 脏器外露固定并包扎

## （四）固定术

固定是针对创伤性骨折、关节脱位的急救措施，对骨折部位尽早进行临时固定，限制受伤部位的活动度，可以有效防止因骨折断端的移位而损伤周围的血管、神经等组织。便于转运，减轻在搬运中增加患者的痛苦。可以选用木制夹板，充气夹板等，紧急情况下可就地取材，使用木棍、树枝等进行固定，也可使用自体固定。固定时动作轻巧、固定牢靠、松紧适度。急救固定目的是防止断端移位，而不是为了复位，所以刺出伤口的骨折端一般不应送回。皮肤与夹板之间要垫棉垫等柔软物品，防止局部受压引起缺血坏死。

## 1. 使用材料

（1）夹板固定法

根据骨折部位选用合适长度夹板，以绷带、三角巾等来固定。

（2）自体固定法

用绷带或三角巾将健侧肢体和伤肢捆绑在一起，适用于下肢骨折。应注意将伤肢拉直，并在骨突处放上棉垫，防止局部压伤。

## 2. 操作步骤

1）固定前处理包扎裸露的开放性伤口，外露的骨折端不能回纳，松紧适度，防止二次损伤。夹板应放在伤口的对侧。

2）骨折部位的畸形，不宜现场复位，以原位固定为主。

3）固定时，应同时固定伤处上下两个关节。

4）骨突处放置棉垫保护，给夹板足够的衬垫，以防疼痛和损伤。

5）固定夹板的方式：应先固定骨折处的近心端，再固定骨折处的远心端，再固定跨近端关节的固定端，最后固定跨远端关节的游离端。尽量保持肢体的功能位固定。

6）固定牢靠，松紧度适宜。

7）使用夹板前后，都应有对末端血运、活动、感觉的评估并记录。

## 3. 注意事项

1）密切观察肢端感觉与血运，防止肢端缺血坏死发生。

2）夹板内固定垫处、夹板两端或骨骼隆突部位出现固定的疼痛点时，应及时拆开夹板进行检查，防止压迫性溃疡发生。

3）注意调整夹板松紧度。

4）对可疑骨折，也要进行夹板固定。

5）适当给予镇痛处理。

# 第六章　内科临床综合技能

内科医师的临床基本技能包括：问诊采集病史的能力、按照顺序全面规范的体格检查能力、独立规范完成四大穿刺的能力等。这些基本技能也是医师资格考试必考内容。医学基本技能的训练一方面要符合临床实际，同时也要注意考试模式与临床实际情况的差异。比如，病史采集使用标准化病人，体格检查使用健康成人，穿刺则使用医学仿真模型。这些基本技能的注意事项也要兼顾考试的特殊情况。

## 第一节　病史采集

问诊是医师通过对患者或相关知情人员（如家属和同事等）进行系统询问而获取病史资料的过程，是医师诊治疾病的第一步。病史资料采集的完整性、准确性和可靠性对正确诊断和处理疾病意义重大。准确全面的病史采集不仅可以提示医师体格检查的重点并为进一步辅助检查提供线索；而且，在临床工作中一部分疾病如癫痫、消化性溃疡、心绞痛等仅通过病史采集即可基本确立诊断。病史采集如果不准确、不完整则往往是临床漏诊、误诊的重要原因。若要实现完整准确的病史采集，就一定要熟练掌握问诊的内容、方法和技巧。

### 一、西医问诊内容及方法

#### （一）一般项目

西医问诊一般项目包括姓名、性别、年龄、民族、职业、婚否、籍贯、现单位、现住址、联系方式等，如果是儿童或无行为能力者，则要询问监护人的相关信息。

#### （二）主诉

主诉是促使患者就医的最主要的不适，如症状和（或）体征及其发生时间。需要注意的是，主诉不能直截了当地问患者"你的主诉是什么？"，主诉的内容也不是患者的直接回答，而是医生根据患者的回答总结出来的。主诉的描述要简明扼要，并注意时间顺序。例如，"咳嗽5天，发热3天"。

主诉的发生时间应记录为主诉最初发生到就诊的时间长度，不应该记录为主诉发生的具体日期。如果主诉发作具有明显的时间性特征，可以用"间歇性"、"持续性"、"阵发性"等词语描述。当没有明确的症状时，可以用体征、实验室检查结果或辅助检查结果作为主诉内容。例如，"发现血压升高3个月"、"发现血糖升高半年"、"超声检查发现胆囊结石

2 周"。如果诊断明确，经过治疗已经没有症状，而本次住院目的十分明确的情况下，主诉可以使用疾病名称。如"确诊急性粒细胞白血病 5 个月，入院第 3 次化疗"。

### （三）现病史

现病史主要记述患者从患病到就医的全过程，是病史的主体内容。现病史的问诊主要按照以下内容及顺序进行。

#### 1. 疾病的发生

（1）包含内容

疾病的发生包括起病情况和患病时间。

1）起病情况：包括起病时患者的生活状态、起病缓急、首发症状、起病时其他症状的先后顺序。

2）患病时间：是指出现首发症状到就医的时间，这个时间可以用症状发生的具体日期和时间来描述。但是，为了能直接理解，通常多用距离就医时的时间间隔来表述。时间较长时可以用年数、月数或天数计算，发病急骤、时间较短时可用小时数甚至分钟数来计算。

（2）问诊方法

可以问："你是怎样发病的？"或者："你发病时是什么样的情况？"，通过发病时间和变化进展判断发病缓急。在问诊时要注意多个症状的发病时间顺序，如果患者不清楚，应重复确认。

#### 2. 病因及诱因

（1）概念

病因是指造成本次发病的原因，诱因则是促使疾病发生的原因。如"暴食"对于腹痛可能是病因，而对于心绞痛往往只是诱因。

（2）问诊方法

可以问："你认为这次发病的原因是什么？"问诊中患者对于病因或诱因的回答并不一定正确，需要医生判断。注意不要用封闭式问题，例如，"你这次发病是不是因为受凉啊？"这样的问题容易造成阻碍患者叙述思路的结果，还可能出现诱导倾向。

#### 3. 主要症状的特点

（1）包含内容

主要症状的特点包括症状出现的部位、性质、时间、程度、加重与缓解因素、发作次数。

（2）问诊方法

可以使用的问题有："腹痛主要发生在哪个部位？"、"腹痛是什么样的疼痛？"等。如果患者对疼痛性质描述不清的时候，也可以用选择性问题，例如，"你的腹痛是绞痛、烧灼样疼痛、刀割样疼痛或是针扎样疼痛？"、"疼痛剧烈吗？"等。为了判断症状程度，不能一味相信患者的主观描述，可以根据症状对患者生活的影响程度来判断，例如，"疼痛是否影响你的工作、日常生活？"、"疼痛能否忍受？"、"疼痛时是否出冷汗？"等。

1）问诊症状持续时间时应注意，患者的回答可能是每次发作的时间，也可能是多次发作的时间。"你的腹痛持续了多久？"这样的问题会产生歧义，患者可能理解为腹痛从开始到就医的时间。应该这样问："你每次腹痛持续多久会缓解？"。

2）针对症状加重或缓解因素，可以这样问："什么情况会造成你的腹痛加重？"、"你的腹痛在什么情况下会减轻？"。

3）针对症状发作次数可以这样问："你的腹痛是一直痛还是阵发性的？"、"你的腹痛发作几次了？"、"多久发作一次？"。

### 4. 病情发展与演变

（1）包含内容

病情发展与演变包括主要症状的变化和新症状的出现。

（2）问诊方法

主要问诊主症在性质、程度、持续时间、发生频次、诱因方面有无改变，以及如何改变。出现新症状时，应注意询问时间、发生的时间顺序。

### 5. 伴随症状

（1）概念

伴随症状指与主要症状相伴出现的其他症状。伴随症状往往具有重要的诊断和鉴别诊断意义。

（2）问诊方法

一般应用开放式问题，例如，"除了发热，还有其他不适吗？"、"除了刚才讲的，你还有其他症状吗？"当患者明确回答没有其他伴随症状时，仍然要继续进行鉴别症状问诊。鉴别症状是指对该病具有重要鉴别意义的症状。比如问诊一位下腹痛的患者时，虽然患者已经否认还有其他伴随症状，仍然要就"腹泻"、"尿急、尿频、尿痛"、"腰痛"、"血尿"等症状进行问诊，这些症状对鉴别肠炎、尿路感染、尿路结石具有鉴别意义。鉴别问诊主要采用直接提问法，例如，"你是否有拉肚子？"、"你小便的时候感觉疼痛吗？"等。如果患者否认，这些具有鉴别诊断意义的重要阴性症状也应记录在现病史中。鉴别问诊体现了医生在问诊过程中的诊断思维。

### 6. 诊治经过

诊治经过指患者发病后至本次就医前是否看过医生或者自己是否服用过药物，如果看过医生，应问清做过什么检查、结果如何，医生的诊断，服用药物的名称、剂量、疗程以及疗效如何。

### 7. 病后一般情况变化

病后一般情况变化指自发病以来精神状态、食欲、大小便、睡眠等的变化情况，如果病程比较长，还要询问体重变化。

（四）既往史

既往史（又称过去史）指本次发病之前的患病经历，包括以下内容。

（1）一般健康情况

即既往健康状况是否良好。

（2）曾患疾病

在患者讲述曾患疾病后，应一一询问患者是否患过传染病，如病毒性肝炎、结核病等；常见病如高血压、糖尿病、冠心病等。在问诊既往史时应注意与现病史的区别。患者自本次发病第一日之后发生的症状都应归入现病史描述，而之前的病症记入既往史。如果在问诊中发现本次发病之前，患者曾经发生过同样症状，医生应判断之前的症状是否和本次发病属于同一个疾病，如果认为是同一个疾病，则应该把疾病发生时间提前到第一次发病的日期，现病史也应提前到第一次发病开始记述。例如，一位反复咳嗽、咳痰3月余的患者来诊，医生认为现病史应从3个月前开始记录，但是在既往史问诊时发现，患者5年前就已经出现了反复咳嗽、咳痰的症状，且每年都有发作，医生判断患者本次发病其实是慢性支气管炎的一次急性发作而已。这时，以往的咳嗽咳痰就不属于既往史，而是现病史。主诉就应该修正为"反复咳嗽、咳痰5年，急性发作3个月"。现病史也应该从5年前第一次发病开始记述。

（3）外伤、手术史

例如，对于可疑肠梗阻的患者，应询问过去是否有过腹部手术史；可疑癫痫的患者，应询问过去是否有过头部外伤史等。

（4）预防接种史

例如，在新型冠状病毒感染流行期间出现发热症状，应询问是否有疫苗接种史等。

（5）过敏史

询问患者对药物、食物和其他接触物是否发生过过敏现象。如果有，应详细询问具体的过敏反应表现和治疗情况；如果无，应明确记录患者否认药物、食物过敏史。

（五）系统回顾

见习生、实习生在问诊时还应该进行系统回顾。即按照呼吸系统、循环系统、消化系统、泌尿系统、血液系统、内分泌及代谢系统、神经精神系统、肌肉骨骼系统等八大系统的顺序逐一进行常见症状问诊；询问患者除了本次发病之外，是否存在目前尚存或者已经痊愈的疾病。所以，系统回顾应该是一次包括既往史、现病史的全面的症状问诊。系统回顾问诊的目的在于防止现病史和既往史问诊过程中可能出现的遗漏，全面评估各系统状态。

系统回顾问诊的方法如下所述。

**1. 按照顺序进行全面问诊**

全面问诊即按照呼吸系统、循环系统、消化系统、泌尿系统、血液系统、内分泌及代谢系统、神经精神系统、肌肉骨骼系统这样的顺序，不可遗漏。

**2. 问诊各系统重点症状**

每个系统选取常见、重要的症状问诊，例如，进行呼吸系统回顾时，应问诊咳嗽、咳痰、呼吸困难、咯血、胸痛等症状，先问目前有无此症状，再问以前是否发生过这种症状。比如，"你有咳嗽的症状吗？"、"你以前有没有经常咳嗽？"、"你有胸痛吗？"、"你以前发生过胸痛吗？"（表6-1）。

表 6-1　各系统回顾问诊主要内容

| | |
|---|---|
| 呼吸系统 | 发热、咳嗽咳痰、呼吸困难、发绀、咯血 |
| 循环系统 | 心悸、胸痛、头晕、晕厥、水肿 |
| 消化系统 | 腹痛、腹泻、反酸、嗳气、恶心、呕吐、呕血、黑便、黄疸 |
| 泌尿系统 | 少尿、尿急、尿频、尿痛、腰痛、血尿、排尿困难 |
| 血液系统 | 苍白、头晕、皮肤黏膜出血、淋巴结肿大、肝脾肿大 |
| 内分泌及代谢系统 | 出汗、体重变化、多饮、多尿、月经失调、发育障碍 |
| 神经精神系统 | 失眠、头痛、眩晕、震颤、抽搐、瘫痪、麻木、意识障碍 |
| 肌肉骨骼系统 | 麻木、疼痛、痉挛、萎缩、瘫痪、关节畸形、运动障碍 |

### 3. 补充修正

系统回顾时如果问出患者具有某种症状，医生应判断其属于本次发病的伴随症状还是已经痊愈的疾病表现，同时了解与本次发病的因果关系。并根据系统回顾结果，对现病史和既往史进行补充修正。

（六）个人史

个人史指与健康相关的个人历史，包括以下内容：

1）一般生活史资料（社会经历）：包括出生地、居留地与居留时间、教育程度、经济生活、业余爱好、疫区旅游居留时间等。

2）职业、工作条件、接触有毒物质的情况。

3）习惯与嗜好：包括生活卫生习惯、饮食结构和规律、烟酒嗜好、其他异常嗜好、麻醉药品或毒品使用和依赖情况。

4）冶游史及性病史

A. 冶游史主要指不洁性生活经历，包括嫖娼和婚外性生活。常见性病有淋病、梅毒、尖锐湿疣、艾滋病。

B. 问诊方法：由于此项问诊涉及隐私，问诊时往往会造成尴尬，也常常得不到配合。问诊时应该讲究技巧，太过直接的提问会伤害患者的自尊，提问如果太过委婉含蓄，又怕患者误解而答非所问。所以，正确的问诊方法是在提问之前，注意要单独询问患者，不能有家人或第三者在场，同时应向患者说明，为患者坚守秘密是医生的职业操守，不会泄露所有隐私给其他任何人，然后就可以直接提问，问题应该明确不含糊。比如，可以这样问："下边我要问一些有关性生活的隐私问题，我们会为你保守隐私秘密，不会透露给包括你家人在内的任何第三者，请你相信我们，不要隐瞒病史。你以前有过婚外性生活经历吗？"、"你以前得过什么性病吗？"。

（七）月经史

育龄女性患者应询问月经史，包括初潮年龄、月经周期、经期天数、经血的颜色和量、有无痛经、白带情况、末次月经日期或绝经年龄。

## （八）婚姻史

婚姻史包括是否结婚、结婚年龄、配偶健康状况、性生活情况、夫妻关系等内容。

## （九）生育史

男性患者询问生育了几个孩子，子女健康状况如何。女性患者应询问妊娠次数、生育次数、生产方式（自然生产或剖宫产）、流产次数（自然流产或人工流产）、围生期感染、计划生育（主要指避孕措施）等。

## （十）家族史

家族史包括以下内容：双亲、兄弟姊妹及子女健康情况，特别是家人中是否有人患有与患者同样的疾病，有无与遗传相关的疾病，如血友病、地中海贫血、糖尿病、精神病。已经死亡的直系亲属应该询问死亡年龄和原因。如果家族中有多人患有相同病症，可以进行家系调查并绘制家系图。

# 二、问诊的方法与技巧

## 1. 环境与氛围

保证安静、轻松的问诊环境，营造和蔼亲切的问诊氛围。医生问诊时应注意不要有陌生人在场，如果患者需要，也可以让患者家属在场陪伴。医生应该创造和蔼的问诊氛围，对于患者的不幸和痛苦给予充分的同情、理解和安慰，并用恰当的语言表达医生会尽力帮助病患，以消除医患初次交流的陌生感，同时有助于建立医患互信关系。比如，当患者比较紧张或情绪激动时，医生应耐心安慰患者，然后先从简单问题问起，如"你不要太过担心，我们会尽力帮你的，你先谈谈你有哪里不舒服？"。

## 2. 充分沟通理解

尽量让患者按照自己的思路充分陈述病情，完整地表达自己的感受。患者叙述期间医生如果有疑问，不要马上打断患者，应在患者讲完后补充询问。如果患者的讲述发生偏离，与病史无关时，可以在恰当的时机把患者的讲述转换到主题上来。比如，"嗯，你说的这些情况，我已经明白了，你刚才说3天前出现了腹泻，能不能详细说说腹泻的情况？"。

由于患者的思路与医生问诊思路常常不一致，医生应牢记自己的思路，不要被患者带偏。比如，当患者未讲完腹痛的特点就开始叙述他的求医经过时，医生可以耐心听患者讲完，再回头询问腹痛特点。

## 3. 正确使用提问类型

问诊应尽量使用一般性提问，即开放式问题，比如，"你哪里不舒服？"、"你还有其他症状吗？"、"后来的病情怎么样？"，开放式问题能让患者充分陈述自己的感受。

当患者讲述结束后，为了进一步了解某些针对性细节或核对一些重要信息，可以使用直接提问法，比如，"你说2天前出现腹痛时，有没有恶心的感觉？"、"你看到的呕吐物是红色的吗？"，要求患者给予"是"或"不是"的明确回答。如果患者无法准确表达感受或表述能力欠缺时，医生可以使用选择性提问，比如，"你的腹痛是绞痛、刀割样痛、针扎样痛还是胀痛？"。

为了不让患者随口附和医生，医生尽量不要使用诱导性或暗示性提问，即隐含了医生对某种答案期望的问题。比如，"你这次发烧会不会是受凉引起的？"、"胆囊炎的疼痛往往会放射到右肩，你的腹痛是不是也有这样的情况？"。

含有医生价值判断的提问也往往得不到真实的答案。比如，"你有吸烟这种坏习惯（恶习）吗？"、"你经常吃一些垃圾食品吗？"。

医生问诊时还应该避免使用责难性词语或语气，比如，"你怎么能不遵照医嘱呢？你多久没有吃药了？"、"太没有自控力了，你喝了多少酒？"。

### 4. 医生问诊时应该注意随时确定双方对问题、重要信息的理解是否一致

为防止出现理解偏差或交流困难，医生提问时应注意避免使用患者不甚明白的医学术语，如"意识障碍"、"发绀"等词语，尽量使用"口唇发青"等口语化词汇。

医生问诊过程中应注意核实重要的信息，譬如：当患者说发现血尿时，医生应该追问，"你怎么知道那是血尿呢？"。当患者说腹痛很严重时，医生应该核实患者对"严重"的认识。可以追问，"你的腹痛对生活工作有影响吗？"、"腹痛时能忍受吗？"、"腹痛时有出冷汗吗？"。

### 5. 描述性指征的问诊方法

当患者对一些指标数值描述不准确的时候，可以使用常用物品进行比拟。例如，当患者无法确定每次呕血的量有多少毫升时，可以要求患者用日常容器来衡量，"每次呕血的量有多少？如果用纸杯来量，大概有几杯？"然后根据杯子的容积估计呕血量。

当问诊内容涉及大小、形状、颜色时，医生、患者都可以用常见物品大小或颜色进行近似对比，比如，"当时你小腿上的紫斑有多大？像黄豆大、蚕豆大还是一元硬币大小？"、"你的小便颜色是茶色、浓茶色、酱油样还是洗肉水样？"。

### 6. 对于患者提供的诊疗过程的信息，尽量寻求客观资料进行核实

例如，患者说曾做过血液分析，诊断为缺铁性贫血，医生应追问，"当时做过什么检查？"、"检查结果还记得吗？"、"请把检验报告拿给我看看，好吗？"。

### 7. 提问时注意问题的系统性和目的性

医生提问时，应该按照医学常规系统顺序进行，符合疾病发展、时间顺序和诊断思维逻辑，如果提问没有条理、杂乱无章，往往容易造成思路混乱，问诊遗漏。

### 8. 问诊中注意体现医学人文精神

问诊过程中，医生应该注意对患者的人文关怀，体现出以人为本的医学人文精神，具体表现为以下几个方面：

1）医生问诊时应当做到仪表端庄、举止礼貌友善、态度和蔼亲切。切忌态度蛮横，语气严厉，面露厌恶、不耐烦等表情。

2）问诊时，医生应时常注视患者，观察患者的表情、判断患者的内心感受，并做出相应的反应。对患者的病痛给予安抚，对患者的积极主动和正确做法给以赞许，对患者的努力给予鼓励，对患者的困境给予理解，对患者的疑惑给予解释，对患者的错误健康观念进行纠正。

不能自始至终不看患者、面无表情，对患者关切的疑难不管不问。

3）询问患者的经济状况、家庭资源。应鼓励经济困难患者寻求家庭、单位和社会经济支持和精神支持，为患者提供可能获得帮助的信息，如政府部门和社会团体的救助项目、红十字会援助基金、网络救助平台等。

4）了解患者的期望和就诊目标。在病史问诊结束时，医生应该主动询问患者的就医要求，比如，"你有什么问题要问我吗？"、"你这次看病有什么要求吗？"、"你看我还能为你做些什么？"。

5）患者经常比较关切的问题多是关于疾病的诊断、费用、疗效和预后，医生在回答这些问题时，一定要实事求是，不能夸大疗效、自我吹嘘，更不能不懂装懂。如果患者的问题超出了医生的能力水平，医生也不要一口回绝患者的问题，而应该直言自己能回答或解决到什么程度，对于不能回答或解决的问题，可以用查阅资料、请教他人、请专家会诊或者为患者提供可及的就医途径来解决。

## 三、医学生问诊常见问题和注意事项

医学生由于基础知识薄弱、临床经验不足，问诊常常表现为以下几种突出的问题。

1）主症问诊不透彻、不深入、不全面。造成这个问题的关键是医学生对该主症的临床表现掌握不牢固、不全面。很多学生在问诊腹痛时，都能问出腹痛部位、时间和性质，但往往遗漏了腹痛的发作频率、诱因、缓解因素、伴随症状，最容易遗漏的内容是腹痛是否具有牵涉痛、腹痛的演变等。

2）伴随症状和阴性鉴别症状问诊不全。这个问题产生的原因主要与医学生临床知识不全面、诊断思维和鉴别诊断思路狭隘有关。例如，问诊不明原因的发热时，如果只想到了呼吸道感染、消化道感染和泌尿道感染，在鉴别诊断问诊时就只会问患者是否有咳嗽、腹泻、尿频等症状；如果想到了风湿热、痛风发作，就会问诊关节症状。所以，医学生应熟练掌握常见症状的鉴别诊断。

3）现病史问诊顺序混乱。原因在于医学生没有按照"起病情况—主症特点—病因诱因—加重及缓解因素—伴随症状—疾病演变—诊疗过程—一般情况"这样的顺序进行问诊，往往是想到什么就问什么。最常见的现象就是，许多学生现病史刚问了几句"你有什么不舒服？"之类的问题后，马上就转入诊疗经过的问诊。

所以，医学生除了要掌握主症临床特点外，也要熟悉相关疾病的鉴别要点，更应该多在临床中经常进行问诊实际训练。

4）既往史、个人史问诊的问题往往表现为内容不全，容易缺漏。比如忘记问诊过敏史、冶游史等。

5）提问方式单一，较少使用开放式问题。

6）问诊不熟练，节奏不顺畅，时有卡顿冷场。问诊时忙于记录，疏于和患者眼神交流，有人甚至自始至终不看患者一眼。医学生应训练多用脑记忆的能力、减少笔记，注意倾听患者叙述。

7）许多医学生在问诊时没有对患者的病痛、悲伤、亲人离世等表达关怀之意，对患者在叙述病史中的表现缺乏情感反应。

8）缺少让患者向医生提问的环节，不能有效了解患者的就医目的和迫切诉求。

## 四、标准化病人问诊的注意事项

标准化病人目前已经广泛应用于问诊训练、各种临床操作技能考试，特别是执业医师资格考试。医学生在对标准化病人问诊时应该注意以下问题。

1）标准化病人是由非医学职业的健康志愿者根据病例剧本扮演的患者角色。扮演者的年龄及性别特征并不与患者特征一致，比如，一位女性患者可能扮演一位男童患儿。所以，患者一般项目，如性别、年龄等均需——询问，不能想当然认为就是扮演者的特征。

2）标准化病人都经过了培训，一般会遵循有问必答，不问不答的原则，不同于真实的患者急于叙述所有的病史，而是往往会有所保留，人为提高问诊难度，故意考察医学生问诊能力。所以，问诊标准化病人时更应该经常使用开放式提问，如"请你讲讲……的情况"、"你是怎样发病的？"、"还有其他不舒服吗?"、"这个症状后来有什么变化吗？"。

3）标准化病人可能根据剧本故意设置问诊障碍，考察医学生的问诊技巧。比如，扮演者故意态度傲慢，刁难或纠缠医学生。

4）问诊后期容易遗漏询问患者的感受要求、回答患者提问。

5）问诊时过分纠结在某个临床表现的问诊上，导致时间分配不均衡，造成问诊不能完成，或者因时间不够，部分内容太过简略。

## 五、问诊举例

患者，男，32岁，发热伴鼻塞5天。
病史采集框架如下所述。

### 1. 根据主诉及相关鉴别询问

一般应包含以下6个部分，其中最重要的是主要症状。

#### （1）发病原因及诱因

发病原因及诱因应从两个方面入手询问。①精神、心理诱因：包括紧张、郁闷、激动等。②环境、躯体诱因：包括受凉、劳累、进食不当、饮酒等。

#### （2）主要症状（主症）

主要症状即占有主导地位的症状，一定要询问完整。

本病例的主症是发热。应询问发病时间、季节，发病情况（缓急），体温升高快慢，高峰体温数值、持续时间，体温下降快慢，发热程度（热度高低）、频度（间歇或持续），有无畏寒、大汗或盗汗，发病至今的体温波动，能根据患者回答，大致判断热型。

#### （3）次要症状（辅症）

次要症状即次要的、具有辅助诊断功能的症状。例如，本病例中的主诉的次要症状是鼻塞。

#### （4）伴随症状

伴随症状即伴随主要症状、次要症状而出现的其他症状。本病例重点询问有无头痛、肌肉关节酸痛、乏力、恶心等，同时要问诊重要的具有鉴别诊断意义的鉴别症状，如是否有咳嗽、咳痰、呼吸困难、腹痛、腹泻、尿急、尿频、尿痛。对于重要鉴别意义的阴性症状也要进行记录描述。

（5）诊疗经过

此项内容主要包括以下两项：①是否到医院就过诊？做过哪些检查？②治疗情况（用药、手术等）、疗效如何。

说明：做过哪些检查，可以根据情况适当拓宽；治疗情况重点为用药。

（6）一般情况

大小便、睡眠、饮食、体重等变化。

### 2. 其他相关病史

1）有无药物、食物过敏史？

2）有无相关的其他病史？

说明：①"有无药物、食物过敏史"，无论什么疾病都要询问。②"有无相关的其他病史"主要要明确既往有无类似发作；此外，要根据病情需要，灵活地询问有无手术史；有无糖尿病病史、高血压病史、肝病病史、结核病病史等。

### 3. 注意事项

整体病史采集的过程，一定要条理清楚，层次明确，切忌混乱。

# 第二节　体 格 检 查

## 一、体格检查的意义

体格检查是指医生运用自己的感官和借助于简便的检查工具，客观了解和评估患者身体状态的一系列最基本的检查方法。体格检查与病史采集都是初步诊断的基础。体格检查的过程既是基本技能的训练过程，也是临床经验的积累过程，它也是与患者交流、沟通、建立良好医患关系的过程。

## 二、体格检查的要求

体格检查的基本要求是内容全面，顺序合理，手法规范准确。体格检查的注意事项如下：

1）要以患者为中心，尊重和保护患者的隐私，要关心、体贴患者，保证患者的知情权，与患者进行有效沟通和交流，要有高度的责任感和良好的医德修养。要坚持预防为主，检查前先洗手，避免交叉感染。

2）医师应站在患者右侧。检查患者前，应有礼貌地向患者介绍自己及进行体格检查的原因、目的和要求，便于取得患者的密切配合。检查结束应对患者的配合与合作表示感谢。男医生和实习生给女患者进行体检，应有第三人（医生、护士或家属）在场陪伴。

3）检查患者时光线应适当，环境温暖、安静和具有私密性；检查手法应规范；被检查部位暴露应充分。

4）全身体格检查时应力求全面、有序、重点、规范和正确，检查手法应规范、轻柔、熟练。

5）体格检查要按一定顺序进行，避免重复和遗漏，避免反复翻动患者，力求建立规范的检查顺序。通常首先进行生命体征和一般检查，然后按头、颈、胸、腹、脊柱、四肢和神经系统的顺序进行检查，必要时进行生殖器、肛门和直肠检查。根据病情轻重，为避免影响检查结果等因素，可调整检查顺序，以利于及时抢救和处理患者。

6）在按照一定顺序进行体格检查的过程中，应注意左、右及相邻部位等的对照检查。

7）体格检查结果应力求准确，并根据病情变化及时进行复查，这样才能有助于病情观察，有助于补充和修正诊断。对病情危重的患者，应边抢救边检查和补充、修正诊断，或先检查生命体征和与疾病有关的部位，待病情稳定后再进行全面体格检查。

8）儿科体格检查较成人困难。为了获得准确的体格检查资料，儿科医师在检查时应当注意：①与患儿建立良好的关系，消除患儿的恐惧感。对年长儿还要顾及到他（她）的害羞心理和自尊心。对十分不合作的患儿，可待其入睡后再检查。②检查时的体位不必强求，婴幼儿可让其在家长的怀抱中进行，能使其安静为原则。③检查顺序可灵活掌握，一般可先检查呼吸频率、心肺听诊和腹部触诊等；口腔、咽部、眼等易引起患儿反感的部位以及主诉疼痛的部位应放在最后检查。

9）体格检查考试时，应向考官叙述必要的检查内容与结果。例如，在测量体温、血压、心界等以后，应向考官报告测量结果等。

10）实践技能考核应以操作为主，口头讲述为辅。

## 三、体格检查的方法

体格检查的方法有五种：即视诊、触诊、叩诊、听诊和嗅诊。

### （一）视诊

视诊是以眼睛来观察患者全身或局部状态的检查方法。通过视诊可以观察到许多全身及局部的体征，但对特殊部位（如眼底、呼吸道、消化道等）则需借用某些器械（如检眼镜、内镜等）帮助检查。

视诊方法简单，技巧最少。但其适用范围广，可提供重要的诊断资料和线索。视诊又是一种常被忽略的诊断和检查方法，极易发生视而不见的现象，需记住"视诊是一种能力，眼力则是一种技巧"。

视诊最好在自然光线下进行，夜间在普通灯光下不易辨别黄疸和发绀，苍白和皮疹也不易观察清楚。侧面来的光线对观察搏动或肿物的轮廓有一定的帮助。

### （二）触诊

触诊可用于检查身体任何部位，尤以腹部检查最常采用，患者取平卧位，双下肢屈曲，使腹肌放松后进行触诊。可取右侧卧位触诊脾脏；取直立位，上身稍前倾来触肾脏。触诊时，医生应以整个手掌平放在患者腹部，手应温暖，动作要轻。手过凉或用力过大过猛，可造成腹肌紧张，使触诊检查不能顺利进行。触诊应先从正常部位开始，逐渐移向病变区域，最后检查病变部位，检查压痛及反跳痛要放在最后进行。

一般常规体检先从左下腹开始，循逆时针方向，由下而上，先左后右，由浅入深，将腹部各区仔细进行触诊，并注意比较病变区与健康部位。触诊前应教会患者进行深而均匀的腹式呼吸。进行下腹部触诊时，可嘱患者排空大小便，以免影响触诊。检查时要注意患者的表情，尤其是检查压痛、反跳痛等。

身体不同部位对各种感觉的敏感性是不同的（表6-2），通过触诊可以发现温度、湿度、震颤、波动、摩擦感、压痛、搏动、捻发感，以及肿大的器官、包块等。

表6-2　触诊的感觉与评价

| 感觉 | 敏感性 |
| --- | --- |
| 触觉 | 指尖是区分触觉最灵敏的部位 |
| 温度觉 | 手背或手指的背部对温度比较灵敏 |
| 振动觉 | 掌指关节掌面或手的尺侧对振动比较灵敏 |
| 位置觉或协调性 | 关节与肌肉活动对位置觉或协调性比较灵敏 |

常用的触诊方法有：

### 1. 浅部触诊法

浅部触诊法即将右手放在被检查部位，以掌指关节和腕关节的运动，进行滑动按摸以触知被检查部位有无触痛或异常感觉。此法常用以检查皮下结节、肌肉中的包块、关节腔积液、肿大的表浅淋巴结、胸腹壁的病变等。检查时除注意手法轻柔外，还应观察有无压痛、抵抗感及搏动，如有肿块应注意其大小及与邻近脏器之间的关系等。

### 2. 深部触诊法

深部触诊法即运用一手或双手重叠在被检查部位逐渐加压向深层触摸，借以了解被检查部位深部组织及脏器状况。此法常用于腹部检查，了解腹腔及盆腔脏器的病变。按检查目的和要求可采用不同的手法。

### 3. 滑行触诊法

滑行触诊法即患者平卧屈膝、放松腹肌平静呼吸，医生以手掌置于患者腹壁，利用食、中、无名指的掌指运动，向腹部深层滑动触摸，对被触及的脏器或肿块应做上下左右滑动触摸，了解其形态、大小及硬度等。此法常用于检查胃肠道病变及腹部包块。

### 4. 深插触诊法

深插触诊法即以一至三个手指逐渐用力深插被检查部位，以了解有无局限触痛点及反跳痛。

### 5. 双手触诊法

双手触诊法即用左手置于被检查部位的背面（腰部）或腔内（阴道、肛门），右手置于腹部进行触摸。此法可用于检查肝、脾、肾、子宫等脏器。

### 6. 冲击触诊法

冲击触诊法即用3～4个并拢的指端，稍用力急促地反复向下冲击被检查局部，通过指端以感触有无浮动的肿块或脏器。此法用于有大量腹腔积液且伴有脏器肿大或肿块的患者，因急促冲击下触诊可使腹腔积液暂时移开，也可用于振水音的检查。

（三）叩诊

叩诊是医生用手指叩击患者体表，使之振动而产生音响变化的检查方法。由于器官密度、组织构成和叩诊的力度不同，产生的叩诊音也不同。叩诊多用于肺脏、心脏、肝界和腹腔积液的检查，也用于了解肝区、脾区及肾区等有无叩击痛。

常用的叩诊方法有：

**1. 直接叩诊法**

医师右手中间三手指并拢，用其掌面直接拍击被检查部位，借助于拍击的反响和指下的震动感来判断病变情况的方法，称为直接叩诊法。此法适用于胸部和腹部范围较广泛的病变，如胸膜粘连或增厚、大量胸腔积液或腹腔积液及气胸等。

**2. 间接叩诊法**

间接叩诊法是应用最多的叩诊方法。操作基本要领：紧（左手中指第二指骨紧贴叩诊部位）、翘（左手其他手指稍抬起，勿与体表接触）、直（以右手中指指端垂直叩击左手中指第二指骨前段）、匀（叩击的力量要均匀一致）、快（每次叩击后右手要快速抬起）。在同一部位叩诊可连续叩击 2～3 下，短暂停顿后，可重复 2～3 次。应避免不间断连续快速叩击，其不利于叩诊音的分辨。

叩诊用力要均匀适当，一般叩诊可达到的深度为 5～7cm，若病灶位置距体表达 7cm 左右时则需用重（强）叩诊。

叩诊时被叩击部位产生的反响称为叩诊音。根据音响的强弱、频率等的不同将叩诊音分为实音、浊音、清音、过清音和鼓音五种（表 6-3）。

表 6-3　各种叩诊音及其特点

| 叩诊音 | 相对强度 | 相对音调 | 持续时间 | 正常存在部位 | 临床意义 |
| --- | --- | --- | --- | --- | --- |
| 实音 | 最弱 | 最高 | 最短 | 实质脏器部分 | 大量胸腔积液、肺实变 |
| 浊音 | 弱 | 高 | 短 | 心、肝被肺覆盖部分 | 肺炎、肺不张、胸膜增厚 |
| 清音 | 强 | 低 | 长 | 正常肺部 | 无 |
| 过清音 | 更强 | 更低 | 更长 | 无 | 肺气肿 |
| 鼓音 | 最强 | 最低 | 最长 | 胃泡区和腹部 | 气胸、肺空洞、气腹 |

（四）听诊

听诊是医生用耳或借助于听诊器听取身体内有运动舒缩能力的脏器，或有气体、血液流动的脏器所发出的声音，以识别正常与病理状态的方法。常用于心血管、肺及肠道等的检查。

**1. 直接听诊法**

直接听诊法是听诊器出现之前所采用的听诊方法，即用耳直接贴在患者体表进行听诊，这种方法所能听到的体内声音很弱，而且既不卫生也不方便，目前只有在某些特殊和紧急情况下才采用。广义的听诊包括：听诊语音、咳嗽、呼吸、嗳气、呻吟、啼哭以及患者发出的其他声音等。

### 2. 间接听诊法

这是用听诊器进行听诊的一种检查方法。此法方便，听诊效果好。除用于心、肺、腹的听诊外，还可以听取身体其他部位发出的声音，如血管音、皮下气肿音、肌束颤动音、关节活动音、骨折面摩擦音等。

### （五）嗅诊

嗅诊是通过嗅觉判断发自患者的异常气味的一种检查方法。异常的气味多来自皮肤、黏膜、呼吸道、胃肠道、呕吐物、排泄物、分泌物、脓液与血液等。但是个体对气味的感觉差异极大。

## 四、全身体格检查基本项目和顺序

全身体格检查要遵循一定的检查顺序，检查应按从头到足的顺序分段进行（图 6-1）。

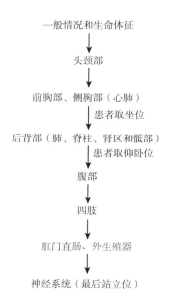

图 6-1　全身体格检查顺序

### 1. 准备

1）准备和清点检查工具。

2）自我介绍（说明职务、姓名、检查目的等，以取得患者的配合）。

3）当患者在场时洗手，站在患者右侧。

### 2. 一般情况和生命体征

1）请患者取仰卧位。

2）观察发育、营养、面容表情和意识等一般状态。

3）测量体温：腋温，10 分钟。

4）触诊脉搏：触诊桡动脉至少 30 秒，节律不规则者可延至 1 分钟。用双手同时触诊双侧桡动脉，检查其对称性。

5）测量呼吸频率：至少 30 秒，注意节律、深度等。

6）测量血压：测量右上肢血压。

### 3. 头颈部

1）观察头部外形、毛发分布、异常运动、颜面外观、对称与否等。

2）触诊头颅。

3）视诊双眼及眉毛。

4）分别检查左右眼的近视力（用近视力表）。

5）检查下睑结膜、球结膜和巩膜。

6）检查泪囊。

7）翻转上睑，检查上睑、球结膜和巩膜。

8）检查面神经运动功能（皱眉、闭目）。

9）检查眼球运动（检查六个方向）。

10）检查瞳孔直接对光反射。

11）检查瞳孔间接对光反射。

12）检查聚合反射。

13）观察双侧外耳及耳后区。

14）触诊双侧外耳及耳后区。

15）触诊颞颌关节及其运动。

16）检查双耳听力（摩擦手指等），外耳道有无异常分泌物。

17）观察外鼻，有无鼻翼扇动。

18）触诊外鼻。

19）观察鼻前庭、鼻中隔。

20）分别检查左右鼻道通气状态。

21）检查上颌窦，注意肿胀、压痛、叩痛等。

22）检查额窦，注意肿胀、压痛、叩痛等。

23）检查筛窦，注意压痛。

24）检查口唇、牙齿、上腭、舌质和舌苔。

25）借助压舌板检查颊黏膜、牙齿、牙龈、口底。

26）借助压舌板检查口咽部及扁桃体。

27）检查舌下神经（伸舌）。

28）检查面神经运动功能（露齿、鼓腮或吹口哨）。

29）检查三叉神经运动支（触双侧咀嚼肌，或以手对抗张口动作）。

30）检查三叉神经感觉支（上、中、下三支）。

31）暴露颈部。

32）检查颈部外形和皮肤、颈静脉充盈和颈动脉搏动情况。

33）检查颈椎屈曲及左右活动情况。

34）检查副神经（耸肩及对抗头部运动）。

35）触诊耳前淋巴结。

36）触诊耳后淋巴结。

37）触诊枕后淋巴结。

38）触诊颌下淋巴结。

39）触诊颏下淋巴结。

40）触诊颈后淋巴结。

41）触诊颈前淋巴结。

42）触诊锁骨上淋巴结。

43）触诊甲状软骨。

44）触诊甲状腺峡部。

45）触诊甲状腺侧叶。

46）分别触诊左右颈总动脉。

47）触诊气管位置。

48）听诊颈部（甲状腺、血管）杂音。

### 4. 前胸部、侧胸部

1）暴露胸部。

2）观察胸部外形、对称性、皮肤和呼吸运动等。

3）触诊左侧乳房（四个象限及乳头）。

4）触诊右侧乳房（四个象限及乳头）。

5）用右手触诊左侧腋窝淋巴结。

6）用左手触诊右侧腋窝淋巴结。

7）触诊胸壁弹性、有无压痛。

8）检查双侧呼吸动度（上、中、下，双侧对比）。

9）检查有无胸膜摩擦感。

10）检查双侧触觉语颤（上、中、下，双侧对比）。

11）叩诊双侧肺尖。

12）叩诊双侧前胸和侧胸（自上而下，由外向内，双侧对比）。

13）听诊双侧肺尖。

14）听诊双侧前胸和侧胸（自上而下，由外向内，双侧对比）。

15）检查双侧语音共振。

16）观察心尖、心前区搏动，切线方向观察。

17）触诊心尖搏动（两步法）。

18）触诊心前区。

19）叩诊左侧心脏相对浊音界（4个点）。

20）叩诊右侧心脏相对浊音界（3个点）。

21）测量左锁骨中线至前正中线距离。

22）听诊二尖瓣区（频率、节律、心音、杂音、摩擦音）。

23）听诊肺动脉瓣区（心音、杂音、摩擦音）。

24）听诊主动脉瓣区（心音、杂音、摩擦音）。

25）听诊主动脉瓣第二听诊区（心音、杂音、摩擦音）。

26）听诊三尖瓣区（心音、杂音、摩擦音）。

### 5. 后背部

1）请受检者坐起，充分暴露背部，双手抱肘。

2）观察脊柱、胸廓外形及呼吸运动。

3）检查胸廓活动度及其对称性。

4）检查双侧触觉语颤，双侧对比。

5）检查有无胸膜摩擦感。

6）通过第12肋或肩胛下角可定出肋间。

7）叩诊双侧后胸部。

8）叩诊双侧肺下界。

9）叩诊双侧肺下界移动度（肩胛线）。

10）听诊双侧后胸部。

11）听诊有无胸膜摩擦音。

12）检查双侧语音共振。

13）触诊脊柱有无畸形、压痛。

14）直接叩诊法检查脊椎有无叩击痛。

15）检查双侧肋脊点和肋腰点有无压痛。

16）检查双侧肋脊角有无叩击痛。

## 6. 腹部

1）仰卧位，正确暴露腹部。

2）请受检者屈膝、放松腹肌，双上肢置于躯干两侧，平静呼吸。

3）观察腹部外形、对称性、皮肤、脐及腹式呼吸等。

4）两眼与患者腹部同高，观察有无胃型、肠型、蠕动波。

5）听诊肠鸣音至少1分钟。听诊腹部有无血管杂音。

6）叩诊全腹。

7）叩诊肝上界、肝下界（右锁骨中线）。

8）检查肝脏有无叩击痛。

9）检查液波震颤、振水音。

10）检查移动性浊音（经脐平面先左后右）。

11）浅触诊全腹部（自左下腹开始、逆时针触诊至脐部结束）。

12）深触诊全腹部（自左下腹开始、逆时针触诊至脐部结束）。

13）在右锁骨中线上单手法触诊肝脏。

14）在右锁骨中线上双手法触诊肝脏。

15）在前正中线上双手法触诊肝脏。

16）检查肝颈静脉回流征。

17）检查胆囊有无触痛（Murphy征）。

18）双手法触诊脾脏。

19）如未能触及脾脏，嘱受检者右侧卧位，再触诊脾脏。

20）双手法触诊双侧肾脏。

21）检查腹部触觉（或痛觉）。

22）检查腹壁反射。

## 7. 上肢

1）正确暴露上肢，是否对称。

2）观察上肢皮肤、关节等。

3）观察双手及指甲，皮肤弹性。

4）触诊指间关节和掌指关节。

5）检查指间关节运动。

6）检查握力。

7）触诊腕关节（背伸、掌屈）。

8）检查腕关节运动。

9）触诊双肘鹰嘴和肱骨髁状突。

10）触诊滑车上淋巴结。

11）检查肘关节运动。

12）检查上臂肌力、肌张力，两侧对比。

13）暴露肩部。

14）视诊肩部外形。

15）触诊肩关节及其周围。

16）检查肩关节运动。

17）检查上肢触觉（或痛觉）。

18）检查肱二头肌反射。

19）检查肱三头肌反射。

20）检查桡骨膜反射。

21）检查霍夫曼征（Hoffmann 征）。

## 8. 下肢

1）正确暴露下肢。

2）观察双下肢皮肤、外形等。

3）触诊腹股沟区有无肿块、疝等。

4）触诊腹股沟淋巴结横组。

5）触诊腹股沟淋巴结纵组。

6）触诊股动脉搏动。

7）检查髋关节屈曲、内旋、外旋运动。

8）检查双下肢近端肌力（屈髋）。

9）触诊膝关节和浮髌试验。

10）检查膝关节屈曲运动。

11）检查髌阵挛。

12）触诊踝关节及跟腱。

13）检查有无凹陷性水肿。

14）触诊双足背动脉。

15）检查踝关节背屈、跖屈活动。

16）检查双足背屈、跖屈肌力。

17）检查踝关节内翻、外翻运动。

18）检查屈趾、伸趾运动。

19）检查下肢触觉（或痛觉）。

20）检查膝腱反射。

21）检查跟腱反射。

22）检查巴宾斯基征（Babinski 征）。

23）检查查多克征（Chaddock 征）。

24）检查奥本海姆征（Oppenheim 征）。

25）检查戈登征（Gordon 征）。

26）检查克尼格征（Kernig 征）。

27）检查布鲁津斯基征（Brudzinski 征）。

28）检查拉塞格征（Lasègue 征）。

29）检查踝阵挛。

## 9. 肛门直肠（仅必要时检查，注意诊查异性患者时须有陪护）

1）嘱受检者左侧卧位，右腿屈曲。

2）观察肛门、肛周、会阴区。

3）戴上手套，食指涂以润滑剂行直肠指检。

4）观察指套是否有分泌物。

## 10. 外生殖器检查（仅必要时检查，注意诊查异性患者时须有陪护）

1）解释检查必要性，消除患者顾虑，保护隐私。

2）确认膀胱已排空，受检者仰卧位。

此外，男性还需检查：

1）视诊阴毛、阴茎、冠状沟、龟头、包皮。

2）视诊尿道外口。

3）视诊阴囊，必要时做提睾反射。

4）触诊双侧睾丸、附睾、精索。

女性还需检查：

1）视诊阴毛、阴阜、大小阴唇、阴蒂。

2）视诊尿道口及阴道口。

3）触诊阴阜、大小阴唇。

4）触诊尿道旁腺、巴氏腺（即前庭大腺）。

## 11. 共济运动、步态与腰椎运动

1）请受检者站立。

2）指鼻试验（睁眼、闭眼）。

3）检查双手快速轮替动作。

4）检查闭目难立征（Romberg 征）。

5）观察步态。

6）检查屈腰、伸腰运动。

7）检查腰椎侧弯、旋转运动。

## 12. 检查结束后的工作

整理好患者的衣服，恢复患者最舒适的体位，感谢患者的合作，并与患者辞别。

# 五、重点检查内容和方法

## （一）检查前准备

1）准备体格检查所需物品：血压计、听诊器、叩诊锤、体温计、秒表、大头针、棉签、手电筒、压舌板、直尺、软尺、记号笔。

2）患者穿病服，排空膀胱后，平卧于床上，检查前避免剧烈运动。

3）确认患者，向患者介绍自己，说明体检目的。

4）洗手。

## （二）血压的测量

### 1. 血压测量的步骤

1）测量血压前半小时禁止吸烟和饮用含有咖啡因的饮料，安静休息 5～10 分钟，小便排空。避免紧张、焦虑、情绪激动或疼痛。

2）被测者一般采取坐位或平卧位，测右上臂；不应将过多或太厚的衣袖推卷上去，挤压在袖带之上。肘部应置于与心脏同一水平上。

3）选用合适的袖带减少误差，袖带的气囊长度约为被测上臂周径的 80%，袖带下缘应在肘横纹上 2.5cm，气袖松紧适宜。肥胖的人用宽袖带，儿童用窄袖带，以便减少误差。听诊器胸件置于肱动脉搏动处（切不可将听诊器胸件插入袖带内）。

4）打开血压计，旋开水银槽开关，关闭气囊阀门，挤压球囊充气，边加压，边听诊肱动脉搏动，观察水银柱压力，应达到使动脉脉搏消失，并再升高 20～30mmHg，然后缓慢放气，使水银柱下降，速度以 2～6mmHg/s 为宜。心率较慢时放气速度也应放慢。以听到第 1 响血流声音（即科罗特科夫音第 1 期音）时水银柱高度作为收缩压；以声音消失时（第 5 期）的水银柱高度为舒张压。儿童、妊娠、严重贫血或主动脉瓣关闭不全等情况下，听诊声音不消失，此时以变音为舒张压。取得舒张压读数后，快速放气至零（0）水平。

5）重复测 2 次，每次相隔 2 分钟。取 2 次读数的平均值记录。

### 2. 血压测量的注意事项

1）检查血压计：检查水银柱是否在"0"点。

2）位置：保证血压计和肘部置于心脏同一水平。

3）血压计气袖绑扎部位正确、松紧度适宜；气袖均匀紧贴皮肤缠于上臂，恰能放进一手指，其下缘在肘窝以上 2～3cm。

4）触诊肱动脉以保证有搏动后，听诊器胸件轻压在肱动脉搏动处（一般位于肘窝内侧），准备听诊。

5）测量过程流畅，水银柱下降速度控制恰当。边充气边听诊肱动脉搏动。

## （三）眼部检查

### 1. 眼球运动检查方法

医生置目标物，如棉签或手指尖，于患者眼前 30～40cm，嘱患者头部不动，眼球随目标物方向移动，一般按左、左上、左下、右、右上、右下 6 个方向的顺序进行。

### 2. 对光反射（间接、直接）检查方法

1）直接对光反射是将光源直接照射患者瞳孔，观察瞳孔变化。

2）间接对光反射是指光线照射一眼时，另一眼瞳孔立即缩小，移开光线，瞳孔扩大。间接对光反射检查时，应以一手挡住光线，以防光线照射到要检查之眼而形成直接对光反射。

### 3. 眼球震颤检查方法

嘱患者头部不动，眼球随医师手指所示方向垂直、水平运动数次，观察眼球是否出现一

系列有规律的快速往返。

## （四）面神经运动功能检查

检查面部表情肌时，首先观察两侧面部是否对称，包括前额皱纹、眼裂、鼻唇沟和口角是否相等。然后嘱患者进行抬额、皱眉、闭眼、露齿、鼓腮和吹哨等随意动作。检查时可以向患者示范诸动作。

## （五）浅表淋巴结检查

### 1. 颈部淋巴结检查

检查时，嘱患者头稍低，或偏向检查侧，放松肌肉，有利触诊。医师手指紧贴检查部位，由浅及深进行滑动触诊，一般顺序：耳前、耳后、乳突区、枕骨下区、颈后三角、颈前三角。

### 2. 锁骨上淋巴结检查

患者取坐位或仰卧位，头部稍向前屈，医生用左手触患者右侧，右手触患者左侧，由浅部逐渐触摸至锁骨后深部。

### 3. 腋窝淋巴结检查

检查腋窝时面对患者，以右手触诊患者左侧腋窝，左手检查右侧腋窝，医生一手将患者前臂稍外展，外展不应太过，尽量使腋窝肌群放松。用另一手四指并拢，手指指腹分别从腋窝压向胸壁、肱骨、胸大肌、肩胛骨及肩峰等五个方向，检查腋窝五个组群（尖群-中央群-胸肌群-肩胛下群-外侧群）淋巴结。

### 4. 腹股沟淋巴结检查

患者平卧，医生站在患者右侧，右手四指并拢，以指腹触及腹股沟，由浅及深滑动触诊，先触摸腹股沟韧带下方水平组淋巴结，再触摸腹股沟大隐静脉处的垂直组淋巴结。左右腹股沟对比检查。

### 5. 注意事项

触及淋巴结时应同时叙述部位、大小、质地、数量、活动度、有无粘连、压痛、局部皮肤变化等八项。

## （六）甲状腺的检查

甲状腺检查包括视诊、触诊、听诊三步。

### 1. 甲状腺视诊

嘱患者双手放于枕后，头后仰。注意甲状腺有无肿大、是否对称。

### 2. 甲状腺触诊

医生可在患者前方或后方检查。

（1）甲状腺峡部触诊

医生站于患者前面，用拇指（或站于受检者后面用食指）从胸骨上切迹向上触摸，可触到气管前软组织，判断有无增厚，此时请受检者进行吞咽动作，可感到此软组织在手指下滑动，判断有无增大和肿块。

（2）甲状腺侧叶触诊（双手触诊法）

1）从前方触诊：医生一手拇指施压于患者一叶甲状软骨，将气管推向对侧，另一手食、中指在对侧胸锁乳突肌后缘向前推挤甲状腺侧叶，拇指在胸锁乳突肌前缘触诊，受检者配合吞咽动作，重复检查，可触及被推挤的甲状腺。用同样方法检查另一叶甲状腺。注意在前位检查时，医生拇指应交叉检查对侧，即右拇指检查左侧，左拇指检查右侧。

2）从后面触诊：患者取坐位，医生站在患者后面，一手食、中指施压于一叶甲状软骨，将气管推向对侧，另一手拇指在对侧胸锁乳突肌后缘向前推挤甲状腺，食、中指在其前缘触诊甲状腺。再配合吞咽动作，重复检查。用同样方法检查另一侧甲状腺。

### 3. 甲状腺听诊

用听诊器膜件分别置于甲状腺左右叶上，听诊甲状腺有无血管杂音。

### 4. 注意事项

1）甲状腺触诊应结合吞咽动作，检查甲状腺的活动度。

2）甲状腺触诊手法要准确。

3）检查中应描述检查内容：甲状腺肿大程度、对称性、硬度、表面光滑或有无结节、压痛感等。

（七）气管检查

检查时让患者取舒适坐位或仰卧位，使颈部处于自然正中位置，医生将食指与无名指分别置于两侧胸锁关节上，然后将中指置于气管之上，观察中指是否在食指与无名指中间，或以中指置于气管与两侧胸锁乳突肌之间的间隙，据两侧间隙是否等宽来判断气管有无偏移。

（八）外周血管检查

### 1. 脉搏

测试脉率、脉律方法：医生以食指、中指、无名指指腹平放于患者手腕桡动脉处，数其每分钟搏动次数和感知其节律。

### 2. 测毛细血管搏动征及水冲脉方法

（1）毛细血管搏动征

医生用手指轻压患者指甲末端或以玻片轻压患者口唇黏膜，可使局部发白，观察是否有与心搏节律一致的红白交替现象。

（2）水冲脉

水冲脉检查方法是医生握紧患者手腕掌面，食指、中指、无名指指腹触于桡动脉上，遂将其前臂高举超过头部，医生感觉桡动脉的脉搏。

**3. 枪击音检查**

在外周较大动脉表面（常选择股动脉），轻放听诊器胸件可闻及与心搏一致短促如射枪的声音。

（九）胸部视诊

**1. 胸部体表主要骨骼标志**

胸部体表主要骨骼标志包括肋脊角、剑突、胸骨角、肋间隙，主要垂直标志线包括锁骨中线、腋前线、肩胛线，以及主要自然陷窝包括锁骨上窝、锁骨下窝、胸骨上窝、腋窝。

**2. 胸廓形状**

叙述胸廓外形，是否有桶状胸、扁平胸，肋间隙是否饱满，乳房是否对称，脊柱形态等。

**3. 呼吸运动**

叙述呼吸频率、呼吸节律。

（十）胸（肺）部触诊

**1. 胸廓扩张度**

双手触诊方法：医生两手置于患者胸廓下面的前侧部，左右拇指分别沿两侧肋缘指向剑突，拇指尖在前正中线两侧对称部位，两手掌和伸展的手指置于前侧胸壁。也可取后胸廓扩张度的测定，将两手平置于患者背部，约于第 10 肋水平，拇指与中线平行，并将两侧皮肤向中线轻推。嘱患者深呼吸，观察比较两手感触到胸廓的活动度情况。

**2. 触觉语颤**

医生将左右手掌的尺侧缘轻放于患者两侧胸壁的对称部位，然后嘱患者用同等强度重复轻发"yi"长音。医生可示范发"yi"音。自上至下，从内到外比较两侧相应部位两手感触到语音震颤的异同、增强或减弱。

**3. 胸膜摩擦感**

医生双手掌轻贴双侧胸壁腋中线第 5～7 肋间，嘱患者反复深呼吸。

（十一）胸（肺）部叩诊

**1. 叩诊内容**

1）整体叩诊。
2）肺上界叩诊。
3）肺下界叩诊。
4）肺下界移动度。

**2. 叩诊顺序**

首先直接叩诊法检查前胸、侧胸，再用间接叩诊法检查，由锁骨上窝开始，自第 1 肋间隙从上至下逐一肋间隙进行叩诊。其次检查侧胸壁，嘱患者举起上臂置于头部，自腋窝开始向下叩诊至肋缘。最后叩诊背部，嘱患者向前稍低头，双手交叉抱肘，自上至下进行叩诊，叩诊时应左右、上下、内外对比叩诊音的变化。

### 3. 直接叩诊法

医生用中指掌侧或将手指并拢以其指尖对患者胸壁进行叩击。

### 4. 肺上界叩诊

肺上界即肺尖的宽度，其内侧为颈肌，外侧为肩胛带。叩肺上界时，受检者取坐位，医生立于患者身后，用指叩诊，自斜方肌前缘中央部开始叩诊，此音为清音，逐渐向外侧叩诊，当音响变为浊音时，用笔作一记号。然后转向内侧叩诊，直到清音变为浊音为止。浊音之间的宽度即肺尖的宽度，正常人为4～6cm。

### 5. 肺下界叩诊

通常在两侧锁骨中线、腋中线和肩胛线上叩诊肺下界。嘱患者平静呼吸，从肺野的清音区（一般前胸从第2或第3肋间隙，后胸从肩胛线第8肋间隙）开始叩诊，向下叩至浊音。正常人平静呼吸时在锁骨中线、腋中线和肩胛线上，肺下界分别是第6、第8和第10肋间隙。

### 6. 肺下界移动度

1）患者在平静呼吸时，医生先于患者肩胛线叩出肺下界的位置，然后嘱患者深吸气后并屏住呼吸的同时，沿该线继续向下叩诊，当由清音变为浊音时，即为肩胛线上肺下界的最低点。

2）当患者恢复平静呼吸时，再嘱其深呼气并屏住呼吸，然后由上向下叩诊，直至清音变为浊音，即为肩胛线上肺下界的最高点。

3）测量并讲述最高至最低点之间距离，即为肺下界移动度。

（十二）胸（肺）部听诊

### 1. 听诊方法、内容、顺序

用听诊器膜件听诊，顺序一般由肺尖开始，自上而下，分别检查前胸部、侧胸部和背部，而且要在上下、左右对称部位进行对比，叙述呼吸音是否正常，有无异常呼吸音、啰音。

### 2. 胸膜摩擦音

听诊器放在两侧腋中线5、6、7肋间，嘱患者深呼吸。

### 3. 听觉语音

嘱患者以耳语的声音说出"1，2，3"，医生用听诊器膜件听诊。

### 4. 注意事项

胸部听诊每个部位应至少听诊1～2个呼吸全周期，而且应在平静呼吸之后，嘱患者适度深呼吸。胸膜摩擦音听诊时，应嘱患者深呼吸。

（十三）心脏视诊

### 1. 心脏视诊方法

1）患者仰卧位，暴露胸部，医生在其右侧。

2）开始时医生视线与患者胸廓同高，观察心前区有无隆起及异常搏动。

3）然后，视线逐步高于胸廓，全面观察心前区。

### 2. 观察内容

观察心前区隆起与凹陷、心尖搏动、心前区异常搏动三个主要内容，并能指出其部位。

（十四）心脏触诊

### 1. 心尖搏动触诊手法

1）医生右手掌置于患者心前区开始触诊。

2）然后逐渐以手掌尺侧小鱼际或食指、中指、无名指并拢，以其指腹进行触诊。

3）触诊时手掌按压力度适当，表述搏动所在体表位置。

### 2. 触诊震颤

用手掌或手掌尺侧小鱼际肌平贴于心前区各个部位，用手触诊有无细小的震动感。

### 3. 心包摩擦感

用上述触诊手法在心前区胸骨左缘第 4 肋间触诊，说出能使触诊满意的条件（前倾位、收缩期、呼吸末、屏住呼吸）。

（十五）心脏浊音界间接叩诊

### 1. 叩诊手法

以左手中指为叩诊板指，平置于心前区拟叩诊的部位。或患者取坐位时，板指与肋间垂直，当患者平卧时，板指与肋间平行。

### 2. 心脏浊音界叩诊顺序

1）先叩左界，后叩右界，由下而上，由外向内。

2）左界叩诊时在心尖搏动处（一般为第 5 肋间）外侧 2～3cm 处开始叩诊，由外向内，闻及由清变浊时做出标记，逐个肋间向上，直至第 2 肋间。

3）右界叩诊时，先叩出肝上界，然后于其上一肋间由外向内，逐一肋间向上叩诊，直至第 2 肋间。用直尺测量其与前正中线水平距离（成人正常值可参考表 6-4）。

4）测量并记录心脏左、右相对浊音界与前正中线的距离。

表 6-4　正常成人心脏相对浊音界

| 右界（cm） | 肋间 | 左界（cm） | 右界（cm） | 肋间 | 左界（cm） |
| --- | --- | --- | --- | --- | --- |
| 2～3 | 2 | 2～3 | 3～4 | 4 | 5～6 |
| 2～3 | 3 | 3.5～4.5 | | 5 | 7～9 |

注：左锁骨中线距前正中线为 8～10cm

（十六）心脏听诊

### 1. 听诊位置

正确指出心脏瓣膜各听诊区位置。

### 2. 听诊顺序

听诊顺序为二尖瓣区—肺动脉瓣区—主动脉瓣区—主动脉瓣第二听诊区—三尖瓣区，逆时针方向或呈 8 字形。心尖部听诊需持续至少 1 分钟。

### 3. 听诊主要内容

心脏听诊主要内容包括心率、心律、心音（正常心音、异常心音）、心脏杂音、心包摩擦音等。

（十七）腹部视诊

### 1. 腹部的体表标志

叙述腹部的体表标志，如肋弓下缘、腹上角、腹中线、腹直肌外缘、髂前上棘、腹股沟以及脐分区（4 区法、9 区法）。

### 2. 腹部视诊方法

1）患者平仰卧，充分暴露全腹，双腿屈曲，放松腹肌，医生在其右侧。
2）医生视线与患者腹平面同水平，自侧面切线方向观察。
3）医生再提高视线自上而下视诊全腹。

### 3. 视诊主要内容

1）腹部外形，以及是否有膨隆、凹陷、腹壁静脉。
2）腹部呼吸运动，以及是否有胃肠型和蠕动波。

（十八）腹部触诊

### 1. 触诊手法、顺序

1）患者平卧，下肢屈曲，张口呼吸，放松腹部肌肉。医生立于患者的右侧，前臂应在腹部表面同一水平，先以全手掌放于腹壁上，使患者适应片刻，并感受腹壁紧张程度，然后以轻柔动作开始触诊。下压腹壁 1～2cm。
2）从左下腹开始，逆时针方向进行触诊，触诊时手指必须并拢，应避免用指尖猛戳腹壁。
3）检查每个区域后，医生的手应提起并离开腹壁，不能停留在整个腹壁上移动。
4）同样方法，以深部触诊法触诊全腹，腹部下压深度在 3cm 以上。
5）叙述腹肌是否紧张，有无压痛、反跳痛，腹部是否有包块。

### 2. 液波震颤

患者平卧，双腿屈曲，放松腹壁，医生以一手掌面贴于患者一侧腹壁，另一手四指并拢稍屈曲，用指端叩击对侧腹壁或指端冲击腹壁。为防止腹壁本身的震动传至对侧，可让另一人手掌尺侧缘压于脐部腹中线上。

**3. 反跳痛**

医生用手触诊患者腹部出现压痛后，手指可于原处稍停片刻，使压痛感觉趋于稳定，然后迅速将手抬起，离开腹壁，询问患者是否有腹痛骤然加重感觉。

（十九）肝脏触诊

**1. 触诊方法**

触诊时，患者处于仰卧位，两膝关节屈曲，使腹壁放松，并做较深腹式呼吸以使肝脏上下移动。医生立于患者右侧用单手或双手触诊。单手触诊法较为常用，医生将右手四指并拢，掌指关节伸直，食指、中指末端与肋缘大致平行地放在右侧腹部，沿右侧锁骨中线，从髂前上棘连线的水平开始触诊，随患者呼气时，手指压向腹壁深部，吸气时，手指缓慢抬起，朝肋缘向前向上迎触下移的肝缘。如此反复进行，手指逐渐向肋缘移动，直到触及肝缘或肋缘为止，需在右锁骨中线上及前正中线上，分别触诊肝缘并在平静呼吸时分别测量其与肋缘或剑突根部的距离，以厘米表示。

**2. 注意事项**

1）触诊最敏感的部位是食指前端的桡侧，并非指尖端。故应主要以食指和中指前外侧指腹接触肝脏。

2）检查腹肌发达者时，右手宜置于腹直肌外缘稍外处向上触诊，否则肝缘易被掩盖或将腹直肌腱划误为肝缘。

3）触诊肝脏需密切配合呼吸动作，于吸气时手指上抬速度一定要落后于腹壁的抬起，而呼气时手指应在腹壁下陷前提前下压，这样就可能有两次机会触及肝缘。

4）触诊应自髂前上棘平面开始，逐步向上，以免遗漏明显长大的肝脏。

5）如遇腹腔积液患者，深触诊法不能触及肝脏时，可应用浮沉触诊法，即用并拢的三手指垂直在肝缘附近连续冲击式触诊数次，排开腹腔积液后常可触及肝脏。

6）鉴别易误认为肝下缘的其他腹腔内容，如横结肠为横行索条状物，可用滑行触诊法于上腹部或脐水平触到，与肝缘感觉不同。

（二十）脾脏触诊

1）医生左手绕过腹前方，手掌置于左腰部第 7～10 肋处，试将其脾从后向前托起，右手掌平放于上腹部，与肋弓大致成垂直方向，配合呼吸，以手指弯曲的力量下压腹壁，直至触及脾缘。

2）当平卧位触诊不到脾脏时，嘱患者取右侧卧位，右下肢伸直，左下肢屈曲，此时用双手触诊法。

3）描述脾脏大小的测量方法：常将脾肿大分为轻、中、高三度，深吸气时，脾缘不超过肋下 2cm，为轻度肿大；超过 2cm 至脐水平线以上，为中度肿大；超过脐水平线或前正中线则为高度肿大，即巨脾。

（二十一）腹部叩诊

### 1. 叩诊手法

腹部一般常用间接叩诊。

### 2. 全腹叩诊

自左下腹开始逆时针方向进行全腹叩诊，腹部叩诊音为鼓音。

### 3. 移动性浊音叩诊

让患者仰卧，自腹中部开始，先向左侧腹部叩诊，出现浊音时，板指手不离开腹壁，令患者右侧侧卧，使板指在腹的最高点，再叩诊，呈鼓音；接着向右侧腹部叩诊，叩诊音由鼓音变为浊音时，再令患者左侧卧，叩诊音变为鼓音。这种因体位不同而出现的浊音区变动现象称移动性浊音。

### 4. 膀胱叩诊

膀胱叩诊在耻骨联合上方进行，当膀胱充盈时，自脐向下叩，当鼓音变为浊音时即为膀胱浊音界，排尿后可转为鼓音。

### 5. 肝浊音界上界叩诊

沿右锁骨中线，由肺区向下叩至腹部，当由清音转为浊音时即为肝上界。当肝下界叩诊因腹部鼓音的泛化不易清楚叩得时，可采用搔弹音的方法确定。

### 6. 肝区叩击痛检查方法

检查时，医生用左手掌平放在患者肝区处，右手握拳用轻到中等的力量叩击左手背。

（二十二）腹部听诊

需要注意听诊内容及操作方法。

1）应将听诊器胸件置于腹壁上，全面地听诊各区。脐旁听诊 1 分钟，听取肠鸣音。
2）听腹部血管杂音。

（二十三）神经反射

### 1. 浅反射

浅反射包括角膜反射、腹壁反射和提睾反射。

注意腹壁反射做法：患者仰卧，下肢稍屈曲，使腹壁松弛，然后用钝头竹签分别沿肋缘下、脐水平及腹股沟上的平行方向，由外向内轻划腹壁皮肤。正常反应是局部腹肌收缩。

### 2. 深反射

（1）肱二头肌反射

患者前臂屈曲 90°，医生以左手拇指置于患者肘部肱二头肌肌腱上，然后右手持叩诊锤叩左手拇指指甲，可使肱二头肌收缩，引出屈肘动作。

（2）膝反射

坐位检查时，患者小腿完全松弛下垂（仰卧位检查时，患者仰卧，医生以左手托起其膝关节使之屈曲约 120°），医生右手持叩诊锤叩患者膝盖髌骨下方股四头肌肌腱，可引出小腿伸展。

（3）踝反射

患者仰卧，髋及膝关节稍屈曲，下肢取外旋外展位。医生左手将患者足部背屈成直角，以叩诊锤叩击跟腱，反应为腓肠肌收缩，足向跖面屈曲。

## （二十四）脑膜刺激征

### 1. 颈强直

患者仰卧，颈部放松，医生左手托患者枕部，右手置于前胸上部，以左手力量托起枕部做屈颈动作检查。如果抬头时患者颈项僵硬，并有抵抗感，不能使下颌部接触到胸部为阳性。

### 2. 克尼格（Kernig）征

患者仰卧，医生抬起患者一侧下肢，使髋关节屈成直角后，当膝关节也在近乎直角状态时，医生左手按住其膝关节，右手将患者小腿抬高至伸膝，正常人膝关节可伸达 135° 以上，若伸膝受阻，屈肌痉挛或疼痛为阳性。

### 3. 布鲁津斯基（Brudzinski）征

患者仰卧，双下肢伸直，医生在右侧，右手按于患者胸前，左手托起其枕部，做头部前屈动作时，若双膝关节出现屈曲状为阳性。

## （二十五）病理反射

一岁半以内的婴幼儿由于锥体束尚未发育完善，可出现此类反射现象，成年人若出现此类反射现象则为病理反射。

### 1. 巴宾斯基（Babinski）征

医生用竹签沿患者足底外侧缘，由后向前至小趾跟部并转向内侧，阳性反应为足踇趾背伸，余趾呈扇形展开。

### 2. 奥本海姆（Oppenheim）征

医生用拇指及食指沿患者胫骨前缘用力由上向下滑压，阳性表现同 Babinski 征。

### 3. 戈登（Gordon）征

检查时医生用手以一定力量捏压患者腓肠肌中部，阳性表现同 Babinski 征。

### 4. 查多克（Chaddock）征

医生用竹签在患者外踝下方足背外缘，由后向前划至跖趾关节处，阳性表现同 Babinski 征。

# 六、系统体格检查中常见的问题

系统体格检查是最重要的临床基本能力之一，对初学者来说是相当困难的，即使记住了条目的内容亦难达到技艺上的要求，应不断强化，不断完善，重视难点，才能使检查全面系统、重点突出、从容流畅、取舍得当。以下列举全身检查中容易出现的一些问题，供初学者参考，以便形成良好的习惯和正确的思路。

1）准备不充分，缺乏系统性，缺乏思想准备和组织安排。检查项目遗漏或重复，检查顺序颠倒；缺乏规范系统的训练，对系统体格检查的目的、内容和方法心中无数。

2）检查器械准备不充分或不会使用，如体温计、听诊器、叩诊锤等。在实际操作中，经常发生听诊器耳件方向不正确或者忘记戴上、血压计袖带位置不准、不会使用叩诊锤等情况。

3）站位不准确、体位不规范。在进行体格检查时，医生一般站在患者右侧，并指导患者采取恰当规范的体位。如腹部检查时，患者应采取仰卧位并将双下肢屈曲。测量血压时，无论患者取坐位还是卧位，必须注意肘部、血压计水银柱"0"位、心脏的位置等。

4）左右不对比，检查手法不熟练。

A. 左右对比是体格检查的基本原则之一，由于个体不同，许多检查结果，如呼吸音、心音、脏器大小等缺乏对比性。

B. 不熟悉体格检查的手法和不掌握重点，例如，触诊甲状腺时的两手配合，异常呼吸音、啰音、心脏杂音的鉴别，肝脾触诊时的呼吸配合等。

5）重理论只会背，轻实践不会做。在体格检查时，有些医学生甚至临床医生只会动口，不会动手，只会背操作步骤，不会实际操作。常见的有，叩诊叩不出声音，触诊肝脾不会配合呼吸，找不出胸骨柄等。

6）忽视小细节，善始不善终。

A. 最容易忽略耳、鼻、颈部血管、腋窝、腹股沟、肛门直肠和生殖系统的检查。

B. 最容易忽视的是对患者的体贴与关怀，如用冰冷的手直接触诊患者，或用冰冷的听诊器胸件直接听诊患者（不知道温暖一下手或听诊器胸件）。另外，也缺乏与患者的有效沟通交流。

C. 最易忽略的技术难点：眼外肌的检查及其意义、甲状腺触诊、气管移位、语颤改变、各种呼吸音和心脏舒张期杂音的识别、神经系统检查等。

D. 检查完毕，不感谢患者的配合，不恢复患者最舒适的体位，忘记整理患者的衣服、被褥以及收拾检查工具等。

7）体检过程中与患者交流不畅或无交流。如肺下界移动度叩诊时，患者由于没有理解医生意图，不能在最大潮气量时憋气，甚至全程患者都没有憋气，造成叩诊不准确。

当体格检查有新的发现用原有假设不能解释时，应重新仔细问诊，提出新的诊断假设，再进行检查。检查中亦应对有疑虑的问题一一解惑，即注意相关的阴性结果，排除可能性小的诊断。临床医生一直流行着一句话，"没有突然出现的病情变化，只有病情变化被突然发现。"这就需要我们提前预警，把这些变化和细节识别出来，防治疾病。

# 第三节　内科常用穿刺术

## 一、胸腔穿刺术

### 【目的】

用于检查胸腔积液的性质、抽吸减压或胸腔内用药。

【适应证】

1）诊断原因未明的胸腔积液，可做诊断性穿刺，做胸腔积液涂片、细菌培养、细胞学和生化学检查，以明确病因。

2）治疗胸腔积液、气胸产生的压迫症状，可抽液或抽气以减压；急性脓胸或恶性肿瘤侵及胸膜引起的积液，可抽液或注入药物。

【禁忌证】

有出凝血机制障碍，血小板少于 $60×10^9$/L。严重衰竭者禁忌。

【术前准备】

1）了解、熟悉患者病情。

2）与患者及家属谈话，交代检查目的、大致过程、可能出现的并发症等，并签署知情同意书。

3）器械准备：胸腔穿刺包（注意有效日期）、无菌胸腔引流管及引流瓶、皮肤消毒剂、麻醉剂、无菌棉签、手套、洞巾、注射器、纱布以及胶布等。

4）操作者熟悉操作步骤，戴帽子、口罩。

【操作步骤】

1）患者取坐位面向椅背，两前臂置于椅背上，前额伏于前臂，自然呼吸。卧床者可取半坐位，患侧前臂上举抱于枕部。

2）穿刺点可行超声波定位，或选在胸部叩实音最明显部位进行，一般取肩胛下角线或腋后线第7～8肋间；也可选腋中线第6～7肋间或腋前线第5～6肋间为穿刺点。包裹性积液最好结合X线或超声定位，以确保穿刺成功。气胸患者选择锁骨中线第2～3肋间或腋中线第4～5肋间。

3）打开胸腔穿刺包，戴无菌手套，检查器械、穿刺针是否漏气、是否通畅。

4）常规消毒皮肤，覆盖无菌洞巾。

5）选下一肋骨的上缘为穿刺点，用2%利多卡因局部麻醉，先注射皮下出现皮肤橘皮样皮丘改变，然后自皮至胸膜层进行逐层麻醉。每次进针后先抽吸，确定无回血，再推注麻药。当穿刺针突破胸膜时，有一个轻微的突破感，且回抽时见到胸腔积液进入针管。拔出注射器，局部按压止血。

6）术者关闭穿刺针接管管夹，以左手食指与中指固定穿刺部位的皮肤，右手将穿刺针在局麻部位缓缓刺入，边进针边观察，当针锋抵抗感突然消失时，表明已穿入胸膜腔，回抽见胸腔积液，说明已经进入胸膜腔。助手用止血钳协助固定穿刺针，以防刺入过深损伤肺组织。穿刺针可应用三通穿刺针或较粗的长针后接胶皮管，穿刺前应关闭三通针，或先将胶皮管用止血钳夹住，然后进行穿刺。穿入胸膜腔后再转动三通活栓使其与外界相通，或松开胶皮管上的止血钳，抽取胸腔积液。

7）诊断性穿刺时，抽取胸腔积液适量，留取标本送检。减压穿刺时，可连续多次用大号注射器抽出胸腔积液，弃入专门准备的废物桶内。

8）抽液结束后拔出穿刺针，覆盖无菌纱布，胶布固定。

【术后处理】

1）术后嘱患者取卧位或半卧位休息半小时，测血压并观察病情有无变化，注意有无气胸、出血等并发症发生。

2）根据临床需要填写检验单，分送标本。

3）清洁器械及操作场所。

4）做好穿刺记录。

【注意事项】

1）胸腔穿刺前应向患者说明胸腔穿刺的目的，消除其顾虑。

2）操作过程中应密切观察患者的反应，如出现头晕、面色苍白、出汗、心悸、胸闷、昏厥等胸膜反应，或者出现连续咳嗽、气短、咳泡沫痰等，应马上停止操作，并皮下注射 0.1% 肾上腺素 0.3～0.5ml，同时给予其他对症治疗。

3）抽液不宜过快过多。诊断性抽液，50～100ml 即可。减压抽液，首次不超过 600ml，以后每次不超过 1000ml。如为脓胸，则应尽量抽尽。检查肿瘤细胞，至少需要 100ml，并应立即送检，以免细胞自溶。

4）严格无菌操作，操作中要始终保持胸膜负压，防止空气进入胸腔。

5）避免在第 9 肋以下穿刺，以免穿透膈肌损伤腹腔脏器。沿肋骨上缘进针，以免损伤肋间血管。

6）对于恶性胸腔积液，可注射抗肿瘤药物或硬化剂诱发化学性胸膜炎，促使脏层与壁层胸膜粘连，闭合胸腔。

7）操作前、后测量患者生命体征，操作后嘱患者卧位休息 30 分钟。

# 二、腹腔穿刺术

【目的】

用于检查腹腔积液的性质、抽吸减压或腹腔给药。

【适应证】

1）诊断未明的腹部损伤、腹腔积液，可做诊断性穿刺。

2）大量腹腔积液致腹部胀痛或呼吸困难时，可穿刺放液以缓解症状。

3）某些疾病如腹腔感染、肿瘤、结核等可以腹腔给药治疗。

【禁忌证】

有凝血机制障碍，血小板少于 $60 \times 10^9$/L。严重衰竭者禁忌。肝性脑病先兆者禁忌。

【术前准备】

1）了解、熟悉患者病情。

2）与患者及家属谈话，交代检查目的、大致过程、可能出现的并发症等，并签署知情同意书。

3）术前嘱患者排尿以防穿刺损伤膀胱。

4）器械准备：腹腔穿刺包（注意有效期）、消毒剂、麻醉剂、无菌棉签、手套、洞巾、注射器、纱布以及胶布等。

5）操作者熟悉操作步骤，戴口罩、帽子。

【操作步骤】

1）根据病情和需要可取平卧位、半卧位或稍左侧卧位，并尽量使患者舒适，以便能耐受较长手术时间。

2）选择适宜的穿刺点：①左下腹部脐与髂前上棘连线的中、外 1/3 交点处，此处穿刺不易损伤腹壁动脉；②侧卧位穿刺点选在脐水平与腋前线或腋中线交叉处较为安全，常用于诊断性穿刺；③脐与耻骨联合连线的中点上方 1.0cm，稍偏左或偏右 1.0～1.5cm 处，无重要器官且易愈合；④少数积液或包裹性积液，可在B超引导下定位穿刺。

3）打开穿刺包，戴无菌手套，穿刺部位常规消毒及盖洞巾，用2%利多卡因自皮肤至腹膜壁层做局部麻醉。

4）术者夹闭穿刺针胶管，用左手固定穿刺部位皮肤，右手持针经麻醉处垂直刺入腹壁皮肤，然后在皮下倾斜45°～60°进针1～2cm后再垂直穿刺至腹膜层，待针头抵抗感突然消失时，表示针头已穿过腹膜壁层。这种之字形穿刺路径可预防拔针后由于腹腔压力高而造成针口渗液。打开管夹，即可抽取腹腔积液，并将抽出液放入试管中送检。做诊断性穿刺时，可直接用20ml或50ml注射针及适当针头穿刺抽取腹腔积液。大量放液时，可用8号或9号针头，并在针尾接一橡皮管放液，用输液夹调节放液速度。记录腹腔积液抽出量并送化验检查。注意放液时不宜过多过快，肝硬化患者一般一次不宜超过3000ml。

5）放液后应拔出穿刺针，覆盖消毒纱布，再用胶布固定。

【术后处理】

1）术后嘱患者平卧休息1～2小时，避免朝穿刺侧卧位。测血压并观察病情有无变化。

2）根据临床需要填写检验单，分送标本。

3）清洁器械及操作场所。

4）做好穿刺记录。

【注意事项】

1）术中应随时询问患者有无头晕、恶心、心悸等症状，并密切观察患者呼吸、脉搏及面容等，若有异常应停止操作，并做适当处理。

2）大量放液后应束以多头腹带，以防腹压骤降，内脏血管扩张引起休克。

## 三、骨髓穿刺术

【目的】

诊断血液病及骨髓疾病。

【适应证】

1）各种白血病的诊断、治疗效果观察。

2）多种血液病的诊断，如缺铁性贫血、巨幼细胞性贫血、血小板减少性紫癜、再生障碍性贫血、恶性组织细胞病、骨髓增殖性疾病等。

3）骨髓病原体培养。

【禁忌证】

血友病。注意：血小板减少不是骨髓穿刺的禁忌证。

【术前准备】

1）了解、熟悉患者病情。

2）与患者及家属谈话，交代检查目的、检查过程及可能发生的情况，并签署知情同意书。

3）器械准备：骨髓穿刺包、消毒剂、麻醉剂、无菌棉签、手套、洞巾、注射器、纱布以及胶布等。

4）操作者熟悉操作步骤，戴口罩、帽子。

【操作步骤】

1）选择穿刺部位：①髂前上棘穿刺点：位于髂前上棘后1～2cm的髂嵴上；②髂后上棘

穿刺点：位于骶椎两侧，臀部上方突出的部位；③胸骨穿刺点：胸骨柄或胸骨体相当于第 1～2 肋间隙的位置；④腰椎棘突穿刺点：位于腰椎棘突突出处。

2）体位：选择胸骨和髂前上棘为穿刺点时，患者取仰卧位；选择髂后上棘或腰椎棘突为穿刺点时患者取坐位或侧卧位。

3）术者戴无菌手套，常规消毒局部皮肤，盖无菌洞巾，用 2%利多卡因行局部皮肤、皮下及骨膜麻醉。

4）估计穿刺深度，将骨髓穿刺针固定器固定在适当的长度位置上（胸骨穿刺约 1.0cm，髂骨穿刺约 1.5cm）。其后左手拇指和食指固定穿刺部位，右手持针向穿刺点骨面垂直刺入（胸骨穿刺时，应保持针体与胸骨成 30°～40°角）。针尖接触骨质后，左右旋转针体，缓慢钻刺，当感到阻力减小、穿刺针在骨内固定时，表示针尖已突破骨皮质进入骨松质。再刺入 0.5cm 深度即可。

5）拔出针芯，放在无菌盘内，接上 20ml 无菌干燥注射器（注射器应先抽进一段空气，以供观察骨髓抽吸情况），用适当力量抽吸适量骨髓液送检（首先应抽吸 0.1～0.2ml 用作制备骨髓涂片；若需做骨髓细菌培养或造血干细胞培养，应在制备骨髓涂片后再抽吸 1～2ml 骨髓液送检）。

6）抽取的骨髓液滴在载玻片上，迅速做涂片数张备用；再抽吸骨髓液若干毫升供其他骨髓细胞学检查之用。

7）若未能抽出骨髓液，应再插入针芯，稍加旋转针体，或再钻入少许或退出少许，拔出针芯，再行抽吸。若仍抽不出骨髓液，则应考虑更换部位穿刺或行骨髓活组织检查术。

8）抽吸完毕，插入针芯。左手取无菌纱布置于针孔处，右手将穿刺针一起拔出，随即将纱布盖住针孔，并按压 1～2 分钟，再用胶布将纱布加压固定。

【术后处理】

1）术后应嘱患者静卧休息，同时做好标记并送检骨髓片，清洁穿刺场所，做好穿刺记录。

2）第一次抽取的骨髓液宜作涂片之用，抽取量不能超过 0.2ml，多则骨髓易稀释，致骨髓细胞检查不够准确。所以抽液力量不能过猛。

3）抽取骨髓和涂片要迅速，以免凝固。需同时做周围血涂片，以进行对照。

【注意事项】

1）术前应做止血检查、凝血检查。有出血倾向者，操作时应特别注意。血友病者禁止做本项检查。

2）穿刺针进入骨质后避免摆动过大，以防折断。

3）胸骨穿刺时，不应用力过猛，避免穿透内侧骨板。

4）若穿刺时感到骨质坚硬，穿不进髓腔时，应做骨骼 X 线检查，以除外大理石骨病（即骨硬化症）。不可强行操作，以防断针。

## 四、腰椎穿刺术

【目的】

检查脑脊液及测定颅内压等。

【适应证】

1）腰椎穿刺术常用于检查脑脊液的性质，对诊断脑膜炎、脑炎、脑血管病变、脑瘤等神经系统疾病有重要意义。

2）用于鞘内注射药物。

3）测定颅内压和了解蛛网膜下腔是否阻塞等。

【禁忌证】

1）可疑颅内高压症、脑疝。

2）可疑颅内占位病变。

3）休克等危重患者。

4）穿刺部位有炎症。

【术前准备】

1）了解病情，做必要的体格检查，如意识状态、生命体征等。

2）与患者及家属谈话，交代检查目的、检查过程、可能出现的反应及应对措施，并签署知情同意书。

3）器械准备：腰椎穿刺包、脑脊液测压计、消毒剂、麻醉剂、无菌棉签、手套、洞巾、注射器、纱布以及胶布。

4）操作者熟悉操作步骤，戴口罩、帽子。

【操作步骤】

1）体位：患者侧卧于硬板床上，背部与床面垂直，头向前胸部屈曲，双手抱膝紧贴腹部，使躯干呈弓形。或由助手协助使患者躯干呈弓形。

2）确定穿刺点：选用双侧髂嵴最高点连线与后正中线交点（相当于第3～4腰椎棘突间隙）作穿刺点。如果穿刺失败，其上下分别为第3、第4椎间隙，亦可选为穿刺点。

3）带无菌手套，常规消毒皮肤，盖洞巾，用2%利多卡因自皮肤到椎间韧带行局部麻醉。

4）术者左手固定穿刺点皮肤，右手持穿刺针以垂直背部的方向或略向头侧倾斜缓慢刺入。成人进针深度为4～6cm，儿童则为2～4cm。当针头穿过韧带与硬脑膜时，有阻力突然消失的落空感，此时将针芯慢慢抽出，可见脑脊液流出。

5）测量脑脊液压力：抽出针芯后马上接上测压管测量压力。正常侧卧位脑脊液压力为70～180mmH$_2$O，或40～50滴/分，奎肯施泰特试验是了解蛛网膜下隙是否阻塞的一个试验。方法是在初次测压后，助手先压迫一侧颈静脉约10秒，再压迫另一侧，最后双侧同时按压。正常时压迫颈静脉后，脑脊液压力迅速升高一倍左右，解除压迫后10～20秒，迅速降至原来水平，此为梗阻试验阴性。若施压后压力缓慢上升，去除压力后压力缓慢下降，提示有不完全阻塞。颅内压增高者禁做此试验。

6）撤去测压管，根据检测要求收集脑脊液送检。

7）插入针芯后，拔出穿刺针，盖消毒纱布并用胶布固定。

【术后处理】

1）术后患者去枕俯卧（若有困难可平卧）4～6小时，以免引起低颅压头痛。测血压并观察病情有无变化。

2）根据临床需要填写检验单，分送标本。

3）清洁器械及操作场所。

4）做好穿刺记录。

【注意事项】

1）严格掌握禁忌证：疑有颅内压增高且眼底有视盘明显水肿，或有脑疝先兆者；患者处于休克、衰竭或濒危状态；局部皮肤有炎症；颅后窝有占位性病变时，禁忌穿刺。

2）穿刺时，患者出现呼吸、脉搏、面色异常时，应立即停止操作，并做相应处理。

3）穿刺过程中，拔出针芯时应注意针芯不离开穿刺针口，以防脑脊液因压力过高喷射而出时，能及时插回针芯。

4）鞘内注药时，应先放出适量脑脊液，然后以等量液体稀释药物后注入。

## 五、医学生穿刺操作考试特点、注意事项和常见错误

医学生穿刺操作考试一般在医学模拟模型上进行，医学生根据病例要求，在现场模拟完成准备、穿刺操作、术后处理等步骤，虽然过程与真实操作相差不大，但是，模型上的模拟操作仍具有独特的特点。

### （一）穿刺模型操作的特点

1）模型一般都已经摆放为手术体位。例如，胸腔穿刺模型为反坐椅子、双臂伏于椅背之上、暴露背部的人体形状；而骨髓穿刺、腹腔穿刺模型均为平仰卧的人体；腰椎穿刺模型也摆成了一侧卧位、双手抱头、双膝屈曲、背部后弓的体位。考试时，学生不要忘记叙述如何摆放患者体位。

2）医学模型尽量模拟人体真实状态，但是仍有部分特征与真实情况有差距，例如，皮肤只是一层橡胶，没有真实皮肤的各层结构，不能模拟局麻打药的真实过程。骨髓穿刺模型也无法模拟真实骨髓中抽取骨髓液的阻力感。腰椎穿刺模型可以模拟穿刺过程中不同结构的不同阻力，也能模拟脑脊液的压力，但是穿刺阻力与真人有差异，脑脊液压力没有随呼吸、咳嗽发生的波动。

3）医学模型无法模拟真实操作中患者感受的疼痛、呼吸困难等各种不适，无法与医生进行交流互动。注意学生在操作时要时刻把模型当作真人对待，不忘记医患交流。

### （二）模型上穿刺操作的注意事项

鉴于以上特点，医学生在进行模型上穿刺操作时应注意一下问题：

1）医学生应穿白大褂、戴口罩、帽子，现场和考官、模型打招呼，对着模型进行自我介绍。

2）把模型当成真人对待：操作前，应对模型进行真实情况一样的病情询问、医学告知，操作过程中应观察模型的生理反应，询问模型有何不适。操作后，也像真实情况一样向模型进行术后注意事项的告知。

3）准备物品：应像真实操作一样准备完整的器材、物品，包括各种穿刺包、利多卡因、注射器、棉签、碘伏、胶布、污物桶。注意查看物品的消毒有效期。

4）准备操作平台：由于不是真实的医院环境，许多医学生以为不需要操作平台，随意在模型旁边挤出一个小空间，摆放穿刺包，由于操作平台空间小、不顺手，致使操作过程不顺利，频频发生清洁面污染、碰撞、物品跌落等事件。医学生应充分利用考试场所所提供的一切条件，为自己创造良好的操作空间，比如，小推车、各种台面均可利用。

5）给模型摆体位：虽然模拟已经摆成了理想的穿刺体位，医学生一定要记得把模型当成真人进行体位调整。

6）穿刺定位：医学生要在模型上标记出穿刺点，并口述出定位方法。

7）时刻注意无菌观念：虽然是模型，但是穿刺操作的无菌要求应该和真实情况一样严格。比较容易出现失误的地方有以下几种情况：

A. 打开穿刺包时，碰触包装内面。

B. 拿手套时碰触无菌物品，建议不要用徒手去拿穿刺包的无菌手套，而应该用消毒镊子拿取。

C. 铺巾时碰触污染物。

D. 穿刺过程中医生的身体部分、衣物碰触无菌操作面。

E. 使用后的注射器、穿刺针、消毒棉签未放在合适位置，造成污染。一般，使用过程中的穿刺针、注射器仍属于无菌物品，应放在无菌区，消毒用后棉球应按照污染物放在非无菌区域，按压止血用过的棉纱不应与无菌物品混合放置。

F. 穿刺结束后穿刺点应再次消毒后再覆纱块固定。

G. 如果操作者操作过程中发生污染，应把污染物丢弃，更换新的无菌物品。如果手套发生污染，术者应立即更换手套；如果手术野发生污染，应马上进行消毒处理。

8）操作过程中需要助手时，可寻求考官或考场服务人员帮助。

9）操作过程中，有一些关键点可以一边操作一边口述操作要领，让考官明白你对操作要领的掌握。需要口述的往往是考官不能靠观察发现的方面，比如，穿刺禁忌证、穿刺点选择、进针深度、不良反应、抽液的量、标本送检项目等内容。

10）操作后物品整理一定要到位。注射针头应放入锐器箱，医学废物、生活废物分类放置，抽取的腹腔积液、胸腔积液除留送检验标本外，剩余的应盛放在专用容器，并按照病理性废弃物处理。

11）操作后回答考官提问。考官提问多涉及穿刺的适应证、禁忌证、穿刺点选择与定位、穿刺注意事项、不良反应等。

（三）医学生穿刺考试常见失误

1）没有履行医学告知。

2）没有摆穿刺体位。

3）无菌观念不强，发生多次污染事件。

4）操作不细心，丢三落四，发生物品跌落。

5）操作过程不熟练，操作步骤遗忘、顺序混乱。比如忘记消毒、铺巾，抽液时忘记打开或夹闭导管。

6）操作后物品整理不到位，不同物品归类放置错误。

7）操作太慢或不熟练，不能在规定时间完成整个操作。

# 第四节　内科技能考核评分表

内科技能考核评分表（表 6-5～表 6-18），目前仍在试行，包括病史采集评分标准、体格检查评分标准、四大穿刺评分标准，是教研室老师经过多年临床以及考核经验总结出来的，仅作为学习参考，不作为考试依据。

表 6-5　病史采集评分标准（100 分）

学生姓名　　　　　　　　　学号　　　　　　　　　　　　　　　总分

| 内容 | 评分标准 | 分值 | 得分 |
|---|---|---|---|
| | 自我介绍，打招呼，说明问诊的目的 | 5 | |
| 主诉 | 主要症状/体征及持续时间 | 10 | |
| 现病史 | 起病情况（急缓）与患病时间 | 5 | |
| | 病因与诱因 | 5 | |
| | 主要症状的部位 | 2 | |
| | 性质 | 2 | |
| | 持续时间 | 2 | |
| | 程度 | 2 | |
| | 缓解和加剧的因素 | 2 | |
| | 病情的发展与演变 | 5 | |
| | 伴随症状 | 5 | |
| | 诊治经过：做过的检查及结果；用过的药物及疗效 | 5 | |
| | 病程中的一般情况：精神体力 | 1 | |
| | 食欲与食量 | 1 | |
| | 睡眠 | 1 | |
| | 体重 | 1 | |
| | 大小便情况 | 1 | |
| 既往史 | 曾患疾病史；外伤手术史；预防接种史；过敏史 | 5 | |
| 个人史 | 社会经历；职业工作条件；习惯与嗜好 | 5 | |
| 婚姻史 | 是否结婚；配偶健康状况 | 5 | |
| 家族史 | 双亲、兄弟姐妹、子女的健康与疾病情况；有无类似疾病；有无与遗传有关的疾病 | 5 | |
| 收集病史 | 采集病史顺序合理、项目齐全；问诊语言通俗易懂、清晰明确；合理使用开放式、封闭式提问方式；合理使用澄清技巧（核实确认采集的病史） | 10 | |
| 沟通交流 | 避免使用复杂难懂的医学术语；适当停顿，给患者思考与提问的时间；倾听并回应患者问题；适当的非语言技巧（目光交流、肢体语言） | 10 | |
| 人文关怀 | 尊重患者；同情和安慰 | 5 | |

表 6-6　体格检查评分标准（一）（100 分）

学生姓名　　　　　　　　　学号　　　　　　　　　　　　　　　总分

| 项目 | 操作内容及评分细则 | 分值 | 得分 |
|---|---|---|---|
| 准备 | 检查者自我介绍，向患者说明检查目的 | 10 | |
| | 被检查者仰卧于诊床上，检查者戴口罩、帽子，站在被检查者右侧 | 10 | |
| 头颈部淋巴结检查 | 1. 告之被检查者头稍低，或偏向检查侧，放松肌肉，有利触诊 | 5 | |
| | 2. 检查者手指紧贴检查部位，由浅及深进行滑动触诊 | 10 | |
| | 3. 检查顺序为耳前、耳后、乳突区、枕骨下区、颈后三角、颈前三角 | 5 | |

续表

| 项目 | 操作内容及评分细则 | 分值 | 得分 |
|---|---|---|---|
| 脾脏双手触诊检查 | 1. 被检者仰卧，双腿稍屈曲，做略深的腹式呼吸 | 5 | |
| | 2. 检查者左手放在被检查者左腰部第7～10肋处，并稍用力向前方托起 | 5 | |
| | 3. 右手掌平放在左上腹，手指略向前弯，与肋弓大致成垂直方向，配合被检者的呼吸进行触诊。直至触及脾缘或达到肋缘 | 10 | |
| | 4. 如果平卧位触不到，可让被检查者右侧卧位进行触诊（右下肢伸直，左下肢屈曲，使腹壁放松）。检查方法同上 | 10 | |
| Hoffmann 征检查 | 1. 检查者左手持被检者腕部，并使腕关节呈轻度过度伸位，各手指轻度屈曲 | 5 | |
| | 2. 右手以食、中两指夹住被检者中指远侧指间关节，以拇指迅速向下弹被检者中指甲，正常时无反应，如患者拇指内收，其余四指呈轻微掌屈反应，为阳性 | 10 | |
| | 3. 检查另一侧，双侧对比 | 5 | |
| 回答提问 | 提问：脾脏肿大应如何分度？<br>答案：<br>1. 轻度肿大：脾缘不超过肋下 2cm<br>2. 中度肿大：脾缘超过肋下 2cm 至脐水平线以上<br>3. 高度肿大：脾缘超过脐水平线或前正中线 | 10 | |

### 表 6-7　体格检查评分标准（二）（100 分）

学生姓名　　　　　　　　　　学号　　　　　　　　　　　　　　　　　总分

| 项目 | 操作内容及评分细则 | 分值 | 得分 |
|---|---|---|---|
| 准备 | 检查者自我介绍，向患者说明检查目的 | 10 | |
| | 被检者仰卧于诊床上，检查者戴口罩、帽子，站在被检者右侧 | 10 | |
| 腋窝淋巴结检查 | 1. 检查右侧时，检查者右手握被检查者右手，使其前臂稍外展，左手四指并拢稍弯曲，自被检查者右上臂后方插入右侧腋窝，直达腋窝顶部 | 5 | |
| | 2. 依次检查右侧腋窝的腋尖、前侧、内侧、后侧和外侧群等五组腋窝淋巴结 | 10 | |
| | 3. 检查左侧时，检查者左手握被检查者左手，右手以同样方法检查左侧腋窝淋巴结 | 10 | |
| 心脏浊音界叩诊并测量 | 1. 查找心尖搏动点 | 5 | |
| | 2. 先叩左界，后叩右界，由下而上，由外向内 | 5 | |
| | 3. 左界从心尖搏动点外 2～3cm 处开始，沿肋间由外向内，叩诊音由清变浊时翻转板指，在板指中点相应的胸壁处用标记笔做一标记。如此自下而上，逐个肋间叩诊，叩至第 2 肋间，并分别标记 | 5 | |
| | 4. 右界叩诊，先沿右锁骨中线自上而下叩出肝上界，然后于其上一肋间由外向内叩出浊音界，逐个肋间叩诊，直至第 2 肋间，并做标记 | 5 | |
| | 5. 标出前正中线和左锁骨中线，用直尺测量左锁骨中线与前正中线间的垂直距离，以及左右相对浊音界各标记点距前正中线的垂直距离，并读出结果 | 5 | |
| 踝阵挛 | 1. 嘱被检者仰卧 | 5 | |
| | 2. 检查者一手托住被检者腘窝部，使膝、髋关节稍屈曲，另一手持被检者足掌前端，迅速将足推向背屈，并保持适度推力 | 10 | |
| | 3. 阳性为腓肠肌发生连续性、节律性收缩而使足呈现交替性伸屈运动 | 5 | |
| 回答提问 | 提问：踝阵挛阳性的临床意义是什么？<br>答案：见于上运动神经元病变（锥体束损害） | 10 | |

表 6-8　体格检查评分标准（三）（100 分）

| 学生姓名 | 学号 | | 总分 |
|---|---|---|---|

| 项目 | 操作内容及评分细则 | 分值 | 得分 |
|---|---|---|---|
| 准备 | 检查者自我介绍，向患者说明检查目的 | 10 | |
| | 被检者仰卧于诊床上，检查者戴口罩、帽子、站在被检者右侧 | 10 | |
| 瞳孔对光反射检查 | 1. 嘱被检者注视前方，检查者用手隔开被检者两眼 | 5 | |
| | 2. 直接对光反射：用手电筒光线直接照射瞳孔并观察其同侧瞳孔大小的变化 | 10 | |
| | 3. 间接对光反射：用手电筒照一侧瞳孔，观察对侧瞳孔大小的变化 | 10 | |
| 肝脏触诊（单手法）检查 | 1. 被检查者取仰卧位，两膝关节屈曲，使腹壁放松，并做较深腹式呼吸运动 | 5 | |
| | 2. 检查者立于被检者右侧，将右手掌平放于被检者右侧腹壁，四指并拢，掌指关节伸直，四指方向与肋缘大致平行 | 5 | |
| | 3. 随被检者呼气时手指压向腹壁深部，吸气时手指向前上迎触下移的肝缘。如此反复进行，手指逐渐向肋缘移动，直到触及肝缘或肋缘为止 | 5 | |
| | 4. 需在右锁骨中线上及前正中线上分别触诊肝缘，并测量其至肋缘或剑突根部的距离（以 cm 表示） | 10 | |
| 肱二头肌反射、肱三头肌反射检查 | 1. 使被检查者前臂屈曲 90° | 5 | |
| | 2. 检查者以左手拇指置于被检者肘部肱二头肌腱上，然后右手持叩诊锤叩左手拇指指甲，可使肱二头肌收缩，引出屈肘动作，前臂快速屈曲 | 5 | |
| | 3. 被检者肘部半屈 | 5 | |
| | 4. 检查者托住其肘关节，用叩诊锤直接叩击鹰嘴上方的肱三头肌腱，可使肱三头肌收缩，引出伸肘动作，前臂伸展 | 5 | |
| 回答提问 | 提问：患者体检时发现右肋缘下肝脏 4cm，分析可能的原因？<br>答案：<br>1. 肝下移（如内脏下垂，肺气肿，右侧胸腔积液）<br>2. 肝肿大：弥漫性肝肿大（如肝炎、脂肪肝、肝淤血）<br>3. 局限性肝肿大（如肝脓肿、肝肿瘤） | 10 | |

表 6-9　体格检查评分标准（四）（100 分）

| 学生姓名 | 学号 | | 总分 |
|---|---|---|---|

| 项目 | 操作内容及评分细则 | 分值 | 得分 |
|---|---|---|---|
| 准备 | 检查者自我介绍，向患者说明检查目的 | 10 | |
| | 被检者仰卧于诊床上，检查者戴口罩、帽子、站在被检者右侧 | 10 | |
| 测血压（仰卧位） | 1. 受检者测血压前需安静休息 10 分钟。检查者将血压计汞柱开关打开，汞柱凸面水平应在零位 | 5 | |
| | 2. 使被检者肘部与心脏同一水平（仰卧位时平腋中线），被测上肢裸露、伸开并外展 45° | 5 | |
| | 3. 将血压计袖带缚于上臂，气囊中部应对准肱动脉，袖带松紧以恰能放进一个手指为宜，袖带下缘应距肘窝横纹 2～3cm；听诊器膜型体件置于肱动脉搏动处，不应塞于袖带下 | 10 | |
| | 4. 向气袖内充气。边充气边听诊，待肱动脉搏动音消失后，将汞柱再升高 20～30mmHg 后，缓慢放气，检查者双眼水平注视缓慢下降的汞柱凸面水平，根据听诊及汞柱位置读出血压值；测量过程流畅，读数准确 | 10 | |

续表

| 项目 | 操作内容及评分细则 | 分值 | 得分 |
|---|---|---|---|
| 移动性浊音的检查 | 1. 先从脐部开始，沿脐平面向左侧叩诊，直达左侧髂腰肌边缘，如叩诊变为浊音，叩诊板指固定（不离开皮肤），嘱受检者向右侧卧位，重新叩诊该处，听取叩诊音有无变化 | 10 | |
| | 2. 再沿脐水平向右侧移动叩诊，直达浊音区，叩诊板指固定位置，嘱受检者向左侧卧位，再次叩诊，听取叩诊音有无改变 | 10 | |
| | 3. 如仰卧位左侧或右侧腹部之浊音区随体位变动而转为鼓音区，则为有移动性浊音（移动性浊音阳性） | 10 | |
| Babinski 征检查 | 检查者左手握被检者踝部固定其小腿，右手用竹签沿被检者足底外侧缘，由后向前划至小趾跟部，再转向内侧的踇趾根部 | 5 | |
| Oppenheim 征检查 | 检查者用两指沿被检者胫骨前缘用力由上向下滑压，阳性反应为足踇趾背伸，余趾呈扇形展开 | 5 | |
| 回答提问 | 提问：移动性浊音阳性的临床意义是什么？<br>答案：移动性浊音阳性是腹腔内有游离液体的一个可靠征象。当腹腔内游离腹腔积液在 1000ml 以上时，即可查出移动性浊音 | 10 | |

**表 6-10 体格检查评分标准（五）（100分）**

学生姓名　　　　　　　　　　学号　　　　　　　　　　　　　　　　总分

| 项目 | 操作内容及评分细则 | 分值 | 得分 |
|---|---|---|---|
| 准备 | 检查者自我介绍，向患者说明检查目的 | 10 | |
| | 被检者仰卧于诊床上，检查者戴口罩、帽子，站在被检者右侧 | 10 | |
| 甲状腺触诊检查（前面和后面） | 1. 甲状腺峡部触诊：立于受检者前面，用拇指（或立于受检者后面用食指）从胸骨上切迹向上触摸，可触到气管前软组织，判断有无增厚，此时请受检者做吞咽动作，可感到此软组织在手指下滑动，判断有无增大和肿块 | 5 | |
| | 2. 甲状腺侧叶前面触诊：一手拇指施压于一侧甲状软骨，将气管推向对侧，另一手食、中指在对侧胸锁乳突肌后缘向前推挤甲状腺侧叶，拇指在胸锁乳突肌前缘触诊，受检者配合吞咽动作，重复检查，可触及被推挤的甲状腺 | 5 | |
| | 3. 甲状腺侧叶后面触诊：被检者取坐位，检查者站在被检查者后面，一手食、中指施压于一侧甲状软骨，将气管推向对侧，另一手拇指在对侧胸锁乳突肌后缘向前推挤甲状腺，食、中指在其前缘触诊甲状腺。再配合吞咽动作，重复检查 | 5 | |
| | 4. 用同样方法检查另一侧甲状腺 | 5 | |
| 触觉语颤检查 | 1. 检查者将左右手掌的尺侧缘轻放于被检者胸壁两侧的对称部位，嘱被检查者用同等的强度重复发"yi"长音，自上而下触诊 | 10 | |
| | 2. 比较两侧对称部位两手感触到的语音震颤的异同，注意有无增强或减弱 | 10 | |
| 共济运动检查 | 1. 轮替动作：嘱受检者伸直手掌，做快速旋前、旋后动作，先睁眼后闭眼，反复进行，观察动作是否协调 | 10 | |
| | 2. 跟膝胫试验：嘱受检者仰卧，两下肢伸直，先抬起一侧下肢，将足跟放在对侧膝盖下端，再沿胫骨前缘向下移动，先睁眼后闭眼，反复进行，观察动作是否稳准 | 10 | |
| | 3. 闭目难立征：嘱受检者两足并拢直立，两臂向前平伸，然后闭眼，观察其有无摇晃和倾倒 | 10 | |
| 回答提问 | 提问：一侧语颤减弱见于什么病？<br>答案：见于一侧支气管阻塞，如支气管肺癌、气管结核等 | 10 | |

表 6-11  体格检查评分标准（六）（100 分）

| 学生姓名 | 学号 | | 总分 |
|---|---|---|---|
| 项目 | 操作内容及评分细则 | 分值 | 得分 |
| 准备 | 检查者自我介绍，向患者说明检查目的 | 10 | |
| | 被检者仰卧于诊床上，检查者戴口罩、帽子，站在被检者右侧 | 10 | |
| 胸廓扩张度检查 | 1. 检查者将左右手掌及四指分别置于被检查者两侧前下胸壁，左右手拇指分别沿两侧肋缘指向剑突，拇指尖在前正中线两侧的对称部位，两手掌和伸展的手指置于两侧前下胸壁 | 10 | |
| | 2. 嘱被检查者做深呼吸运动，观察比较两手的动度是否一致，以此对比患者呼吸时两侧胸廓扩张度 | 10 | |
| Murphy征检查 | 1. 检查者以左手手掌放在被检者右前胸下方，将拇指放在腹直肌外缘与肋弓交界处（胆囊点） | 5 | |
| | 2. 首先以拇指勾腹用中度压力勾压胆囊点处，然后嘱被检者缓慢深吸气 | 10 | |
| | 3. 在吸气过程，发炎肿大的胆囊下移触及正在加压的拇指时引起疼痛，患者因疼痛而突然停止吸气，此为 Murphy 阳性 | 5 | |
| 脑膜刺激征检查 | 1. 颈强直测试：嘱被检者取仰卧位，下肢伸直，检查者右手置于前胸上部，左手托起被检者枕部做被动屈颈动作以测试其颈肌抵抗力。正常时下颏可接近前胸。颈强直表现为被动屈颈时抵抗力增强，下颏不能贴近前胸，患者感颈后疼痛 | 10 | |
| | 2. Kernig 征：嘱被检者去枕仰卧，先将一侧下肢的髋、膝关节屈成 90°，然后检查者左手按住其膝关节，右手将其小腿抬高伸膝，正常人膝关节可伸展达 135° 以上。如伸膝受限达不到 135°，并伴有疼痛及屈肌痉挛，为 Kernig 征阳性 | 10 | |
| | 3. Brudzinski 征：嘱被检者去枕仰卧，双下肢伸直，检查者右手置于其胸前，左手托起其枕部被动向前屈颈，如有双侧髋关节、膝关节反射性屈曲，为 Brudzinski 征阳性 | 10 | |
| 回答提问 | 提问：引起脑膜刺激征的常见原因有哪些？<br>答案：常见于脑膜炎、蛛网膜下腔出血、脑脊液压力增高等 | 10 | |

表 6-12  体格检查评分标准（七）（100 分）

| 学生姓名 | 学号 | | 总分 |
|---|---|---|---|
| 项目 | 操作内容及评分细则 | 分值 | 得分 |
| 准备 | 检查者自我介绍，向患者说明检查目的 | 10 | |
| | 被检者仰卧于诊床上，检查者戴口罩、帽子，站在被检者右侧 | 10 | |
| 瞳孔调节反射与眼球聚合反射检查 | 1. 嘱被检者注视 1m 处的检查者手指，检查者手指自被检者前面 1m 远处迅速移近至距眼球 10cm 处，正常反应是两侧瞳孔缩小，称为调节反射 | 10 | |
| | 2. 嘱被检者注视 1m 处的检查者手指，检查者手指自被检者前面 1m 远处匀速缓缓移近至距眼球 10cm 处，正常反应是两侧眼球同时向内聚合，称为聚合反射 | 10 | |
| 腹壁反射 | 1. 被检查者仰卧，两下肢稍屈曲，使腹壁松弛 | 5 | |
| | 2. 检查者用钝头竹签分别沿肋缘下、脐水平及腹股沟上的平行方向，由外向内轻划两侧上（季肋部）、中（脐平面）、下（髂部）腹壁皮肤 | 10 | |
| | 3. 正常反应是受刺激部位腹肌收缩 | 5 | |

续表

| 项目 | 操作内容及评分细则 | 分值 | 得分 |
|---|---|---|---|
| 胸部间接叩诊(包括前、侧、后胸) | 1. 以左中指的第一、二节作为叩诊板指,平紧贴于叩击部位表面,右手中指以右腕关节和指掌关节活动叩击左手中指第二指骨的前端 | 5 | |
| | 2. 首先叩诊前胸,由锁骨上窝开始,自第1肋间隙从上至下逐一肋间隙两侧对比进行叩诊 | 10 | |
| | 3. 叩诊侧胸壁,嘱被检者将上臂置于头顶,自腋窝开始,从上至下,逐一肋间隙两侧对比进行叩诊 | 10 | |
| | 4. 叩诊背部,嘱被检者坐位,头稍低垂,双手交叉抱肘,自上至下进行叩诊,比较叩诊音的变化 | 5 | |
| 回答提问 | 提问:引起上部腹壁反射消失的原因是什么?<br>答案:胸髓7~8节病损 | 10 | |

**表 6-13　体格检查评分标准**（八）（100 分）

学生姓名　　　　　　　　　　学号　　　　　　　　　　　　　　　总分

| 项目 | 操作内容及评分细则 | 分值 | 得分 |
|---|---|---|---|
| 准备 | 检查者自我介绍,向患者说明检查目的 | 10 | |
| | 被检者仰卧于诊床上,检查者戴口罩、帽子,站在被检者右侧 | 10 | |
| 气管检查 | 1. 让受检查者取舒适坐位或仰卧位,使颈部处于自然正中位置 | 10 | |
| | 2. 检查者将食指与无名指分别置于两侧胸锁关节上,然后将中指置于气管之上,观察中指是否在食指与无名指中间来判断气管有无偏移 | 10 | |
| 肺下界移动度检查(右肩胛线) | 1. 首先叩出平静呼吸时右肩胛线上肺下界的位置 | 5 | |
| | 2. 然后嘱受检者做深吸气并且屏住呼吸,同时向下叩诊,由清音转为浊音处做一标记,此处为肺下界的最低点 | 10 | |
| | 3. 待受检者恢复平静呼吸后,嘱其做深呼气并且屏住呼吸,再由上而下叩诊,由清音转为浊音处做一标记,此处为肺下界的最高点 | 10 | |
| | 4. 深吸气和深呼气两个肺下界之间的距离即肺下界移动度。正常人肺下界移动度为6~8cm | 5 | |
| 心脏听诊的顺序及内容 | 1. 正确将听诊器放在心脏瓣膜各听诊区(二尖瓣区:位于心尖搏动最强点,又称心尖部;肺动脉瓣区:位于胸骨左缘第2肋间;主动脉瓣区:位于胸骨右缘第2肋间;主动脉瓣第二听诊区:位于胸骨左缘第3肋间;三尖瓣区:位于胸骨下端左缘,即胸骨左缘第4、5肋间)。按二尖瓣区→肺动脉瓣区→主动脉瓣区→主动脉瓣第二听诊区→三尖瓣区顺序听诊,各瓣膜听诊区听15秒~1分钟,先用膜型体件,再用钟型体件听诊 | 10 | |
| | 2. 说出听诊主要内容:心率、心律、心音、额外心音、心脏杂音、心包摩擦音等 | 10 | |
| 回答提问 | 提问:引起气管移位的常见原因有哪些? (至少答对4种)<br>答案:大量胸腔积液、气胸、纵隔肿瘤、单侧甲状腺肿大等,以及肺不张、肺纤维化、胸膜粘连等 | 10 | |

### 表 6-14　体格检查评分标准（九）（100 分）

学生姓名　　　　　　　　　　学号　　　　　　　　　　　　　　　　总分

| 项目 | 操作内容及评分细则 | 分值 | 得分 |
|---|---|---|---|
| 准备 | 检查者自我介绍，向患者说明检查目的 | 10 | |
| | 被检者仰卧于诊床上，检查者戴口罩、帽子，站在被检者右侧 | 10 | |
| 肺部听诊方法与内容 | 1. 被检查者取坐位或仰卧位，嘱其做均匀而稍深的呼吸 | 5 | |
| | 2. 听诊顺序一般由肺尖开始，自上而下，由前胸、侧胸到后胸，左右对称部位对比。每个部位至少要听一个周期 | 5 | |
| | 3. 听诊内容包括呼吸音、啰音、胸膜摩擦音、听觉语音共振等 | 10 | |
| 移动性浊音检查 | 1. 先从脐部开始，沿脐平面向左侧叩诊，直达左侧髂腰肌边缘，如叩诊变为浊音，叩诊板指固定（不离开皮肤），嘱受检者向右侧卧位，重新叩诊该处，听取叩诊音有无变化 | 10 | |
| | 2. 再沿脐水平向右侧移动叩诊，直达浊音区，叩诊板指固定位置，嘱受检者向左侧卧位，再次叩诊，听取叩诊音有无改变 | 10 | |
| | 3. 如仰卧位左侧或右侧腹部之浊音区随体位变动而转为鼓音区，则为有移动性浊音（移动性浊音阳性） | 10 | |
| 下肢腱反射检查 | 1. 跟腱反射：又称踝反射，被检查者仰卧位，髋关节、膝关节均微屈曲，下肢呈外旋外展位 | 5 | |
| | 检查者左手托住其足掌，轻向外上方用力，使足背屈呈直角，右手持叩诊锤叩击跟腱；正常反应为腓肠肌收缩，足向跖面屈曲 | 5 | |
| | 2. 膝腱反射：被检者仰卧位，检查者用左手或前臂托住受检者腘部使膝关节呈钝角屈曲，足跟不要离开床面，以免影响反射性运动而不易得出正确的结果 | 5 | |
| | 检查者用右手持叩诊锤叩击股四头肌肌腱，引出小腿伸直 | 5 | |
| 回答提问 | 提问：腱反射亢进常见于哪种病变？<br>答案：见于上运动神经元病变（锥体束损害） | 10 | |

### 表 6-15　腹腔穿刺术评分标准（100 分）

学生姓名　　　　　　　　　　学号　　　　　　　　　　　　　　　　总分

| 项目 | | 操作内容及评分细则 | 分值 | 得分 |
|---|---|---|---|---|
| 术前准备 | 检查者准备 | 穿白大衣，戴工作帽，戴口罩 | 2 | |
| | | 确认受检者有无禁忌证 | 2 | |
| | | 自我介绍，向患者解释穿刺目的、签知情同意书，做好个人隐私保护 | 2 | |
| | 准备用物 | 检查用品是否齐备，包装是否破损，是否在有效期内。用物包括腹腔穿刺包、安尔碘、2%利多卡因注射液、注射器、无菌棉签、医用胶布、无菌敷料 | 2 | |
| | 患者准备 | （模型）取仰卧位，术前排空膀胱 | 2 | |
| 操作方法 | 选穿刺点 | 选择左下腹部脐与髂前上棘连线中外 1/3 交点为穿刺点 | 5 | |
| | 消毒 | 用安尔碘消毒术区皮肤，从内向外（同心圆）直径 15cm，消毒 2～3 次，第 2、3 次范围不能超过上一次范围 | 5 | |
| | 铺孔巾 | 无菌原则打开腹腔穿刺包，戴无菌手套，覆盖并固定无菌洞巾 | 5 | |
| | 检查器械 | 注意穿刺针是否通畅，胶管是否漏气及破损 | 5 | |
| | | 用血管钳夹闭穿刺针后面的胶管 | 5 | |
| | 麻醉 | 核对局麻药（2%利多卡因）并抽取 | 5 | |

续表

| 项目 | | 操作内容及评分细则 | 分值 | 得分 |
|---|---|---|---|---|
| 操作方法 | 麻醉 | 斜刺进针，打皮丘，垂直于腹壁直刺，逐层局部浸润麻醉，先回抽，无回血后再注药，直至腹膜壁层 | 5 | |
| | 穿刺抽液 | 左手固定穿刺部位皮肤 | 5 | |
| | | 右手持穿刺针沿麻醉部位垂直于腹壁缓慢刺入 | 5 | |
| | | 当针尖有落空感时停止 | 5 | |
| | | 接上注射器后，再松开止血钳 | 5 | |
| | | 注射器抽满后用血管钳夹闭胶管，取下注射器 | 5 | |
| | | 将抽出液注入专门准备的容器及试管中，并计量 | 5 | |
| | 穿刺结束 | 抽完液后拔出穿刺针，消毒穿刺点 | 5 | |
| | | 覆盖无菌纱布。稍用力压迫片刻，用胶布固定覆盖术口 | 5 | |
| 术后处理 | | 嘱患者静卧。保持穿刺针孔位于体表上方，复查腹围、血压、脉搏；标记标本送检验；穿刺包物品分类整理，准备写穿刺记录 | 5 | |
| 回答问题 | | 提问：大量腹腔积液的肝硬化患者一般一次抽液不超过多少毫升？答案：3000ml | 10 | |

表 6-16　骨髓穿刺术评分标准（100 分）

学生姓名　　　　　　　　　　学号　　　　　　　　　　　　总分

| 项目 | | 操作内容及评分细则 | 分值 | 得分 |
|---|---|---|---|---|
| 术前准备 | 检查者准备 | 穿白大衣，戴工作帽，戴口罩 | 2 | |
| | | 确认受检者有无禁忌证 | 2 | |
| | | 自我介绍，向患者解释穿刺目的、签知情同意书，做好个人隐私保护 | 2 | |
| | 准备用物 | 检查用品是否齐备，包装是否破损，是否在有效期内。用物包括骨穿包、安尔碘、2%利多卡因注射液、5ml 注射器、20ml 注射器、推片、载玻片、棉签、胶布、无菌敷料、无菌手套等 | 2 | |
| | 患者准备 | 患者（模型）取仰卧位 | 2 | |
| 操作方法 | 选穿刺点 | 髂前上棘后上方 1～2cm 骨面最平坦处作为穿刺点 | 5 | |
| | 消毒 | 用安尔碘消毒术区皮肤，从内向外（同心圆）直径 15cm，消毒 2～3 次，第 2、3 次范围不能超过上一次范围 | 5 | |
| | 铺孔巾 | 无菌原则打开骨髓穿刺包，戴无菌手套，覆盖并固定无菌洞巾 | 5 | |
| | 检查器械 | 检查穿刺针与注射器是否干燥、是否接合紧密 | 5 | |
| | | 将骨髓穿刺针固定器固定在 1.5cm 左右 | 5 | |
| | 麻醉 | 核对局麻药（2%利多卡因）并抽取 | 5 | |
| | | 斜刺进针，打皮丘，垂直骨面方向逐层局部浸润麻醉，先回抽，无回血后再注药，直达骨膜 | 5 | |
| | 穿刺抽液 | 左手固定穿刺部位皮肤 | 5 | |
| | | 右手持穿刺针沿麻醉部位经与骨面垂直刺入，旋转进针 | 5 | |
| | | 当阻力感消失时停止 | 5 | |
| | | 拔出针芯，接上干燥注射器，缓缓用力抽吸 | 5 | |
| | | 注射器内见到少许红色骨髓液，抽取 0.1～0.2ml 即可 | 5 | |

续表

| 项目 | | 操作内容及评分细则 | 分值 | 得分 |
|---|---|---|---|---|
| 操作方法 | 穿刺抽液 | 将抽出骨髓液滴于载玻片上，立即涂片数张制作标本 | 5 | |
| | 穿刺结束 | 抽毕，插入针芯后拔针，消毒穿刺点 | 5 | |
| | | 覆盖无菌纱布。稍用力压迫片刻，用胶布固定覆盖术口 | 5 | |
| 术后处理 | | 术后嘱患者静卧2~4小时。如有不适立即通知工作人员；标记标本送检验；穿刺包物品分类整理，准备写穿刺记录 | 5 | |
| 回答问题 | | 提问：骨髓穿刺术的禁忌证是什么？<br>答案：出血倾向；穿刺部位感染 | 10 | |

表 6-17　胸腔穿刺术评分标准（100分）

学生姓名　　　　　　　　　　　学号　　　　　　　　　　　　　　总分

| 项目 | | 操作内容及评分细则 | 分值 | 得分 |
|---|---|---|---|---|
| 术前准备 | 检查者准备 | 穿白大衣，戴工作帽，戴口罩 | 2 | |
| | | 确认受检者有无禁忌证 | 2 | |
| | | 自我介绍，向患者解释穿刺目的、签知情同意书，做好个人隐私保护 | 2 | |
| | 准备用物 | 检查用品是否齐备，包装是否破损，是否在有效期内。用物包括胸腔穿刺包、安尔碘、2%利多卡因注射液、注射器、无菌棉签、医用胶布、无菌敷料 | 2 | |
| | 患者准备 | 患者（模型）取坐位，面向椅背，两前臂置于椅背上，前额伏于手臂上，充分暴露背部 | 2 | |
| 操作方法 | 选穿刺点 | 选择肩胛下角线或腋后线7~8肋间作为穿刺点；或腋中线第6、7肋间隙作为穿刺点 | 5 | |
| | 消毒 | 用安尔碘消毒术区皮肤，从内向外（同心圆）直径15cm，消毒2~3次，第2、3次范围不能超过上一次范围 | 5 | |
| | 铺孔巾 | 无菌原则打开胸腔穿刺包，戴无菌手套，覆盖并固定无菌洞巾 | 5 | |
| | 检查器械 | 注意穿刺针是否通畅，胶管是否漏气及破损 | 5 | |
| | | 用血管钳夹闭穿刺针后面的胶管 | 5 | |
| | 麻醉 | 核对局麻药（2%利多卡因）并抽取 | 5 | |
| | | 斜刺进针（进针注意应选在下一肋骨的上缘），打皮丘，直刺，逐层局部浸润麻醉，先回抽，无回血后再注药 | 5 | |
| | 穿刺抽液 | 左手固定穿刺部位皮肤 | 5 | |
| | | 右手持穿刺针沿麻醉部位经下位肋骨上缘垂直缓慢刺入 | 5 | |
| | | 当有突破感时停止 | 5 | |
| | | 接上注射器后，再松开止血钳 | 5 | |
| | | 注射器抽满后用血管钳夹闭胶管，取下注射器 | 5 | |
| | | 将抽出液注入专门准备的容器及试管，并计量 | 5 | |
| | 穿刺结束 | 抽完液后拔出穿刺针，消毒穿刺点 | 5 | |
| | | 覆盖无菌纱布。稍用力压迫片刻，用胶布固定覆盖术口 | 5 | |
| 术后处理 | | 术后嘱患者静卧2~4小时。复查血压、脉搏等；标记标本送检验；穿刺包物品分类整理，准备写穿刺记录 | 5 | |
| 回答问题 | | 提问：首次胸腔穿刺减压抽液，抽液量不超过多少毫升？<br>答案：600ml | 10 | |

表 6-18　腰椎穿刺术评分标准（100 分）

| 学生姓名 | 学号 | | 总分 | |
|---|---|---|---|---|
| 项目 | | 操作内容及评分细则 | 分值 | 得分 |
| 术前准备 | 检查者准备 | 穿白大衣，戴工作帽，戴口罩 | 2 | |
| | | 确认受检者有无禁忌证 | 2 | |
| | | 自我介绍，向患者解释穿刺目的、签知情同意书，做好个人隐私保护 | 2 | |
| | 准备用物 | 检查用品是否齐备，包装是否破损，是否在有效期内。用物包括腰椎穿刺包、脑脊液测压计、安尔碘、2%利多卡因注射液、注射器、棉签、胶布、无菌敷料 | 2 | |
| | 患者准备 | 患者（模型）取侧卧于硬板床上，背部与床面垂直。头颈向前胸屈曲，两手抱膝，紧贴腹部，躯干呈弓形，使腰椎尽量后凸，拉开椎间隙以利穿刺进针 | 2 | |
| 操作方法 | 选穿刺点 | 选择以左右两侧髂嵴最高点连线与后正中线的交点处为穿刺点（相当于第 3～4 腰椎棘突间隙），也可在上一或下一腰椎间隙进行 | 5 | |
| | 消毒 | 用安尔碘消毒术区皮肤，从内向外（同心圆）直径 15cm，消毒 2～3 次，第 2、3 次范围不能超过上一次范围 | 5 | |
| | 铺孔巾 | 无菌原则打开腰椎穿刺包，戴无菌手套，覆盖并固定无菌洞巾 | 5 | |
| | 检查器械 | 注意穿刺针是否通畅 | 5 | |
| | | 检查测压管接合是否紧密 | 5 | |
| | 麻醉 | 核对局部麻醉药（2%利多卡因）并抽取 | 5 | |
| | | 斜刺进针，打皮丘，垂直脊背平面略向头侧倾斜刺入，逐层局部麻醉，先回抽，无回血后再注药 | 5 | |
| | 穿刺抽液 | 左手固定穿刺部位皮肤 | 5 | |
| | | 右手持穿刺针，针尖斜面向上、沿麻醉部位垂直于脊背平面略向头侧倾斜刺入，穿过韧带时有一定的阻力感 | 5 | |
| | | 当阻力感突然消失时停止 | 5 | |
| | | 拔出针芯，见脑脊液流出 | 5 | |
| | | 接上测压管，测量脑脊液压力 | 5 | |
| | | 取下测压管，用试管收集脑脊液标本 2～5ml，针芯插入穿刺针内 | 5 | |
| | 穿刺结束 | 拔出穿刺针，消毒穿刺点 | 5 | |
| | | 覆盖无菌纱布。稍用力压迫片刻，用胶布固定覆盖术口 | 5 | |
| 术后处理 | | 嘱患者去枕平卧 4～6 小时。如有不适立即通知工作人员；标记标本送检验；穿刺包物品分类整理，准备写穿刺记录 | 5 | |
| 回答问题 | | 提问：正常成人侧卧位脑脊液压力为多少？<br>答案：70～180mmH$_2$O | 10 | |

# 第五节　胃管置入术

## （一）教学目标

了解食管的三个狭窄段，熟悉胃管置入的目的和注意事项，掌握禁忌证和操作流程。

（二）操作目的

1）解除或缓解肠梗阻所致症状。

2）进行胃肠道手术的术前准备，以减少胃肠积气。

3）术后吸出胃肠内气体和胃内容物，减轻腹胀，促进伤口愈合及消化功能恢复。

4）通过对胃肠吸出物的判断，可以观察病情变化和协助诊断。

5）供给食物和药物，以维持患者营养和治疗需要。

（三）准备

### 1. 操作者准备

七步洗手法，戴帽子和口罩（头发、鼻孔不外露）。

### 2. 患者准备

协助患者取平卧位或半卧位。

### 3. 物品准备

1）治疗车上层：治疗盘内备无菌纱块 2 包、无菌治疗碗 1 个、石蜡油棉球 1 包、手电筒 1 个、治疗巾 1 个、弯盘 1 个、棉签 1 包、16～18 号胃管 2 根、50ml 注射器 1 个、胶布 1 卷、剪刀 1 把、听诊器（必要时用）、小水杯 1 个（内盛水）、手套 2 双、胃管标识 1 张、别针 1 个、橡皮筋 1 个，必要时备压舌板 1 个、皮尺 1 卷（测量外露长度）、手消毒液 1 瓶等。

2）治疗车下层：黄色医疗垃圾桶、黑色生活垃圾桶。

3）其他：病历夹、治疗卡、签字笔、床头卡、手腕带、抹布、抹布浸泡桶。

（四）操作流程

### 1. 评估

1）评估病情、意识状态及合作程度，了解以往有无插管经历。

2）评估口腔黏膜、鼻腔及插管周围皮肤情况；了解有无食管静脉曲张；询问有无活动义齿。

3）评估腹部体征及胃肠功能恢复情况。

4）解释胃管置入的目的，取得合作。

5）床边核对床号、姓名、性别、年龄、住院号（核对床头卡和手腕带），评估模型情况及环境（有义齿者取下并妥善处置）。

### 2. 操作步骤

1）操作者快速消毒手后，取出无菌治疗碗并取无菌纱块 2～3 块投放于治疗碗内。

2）取治疗巾围于患者颌下，置弯盘于口角旁。

3）用手电筒检查鼻腔，选择通畅一侧，用湿棉签清洁鼻腔，有义齿者取下并妥善放置。初步估量插管长度，在体表做好标记。

4）检查胃管、注射器和石蜡油包装及有效期，拆开放入治疗碗内备用，备好胶布。

5）戴手套，检查胃管是否通畅，测量胃管插入长度（一般为前额发际至胸骨剑突处，或由鼻尖经耳垂至胸骨剑突的距离。成人为 45～55cm，婴儿为 14～18cm）并做好标记。

6）用无菌石蜡油棉球润滑胃管前端，胃管末端呈关闭状态。

7）一手托住胃管，另一手持胃管前段自鼻腔轻轻插入 10～15cm 时，根据患者具体情况进行插管。①清醒患者：嘱做吞咽动作，顺势将胃管向前推进，直至预定长度；②昏迷患者：左手将患者头部托起，使下颌靠近胸骨柄，增大咽部通道的弧度，缓慢插入胃管至预定长度。

8）插管过程中，观察患者病情变化，若出现恶心、呕吐，应暂停插管，嘱患者做深呼吸；插入不畅时，检查胃管是否盘曲在口腔内；出现呛咳、呼吸困难、发绀时，应立即拔管。

9）检查胃管是否在胃内，确认方法如下：

A. 胃管末端连接注射器抽吸，有胃液被抽出。

B. 置听诊器于胃部，用注射器快速经胃管内注入 10ml 空气，听到气过水声。

C. 将胃管末端放于盛水的治疗碗内，无气泡溢出，说明胃管没有进入气道。

10）确认胃管在胃内后，关闭开口端活塞，清理患者口腔周围分泌物，用胶布妥善固定胃管于鼻翼及耳垂。

11）脱手套，使用手消毒液。贴管道标识，将胃管妥善固定于床边适当处。

12）再次核对，整理患者衣服和床单位，并行健康宣教。

13）处理用物（使用过的一次性物品扔掉，将可重复用的物品清洗待消毒），洗手，在护理记录单上记录插管时间，操作结束。

（五）注意事项

1）插管过程中患者出现恶心，应该休息片刻，嘱深呼吸后再插入；出现呛咳、呼吸困难、发绀等，表示误入气管，应立即拔出，休息片刻重插。

2）昏迷患者插管时应先撤去枕头，头向后仰，当胃管插入至会厌部时（约 15cm），左手托起头部，使下颌靠近胸骨柄，加大咽部通道的弧度，使管段沿后壁滑行，插至所需长度。

3）长期胃肠减压者，根据胃管说明书更换胃管，从另一侧鼻腔插入。

4）口服给药时，先将药片研碎溶解后注入，并用温水冲洗胃管并夹管 30 分钟。

5）观察引流物的颜色、性质、量，并记录 24 小时引流量。

6）留置胃管期间应注意加强患者的口腔护理，必要时行雾化吸入，保持呼吸道的湿润和通畅。

7）胃肠减压期间，注意患者的水、电解质和胃肠功能恢复情况。

8）拔管时先将吸引装置与胃管分离，捏紧胃管末端，嘱患者吸气并屏气，迅速拔出。

# 第六节　导　尿　术

（一）教学目标

熟悉男性尿道和女性尿道各自不同的解剖特点，严格掌握无菌技术、操作流程及注意事项。

（二）操作目的

1）为尿潴留患者引出尿液，减轻痛苦。

2）协助临床诊断；留尿作细菌培养；测定残余尿量、膀胱容量及膀胱测压；进行尿道或膀胱造影等。

3）为膀胱肿瘤患者进行膀胱化疗。

4）抢救危重患者时正确记录尿量，以便观察患者病情变化。

5）避免盆腔手术误伤脏器。

6）泌尿系统疾病手术后便于引流和冲洗，促进伤口愈合。

7）为尿失禁和会阴部有伤口的患者引流，保持会阴部清洁干燥，并训练膀胱功能。

### （三）准备

#### 1. 操作者准备

七步法洗手，戴帽子和口罩（头发、鼻孔不外露）。

#### 2. 患者准备

告知患者操作方法及目的，指导患者配合，能自理者嘱其先清洗外阴。

#### 3. 物品准备

1）治疗车上层：外阴初步消毒用物（消毒弯盘 1 个、碘伏消毒棉球 2 包、塑料镊子 2 个、清洁手套 2 双）；导尿用物：一次性导尿包 1 个、一次性球囊导尿管 1 条、浴巾 1 个（根据要求准备）、手消毒液 1 瓶等。

2）治疗车下层：黄色医疗垃圾桶、黑色生活垃圾桶；便盆及便盆巾（根据要求，一般不准备）。

3）其他：病历夹、治疗卡、签字笔、床头卡、手腕带、抹布、抹布浸泡桶。

### （四）操作流程

#### 1. 评估

1）患者病情、年龄、意识、合作程度、心理反应及自理能力。

2）患者排尿及治疗情况。

3）患者膀胱充盈度及会阴部清洁情况。

4）患者尿道口周围情况，有无破溃。

5）环境：安静、整洁，光线、温度、湿度适宜，注意保护患者隐私，关门窗及屏风遮挡。

#### 2. 操作步骤

1）协助患者脱去对侧裤腿，盖在近侧腿上，对侧腿用被褥遮盖。

2）帮助患者取仰卧屈膝位（浴巾放于近侧腿上），两腿略外展，暴露会阴部，治疗巾垫在患者臀下。

3）检查一次性使用导尿包有效期及外包装符合要求。

4）行导尿术：若为女性患者执行以下操作。

A. 初步消毒

a. 按照无菌要求打开导尿包，取出弯盘，放在患者两腿中间。左手戴好手套，将消毒液棉球倒入弯盘，远离患者会阴侧。

b. 消毒顺序为：阴阜、大阴唇、小阴唇（用戴手套的手分开大阴唇暴露小阴唇）、尿道口至肛门；原则为：由外向内，由上向下；每个棉球限用一次。

c. 消毒完毕将手套置于弯盘内，弯盘及镊子等用物置于床尾。

d. 将无菌导尿包置于两腿之间，按照无菌要求打开导尿包。

e. 按照无菌要求戴手套，铺洞巾，使洞巾与导尿包的包布形成一连续的不间断无菌区域。

B. 二次消毒

a. 按照操作顺序排列导尿包内用物，先将二次消毒弯盘放于患者近会阴侧，两腿中间（消毒棉球放于远离会阴一侧，可避免跨越无菌区）；打开导尿管包装，将导尿管尾端与引流袋相连；将注射器连于气囊口；开放引流袋入口夹；尿管置于导尿弯盘内。

b. 用手指分开患者大阴唇并固定小阴唇。消毒顺序为：尿道口、双侧小阴唇、尿道口。消毒原则为：由内向外，自上而下；每个棉球限用一次；并在尿道口处稍停留。

c. 将使用过的弯盘、消毒棉球等用物放于床尾，放置过程中应注意禁止跨越无菌区。

C. 插尿管操作

a. 将导尿弯盘放于洞巾旁，嘱患者深呼吸，用一夹子持导尿管插入尿道 4～6cm；若为导尿术则见尿后再插入 1～2cm；如需做尿培养，用无菌标本瓶或试管接取，盖好瓶盖，置合适处。导尿毕，用纱布包裹导尿管，拔出，放入治疗碗内。

b. 擦净患者外阴，脱去手套，撤去洞巾，清理用物，协助患者穿裤，整理床单位，测量尿量并记录，标本送验。

c. 若为留置导尿术，见尿后需再插入 5～7cm，根据导尿包说明，向气囊内注入适量溶液，轻拉导尿管有阻力，证明导尿管已固定。夹闭导尿管尾端，脱去无菌手套，移去洞巾（将引流袋从洞巾孔中掏出）。将引流袋置于床档或其他位置，开启导尿管尾端，引流袋应低于膀胱与耻骨联合，贴管道标识。

若为男性患者执行以下操作。

A. 初步消毒

a. 按照无菌要求打开导尿包，取出弯盘，放在患者两腿中间，左手戴好手套，将消毒液棉球倒入弯盘远离患者会阴侧。

b. 弯盘置于患者外阴处，一手持镊子夹消毒棉球初步消毒，消毒顺序为阴阜、阴茎背侧、阴茎腹侧、阴囊，将包皮向后推，暴露尿道口，擦拭尿道口、龟头、冠状沟，每个棉球限用一次。再用戴手套的手以纱布包住患者阴茎将包皮向后推，暴露尿道口，由外向内旋转擦拭尿道口、龟头、冠状沟数次。

c. 消毒完毕将手套置于弯盘内，弯盘及镊子等用物置于床尾。

d. 消毒后将无菌导尿包置于患者两腿之间，按照无菌要求打开导尿包。

e. 按照无菌要求戴手套，铺洞巾，使洞巾与导尿包的包布形成一连续的不间断无菌区域。

B. 二次消毒

a. 按照操作顺序排列导尿包内用物，将二次消毒弯盘放于患者近会阴侧，两腿中间（消毒棉球放于远离患者会阴一侧，可避免跨越无菌区）；打开导尿管包装，将导尿管尾端与引流袋相连；将注射器连于气囊口；开放引流袋入口夹；尿管置于导尿弯盘内。

b. 弯盘置于患者外阴处，操作者一手用纱布包住患者阴茎将包皮向后推，以暴露尿道口。另一只手持镊子夹消毒棉球如前法消毒患者尿道口、龟头、冠状沟数次。

c. 将使用过的弯盘、消毒棉球等用物放于床尾，放置过程中应注意禁止跨越无菌区。

C. 插尿管操作

a. 操作者一手用无菌纱布包裹住患者阴茎并提起，使之与腹部呈 60°夹角，一手将弯盘放置于洞巾口，嘱患者张口呼吸，用另一镊子夹住导尿管，对准尿道口轻轻插入 20～22cm，见尿液流出再插入 5～7cm。

b. 其他后续操作同女性患者导尿术。

5）导尿结束脱手套，使用手消毒液。再次核对患者信息，整理患者衣服和床单位，并行健康宣教。

6）处理用物（扔掉使用过的一次性物品，把可重复使用的物品清洗待消毒），洗手，在护理记录单上记录插管时间，操作结束。

7）若需要遵医嘱拔管：常规对患者进行会阴消毒护理，观察会阴部有无红肿等炎症反应。铺洞巾于会阴部，用注射器抽取气囊内容物，手持镊子轻轻将尿管拔出。

（五）注意事项

1）严格执行无菌技术及消毒制度，防止医源性感染。导尿管一经污染或拔出均不得再使用。

2）插入、拔出导尿管时，动作要轻、慢、稳，切勿用力过重，以免损伤尿道黏膜。

3）对膀胱高度膨胀且又极度虚弱的患者，第一次导尿量不可超过 1000ml，以防大量放尿，导致腹腔内压突然降低，大量血液滞留于腹腔血管内，造成血压下降，产生虚脱；亦可因膀胱突然减压，导致膀胱黏膜急剧充血，引起尿血。

4）留置导尿时，应经常检查尿管固定情况，有否脱出，必要时以无菌药液每日冲洗膀胱一次；根据医嘱及参考尿管说明书按时更换尿管，再次插入前应让尿道松弛数小时，再重新插入。

# 第七章　外科基本技能

外科基本技能是外科学中的重要内容，也是临床基本技能教学中的一个重要组成部分。为了规范外科基本技能培训和考核，提高培训效果，本章参照中国大学生医学技术技能大赛经验，结合我国外科技能教学的需求，分为六小节：第一节外科手消毒，第二节手术区消毒、铺巾，第三节穿脱手术衣、戴脱无菌手套，第四节外科手术基本操作，第五节伤口换药、疮面换药及第六节腔镜基本操作技术。通过本章内容的学习，学生应掌握六项外科基本技能的操作前准备、操作步骤，熟悉各类操作的适应证、禁忌证，了解各类操作的注意事项。

## 第一节　外科手消毒

外科手消毒（surgical hand antisepsis）是指外科手术前医护人员用流动水和洗手液揉搓冲洗双手、前臂至上臂下 1/3，再用手消毒剂清除或者杀灭手部、前臂至上臂下 1/3 暂居菌和减少常居菌的过程。

（一）适应证

所有上手术台参加手术的医护人员都必须进行外科手消毒。

（二）禁忌证

1）手臂皮肤有破损或有化脓性感染者。
2）患有传染性疾病，且处于传染期者。

（三）操作前准备

1）手术人员准备：更换专用洗手衣裤，戴口罩、帽子，穿手术室专用鞋。
2）物品准备：洗手液、消毒擦手巾或擦手纸、免洗手消毒剂。
3）手术人员标准着装：见图 7-1。

（四）操作步骤

**1. 外科洗手**

外科洗手操作步骤如图 7-2 所示。

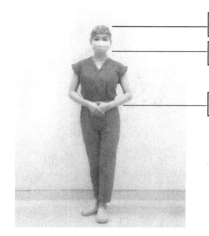

帽子必须过前、后发际，头发不可外露

口罩必须完全包住口鼻

洗手衣束于洗手裤内，非洗手衣裤不可外露

图 7-1    手术人员标准着装

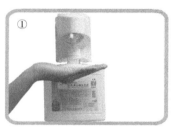

流动水湿润双手、前臂和上
臂下1/3的皮肤，取适量洗手液

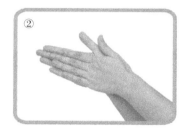

掌心相对，手指
并拢，相互揉搓

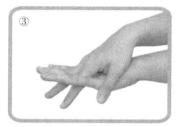

手心对手背沿指缝
相互揉搓，交换进行

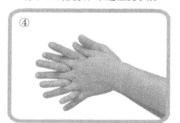

掌心相对，双手交叉
指缝相互揉搓

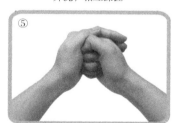

弯曲手指关节在另一手掌
心旋转揉搓，交换进行

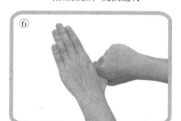

右手握住左手大拇指
旋转揉搓，交换进行

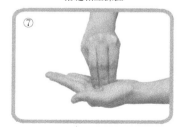

将五个手指尖并拢放在另
一手掌心旋转揉搓，交换进行

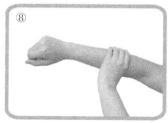
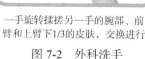

一手旋转揉搓另一手的腕部、前
臂和上臂下1/3的皮肤，交换进行

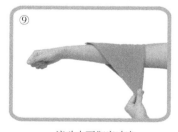

流动水下彻底冲净
洗手液，用无菌巾擦干

图 7-2    外科洗手

## 2. 外科免冲洗手消毒

外科免冲洗手消毒操作步骤一如图 7-3 所示。

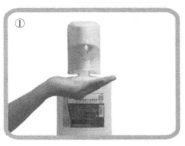

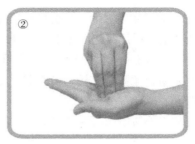

取适量的手消毒剂
放置在左手掌上

将右手手指尖浸泡在
手消毒剂中5秒以上

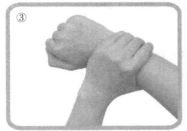

将手消毒剂涂抹在右手、前臂直至上臂下1/3，确保通过环形运动环绕前臂至上臂1/3，将手消毒剂完全覆盖皮肤区域，持续揉搓10～15秒，直至消毒剂干燥

图7-3 外科免冲洗手消毒1

步骤二：取适量手消毒剂放置在右手掌上，重复步骤一消毒左手臂。

步骤三如图7-4所示。

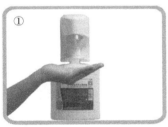

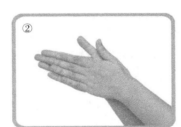

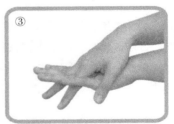

取适量的手消毒剂
放置在手掌上

掌心相对，手指并拢，
相互揉搓

手心对手背沿指缝相互
揉搓，交换进行

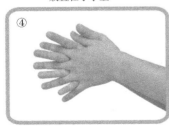

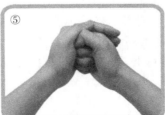

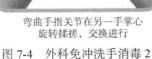

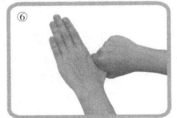

掌心相对，双手交叉
指缝相互揉搓

弯曲手指关节在另一手掌心
旋转揉搓，交换进行

右手握住左手大拇指旋转
揉搓，交换进行

图7-4 外科免冲洗手消毒2

（五）注意事项

1）不得戴假指甲、装饰指甲，保持指甲和指甲周围组织的清洁。

2）在外科手消毒过程中应保持双手位于胸前并高于肘部，使水由手部流向肘部。

3）洗手与消毒可使用海绵、其他揉搓用品或双手相互揉搓。

4）用后的清洁指甲用品、揉搓用品如海绵、手刷等，放到指定的容器中；揉搓用品、清洁指甲用品应一人一用一消毒或者一次性使用。

5）冲洗双手时避免溅湿衣裤，若溅湿立即更换。

6）洗手时间不少于3分钟。

7）消毒后双手不得触及有菌物品。

# 第二节　手术区消毒、铺巾

手术区消毒、铺巾（surgical area disinfection and clothing）是针对手术切口及其周围皮肤所采取的一项消毒、隔离措施，能够有效防止病原微生物进入手术创面，从而降低术后感染概率。

（一）适应证

凡是准备接受手术者均需要进行手术区域的消毒、铺巾。

（二）禁忌证

对某种消毒剂过敏者应更换其他消毒剂进行消毒。

（三）操作前准备

1）患者准备：手术区清洁备皮、摆好患者体位并做好切口标记。

2）器械准备：手术器械包、无菌布类包、无菌手术衣包、消毒剂、污物桶。

3）操作者准备：操作者换好洗手衣，专用拖鞋，戴口罩、帽子。核对患者信息，并外科洗手。

（四）操作步骤

以上腹部切口的0.5%聚维碘酮消毒为例具体叙述手术区消毒、铺巾的操作步骤。

1）取到消毒器械后，左手持消毒杯，右手持消毒钳。消毒钳头部朝下夹住消毒纱布，浸蘸消毒液（注意消毒钳头部一直不能高于钳尾）。

2）确定消毒范围：乳头平面以下，耻骨联合平面以上，两侧腋中线以前。

3）在脐窝中滴数滴消毒溶液。

4）然后以切口为中心，上至乳头平面，下到耻骨联合平面，沿腹中线自上而下绕过脐部消毒，再向两边对称叠瓦状消毒，每次覆盖前一次的1/3～1/2，消毒不留空白。

5）待第一遍消毒液晾干后，换消毒纱布以同样的方式再消毒两遍，共进行三遍消毒，每次范围小于前一次。

6）待皮肤消毒完毕后擦净肚脐处消毒液（图7-5）。

7）消毒结束后，操作者双手从洗手护士双手内侧接过第一块切口巾（近切口侧的无菌巾向下反折1/4，反折部面向下），距皮肤10cm以上高度放下盖住切口的下方，然后铺置手术野对侧、上方，第4块切口巾盖住铺巾者的贴身侧。

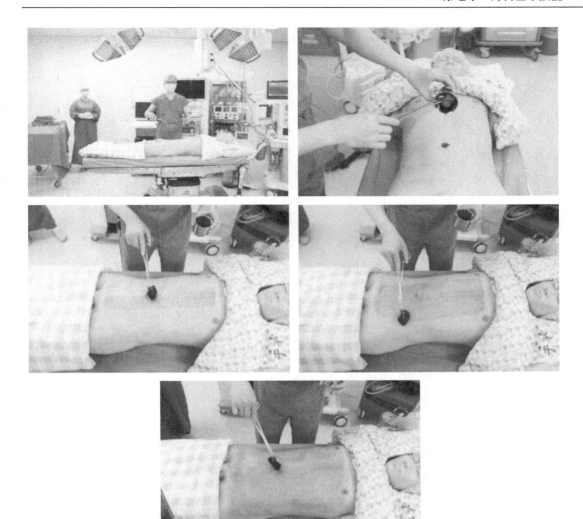

图 7-5　上腹部手术区消毒

8）用 4 把巾钳夹住切口巾的交叉处固定，与洗手护士一起铺中单，先铺足侧及器械台侧，后铺头侧，头侧超过麻醉架，足侧超过手术台。

9）操作者应再次外科洗手，穿无菌手术衣，戴无菌手套，最后铺大单，将大单洞口对准手术切口，两侧铺开后，先向上展开，盖住麻醉架，再向下展开，盖住手术托盘及床尾（图 7-6）。

（五）注意事项

1）小儿、面部、口唇及会阴部黏膜、阴囊等处，不能耐受碘酊的刺激，宜用刺激性小的消毒液来代替。

2）清洁伤口应以切口为中心向四周消毒，感染伤口或肛门处手术则应由手术区外周开始向感染伤口或肛门处消毒。已接触消毒范围边缘或污染部位的消毒纱布不能再返擦清洁处，消毒范围要包括手术切口周围 15～20m 的区域，如有延长切口的可能，则应扩大消毒范围。

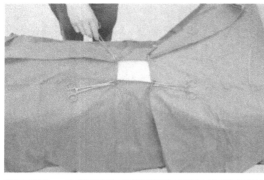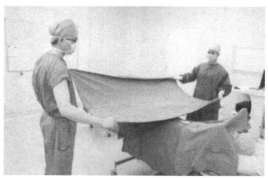

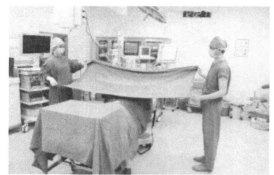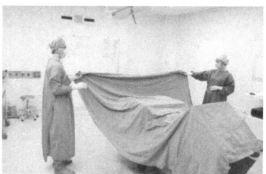

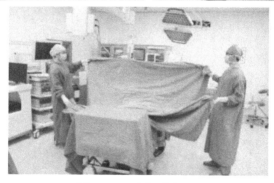

图 7-6  上腹部手术区铺巾

3）消毒后消毒钳和治疗碗不可放回手术器械桌。

4）消毒者双手勿与患者皮肤或其他未消毒物品接触。

5）铺巾者与洗手护士的手不能接触，应于洗手护士两手之内侧接单。

6）消毒的手臂不能接触靠近手术区的灭菌敷料，铺单时双手只能接触无菌巾或无菌单的边角部。

7）放下的无菌巾或无菌单不能移动，若位置不正确，只能由手术区向外移动，否则取走，重新铺新的无菌巾。

8）铺无菌巾单时如被污染应当即更换。

9）大单的头端应盖过手术架，两侧和足侧部应垂下超过手术台边缘 30cm。

10）每次消毒后，将用过的纱布抛入指定医疗垃圾桶内。

## 附 几种常见的手术区消毒范围

手术区消毒范围原则上是以手术切口为中心，包括周围15cm的区域；而在实际操作中具体的消毒范围，针对不同的手术部位应掌握以下几点：

1）上腹部手术消毒范围：上至两乳头连线，下至耻骨联合，两侧至腋中线的区域。常见手术有胃癌根治术、胃大部分切除术等。

2）下腹部手术消毒范围：上自剑突水平或两乳头连线水平，下至大腿上、中1/3交界处，两侧达腋中线的区域。常见手术有阑尾切除术、直肠前切除术等。

3）腹股沟手术消毒范围：上至脐部水平，下至大腿上、中1/3交界处，两侧至腋中线的区域。常见手术有疝修补术。

4）颈部手术消毒范围：上至下口唇线，下至两乳头连线，两侧至斜方肌前缘的区域。常见手术有甲状腺手术。

5）会阴部手术区消毒范围：包括耻骨联合、肛门周围及臀、大腿上1/3内侧的区域。常见手术有痔疮手术。

## 第三节 穿脱手术衣、戴脱无菌手套

正确穿脱手术衣、戴脱无菌手套（wearing and removing the surgical gowns and surgical gloves）是一名手术人员必须掌握的技能，它可以有效隔绝手术室医护人员皮肤及衣服上的细菌，能有效降低患者的感染概率。

（一）适应证

所有上手术台参加手术的医护人员都必须穿手术衣、戴无菌手套。

（二）禁忌证

1）手臂皮肤有破损或有化脓性感染者。
2）患有传染性疾病，且处于传染期者。

（三）操作前准备

1）手术人员必须完成外科手消毒。
2）由巡回护士打开无菌手术衣的外层包布，备好无菌手套，并检查消毒指示卡日期是否在规定时间内。

（四）操作步骤

**1. 穿手术衣、戴无菌手套**

1）操作者拿住手术衣衣领的中部，用双手分别提起衣领两端，将手术衣略向上抛起，顺势双手同时插入袖筒，手伸向前。巡回护士在后面协助穿衣，使双手伸出袖口（图7-7）。

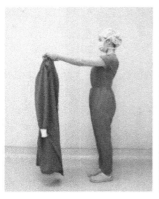
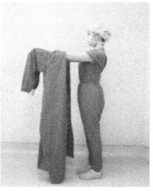
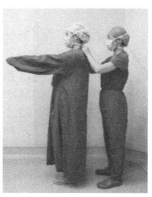

图 7-7　穿手术衣

2）打开无菌手套，隔着手术衣袖用左手取左手手套，放置于左手袖口上，后退一步，手套的手指向上，手套各手指与手相对，左手隔着衣袖抓住手套翻折边，另一手隔着衣袖捏住另一侧翻折边，将手套翻套于袖口上，手指迅速伸入手套内；然后右手隔着衣袖取右手手套，同法戴上（图 7-8）。

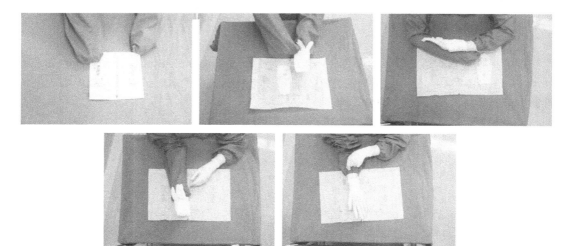

图 7-8　戴无菌手套

3）戴好无菌手套后，解开腰带并将腰带递给巡回护士，巡回护士夹住腰带，术者环绕一周，使手术衣包绕其背部，最后再系紧腰部即可（图 7-9）。

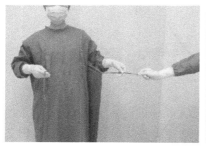
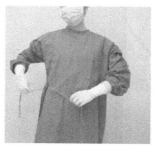
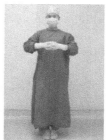

图 7-9　系腰带

**2. 脱手术衣、脱手套**

手术完毕，如有接台手术，先脱手术衣，后脱手套，由护士解开腰带后，将手术衣自背部向前反折脱掉，先用右手将左手手套脱至掌指部，再用左手扯去右手手套，双手交换进行，最后脱下手套（图7-10、图7-11）。

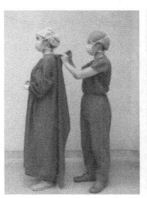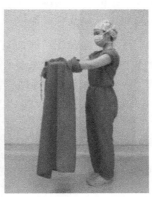

图 7-10　脱手术衣

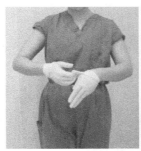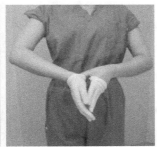

图 7-11　脱手套

（五）注意事项

1）拿取手术衣时应一次整件地拿起来，抓取手术衣衣领的中部，并将手术衣折叠的下半部一起抓起，不能只抓衣领将手术衣拖出手术包。

2）穿手术衣时，双手不能高举过头或外展伸向两侧，实际操作中，双手应保持水平伸直，不要做其他多余动作。

3）传递腰带的过程中，不能接触巡回护士的手部；巡回护士的手部应视为污染区。

4）穿包背式手术衣的顺序是：先穿手术衣，再戴手套，最后系腰带。因为包背式手术衣，腰带会系在前面，属于无菌区，必须戴好手套才能接触，所以是戴好手套后再系腰带。

5）戴手套过程中，手部皮肤不能碰触到手套的"外侧面"。

# 第四节　外科手术基本操作

切开、缝合、打结、剪线、拆线是外科手术基本操作。这是学习临床医学各科，特别是外科手术的基础。本节教学的目的是让学生进行手术方面的学习和训练，培养学生的动手能力，使得学生通过整个学习过程，初步掌握手术器械的使用，熟练掌握外科手术基本操作。

（一）适应证

1）切开是进行外科手术的必需步骤，也是解剖人体内部组织的常用方法。

2）缝合是将已经切开或外伤断裂的组织、器官进行对合或重建其通道，恢复其功能。

3）打结是医生在进行手术缝合伤口时所打的结。

4）剪线是将缝合或结扎后残留的缝线进行剪除。

5）拆线是指在缝合的皮肤切口愈合以后或手术切口发生某些并发症时（如切口化脓性感染、皮下血肿压迫重要器官等）拆除缝线的操作过程。

（二）禁忌证

污染严重或已化脓感染的伤口。

（三）操作前准备

1）器械准备：消毒钳、持针器、镊子、缝针、缝线、剪刀、纱块、胶布、消毒液等。

2）操作区域：消毒、铺巾、麻醉。

3）操作者准备：外科手消毒、戴手套，必要时穿手术衣。

（四）操作步骤

**1. 切开（cutting）**

切开皮肤时刀刃与皮肤垂直，刀片垂直进入皮肤及皮下组织，一次切开，然后刀柄倾斜45°行刀，到切口完成后，刀柄垂直皮肤拔出。

**2. 缝合（suture）**

1）进针：进针时，左手执有齿镊，提起组织边缘，右手执持针器，针尖垂直于组织进针，然后用腕臂力由内旋进，顺针的弧度刺入皮肤，经皮下从对侧切口皮缘穿出。缝合皮肤时，一般针距1～2cm、边距0.5～1cm。

2）拔针：拔针时，针体的前半部穿过被缝合的组织后，用有齿镊夹住针体向外沿针体弧度方向拔针，同时持针器夹住针体后半部进一步前推，以协助拔针。

3）出针：当针要完全拔出时，阻力已很小，可松开持针器，用有齿镊夹针继续外拔，持针器迅速转位再夹针体（前1/3弧处），将针完全拔出。缝合过程中应注意三垂直，即进针时针尖与皮肤垂直，针体与切口垂直，出针时针尖与皮肤垂直。

**3. 打结（knotting）**

1）单手打结法（one-hand technique）：简单、迅速，左右两手均可进行，术中应用最广泛，应重点掌握和练习。打结时，一手持线，另一手动作打结，主要动作为拇、食、中三指。

2）双手打结法（two-hand technique）：分别以左右手用相同的方法打成两个交叉结，对深部或组织张力较大的缝合结扎较为方便可靠。适于作外科结。

3）器械打结法（instrumental tie）：一般左手捏住缝合针线一段，右手拿持针器或血管钳打结，用于连续缝合、深部操作、线头较短以及一些精细手术时。

**4. 剪线（cut the suture flush）**

将剪刀开口约 15°，靠在缝线尾，顺缝线向下滑动至线结上缘，再将剪尖向上倾斜 25°～45°，然后将缝线剪断。剪刀与缝线的倾斜角度越大，留取的线头就越长。

**5. 拆线（suture removal）**

操作者左手持血管钳或镊子，夹住线头，轻轻向上提起。用拆线剪刀插进线结下空隙，紧贴针眼，在由皮内拉出的部分将线剪断，随即将缝线向对侧拉出。全部拆完后，用消毒液棉球再擦拭一遍，盖无菌敷料，包扎固定。

（五）注意事项

1）依据切开部位、切口长短、手术刀片的大小，选择合适的执刀方法（执弓式、抓持式、执笔式、反挑式）。

2）切开时用食指、拇指固定切口部位，必要时可由助手协助固定皮肤。切开皮肤时，一般可用垂直下刀、水平走刀、垂直出刀，要求用力均匀，皮肤和皮下组织一次切开，避免多次切割和斜切。

3）在缝合前，持针器夹取缝合针的部位是在中后 1/3 交界处；穿线的方法是由针的外侧向内侧穿入。在缝合时，遵循"垂直进针、弧形挽出"的原则，即：针头垂直进入一侧切口皮肤，然后沿针形的弧度挽出到对侧切口。在缝合的过程中，进针与出针的距离要保持为 1cm，第一针与第二针的距离也是 1cm。

4）打结时，每个方结的第一个单结与第二个单结方向不能相同，否则就成假结，容易滑脱。两手用力应均匀，否则亦可成为滑结，应避免。深部打结时用一个手指按压线结附近，逐渐拉紧，要求两手用力点与结扎点成一直线。即三点一线，不可成角或向上提起，否则易组织撕脱或线结松脱。

5）剪线时，留线头长短的原则：细线留短些，粗线留长些；浅部留短些，深部留长些；结扎次数多留短些，结扎次数少留长些；重要部位及血管留长些。

6）拆线操作至拉线时，应向切口的缝线剪断侧将缝线拉出，动作要轻巧，如向对侧硬拉可能使创口拉开，且患者有疼痛感。拆线后如发现愈合不良而有裂开的可能，则可用蝶形胶布将伤口固定，并以绷带包扎。

# 第五节　伤口换药、疮面换药

换药（dressing change），又称更换敷料，包括检查伤口、除去脓液和分泌物、清洁伤口及覆盖敷料。换药是预防和控制伤口或疮面感染，消除妨碍伤口或疮面愈合的因素，促进伤口或疮面愈合的一项重要外科操作。

（一）目的

1）清洁伤口换药：更换伤口敷料，保持伤口无菌。

2）污染伤口或疮面换药：去除伤口或疮面污染物，预防与控制伤口或疮面感染。

3）感染伤口或疮面换药：清创，控制伤口或疮面感染，促进伤口或疮面愈合。

（二）适应证

1）无菌手术后 3～4 天检查伤口局部愈合情况，观察伤口有无感染。
2）伤口或疮面有出血、活动性渗血，需立即换药检视并止血。
3）感染伤口或疮面，分泌物较多，需每天换药甚至多次换药。
4）伤口或疮面留置引流物需要松动、部分拔除或全部拔出者。

（三）操作前准备

1）患者准备：保持合适体位，既有利于患者舒适，也有利于医生换药。
2）操作者准备：外科洗手，戴口罩，戴帽子，戴手套。
3）用物准备：换药包内含 2 个治疗盘（碗）和 2 把镊子（血管钳）、剪刀、纱块、棉球、胶布、消毒液、药膏、引流物等。

（四）操作步骤

### 1. 伤口换药

1）揭去敷料，暴露伤口：用手揭去外层敷料，再用镊子或血管钳轻轻揭去内层敷料。揭除敷料的方向与伤口纵轴方向平行，以尽可能减少疼痛。
2）观察伤口，了解渗出：观察伤口有无红肿、出血，有无分泌物，有无引流物，注意伤口肉芽组织的颜色变化。
3）清理伤口，更换引流：左手持另一把无菌镊子或血管钳将治疗盘（碗）内的消毒棉球传递给右手的一把直接接触伤口的镊子或血管钳操作，用以伤口周围皮肤擦洗。消毒范围为伤口周围皮肤 3～5cm 的区域，一般消毒 2～3 遍。若伤口有分泌物，可用生理盐水反复清洗。若伤口有引流物时，应松动引流或拔除更换。
4）覆盖伤口，固定敷料：最后用无菌敷料覆盖伤口并以胶布粘贴固定。贴胶布方向，应与肢体或躯干长轴垂直，长短适宜。

### 2. 疮面换药

疮面换药是对疮疡、烧伤、痔漏等病证的疮面进行清洗、上药、包扎等，以达到清热解毒、提脓祛腐、生肌收口等目的的一种处理方法。

1）揭去敷料，暴露疮面：用手揭去外层敷料，再用镊子或血管钳轻轻揭去内层敷料。如分泌物干结黏着，可用生理盐水湿润后再揭下，以免损伤肉芽组织和新生上皮。
2）观察疮面，了解渗出：观察疮面有无红肿、出血，有无分泌物，有无引流物，注意疮面肉芽组织的颜色变化。
3）清理疮面，更换引流：左手持另一把无菌镊子或血管钳将治疗盘（碗）内的消毒棉球传递给右手的一把直接接触疮面的镊子或血管钳操作，用以消毒疮口周围皮肤，由疮口周围消毒至疮口边缘，用 1∶5000 呋喃西林棉球清洁疮面。消毒范围为疮面周围皮肤 3～5cm 的区域，消毒 2 遍以上。若疮面有引流物时，应松动引流或拔除更换。
4）疮面敷药，包扎固定：药粉均匀撒在疮面上，再将已摊涂好药膏的纱块覆盖疮面，胶布固定，酌情包扎。

（五）注意事项

1）换药者操作应当稳、准、轻，禁忌动作过粗过大，严格遵守无菌技术。

2）根据伤口情况准备换药敷料和用品，应勤俭节约，物尽其用，不应浪费。

3）合理掌握换药的间隔时间，间隔时间过长不利伤口愈合，间隔时间过短因反复刺激伤口也会影响伤口愈合，同时增加患者痛苦，并造成浪费。

4）外层敷料是直接用手揭下，然后将敷料的内侧面向上放入到污物盘（碗）中；而内层敷料需要用镊子取出，放置到污物盘（碗）中时，要内侧面向下放置。

5）在消毒时，一把镊子或血管钳用于传递治疗盘（碗）中物品，另一把镊子或血管钳专用于接触伤口或疮面，其尖端要始终保持向下。

6）消毒顺序：清洁伤口由创缘向外消毒，污染、感染伤口或疮面，由外向创缘擦洗。

7）疮面换药过程中，药粉应均匀撒在疮面上，敷布范围要略大于病变部位。摊涂药膏宜薄，以免疮面肉芽生长过盛呈胬肉而影响疮面愈合。外敷药必须贴紧疮面，包扎固定时注意松紧适度。

8）针对破伤风、气性坏疽、溶血性链球菌和绿脓杆菌感染的伤口或疮面，在换药时应穿隔离衣，器械应严格隔离，对污染的敷料必须焚毁，以免交叉感染。

# 第六节　腔镜基本操作技术

腔镜微创技术是外科手术发展的必然趋势。医学生早期接受腔镜模拟培训具有重要的现实意义，训练的质量直接影响到医学生在未来临床工作中的表现和能力。本节教学的目的是让学生进行夹持传递、剪切分离和缝合打结方面的学习和训练，培养学生腔镜下空间感、方向感及手眼的协调，使得学生通过整个学习过程，初步掌握腔镜器械的使用，熟练掌握腹腔基本操作技术。

## 一、夹持传递

### 1. 目的

训练操作者腔镜下双手配合、手眼配合及纵深感的技能。

### 2. 操作前准备

1）腔镜手术模拟训练器 1 台、可调焦距摄像头 1 个、光源及电视监视器。

2）塑料容器、塑料梅花桩各 1 个，彩珠 20 枚，无损伤抓钳、分离钳各 1 把。

### 3. 操作步骤

1）左手操作无损伤抓钳，从容器中夹持一个彩珠离开容器。

2）将彩珠传递给右手分离钳，然后将彩珠放在高低不等的梅花桩上。

3）右手持分离钳再将彩珠取回，移入容器中（图 7-12）。

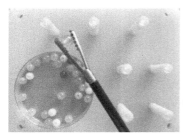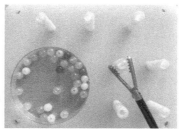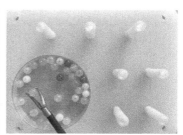

图 7-12　夹持传递训练

### 4. 考核标准

开始计时后，器械才可进入腔镜视野，以 180 秒内正确传递彩珠的个数计算分数；必须同时使用分离钳和抓钳；双手必须有彩珠的传递过程；掉落彩珠不计个数。

### 5. 注意事项

1）操作时双手一定要有传递过程。

2）不得用器械将左侧小盒内的彩珠直接放入右侧小盒中。

## 二、剪切分离

### 1. 目的

训练操作者腔镜下精细剪切的技能。

### 2. 操作前准备

1）腔镜手术模拟训练器 1 台、可调焦距摄像头 1 个、光源及电视监视器。

2）纸质圈模块（外侧圈直径 4.7cm，内侧圈直径 4.3cm，圆圈宽度 0.2cm），分离钳、剪刀各 1 把。

### 3. 操作步骤

1）一手操作分离钳，固定和转动图形；另一手持弯形剪沿同心圆线外进行图形剪切。

2）在两圆之间区域进行剪切，完整将内圆圈剪下。图形中心可使用小柱固定，但可以转动（图 7-13）。

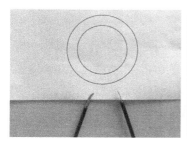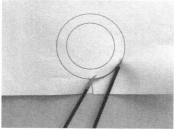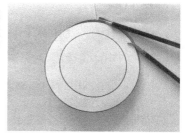

图 7-13　剪切分离训练

### 4. 考核标准

剪切分离要求以成功剪切一个同心圆所用时间来计算，超过 60 秒记为不合格；沿同心圆内外圈之间的区域进行剪切；同心圆最外圈只可有一个切口；过度牵拉纸张，纸质损坏成绩无效。

### 5. 注意事项

操作时尽量暴露操作区域并给以操作区域一定的张力。

## 三、缝合打结

### 1. 目的

训练操作者腔镜下缝合打结技能。

### 2. 操作前准备

1）腔镜手术模拟训练器 1 台、可调焦距摄像头 1 个、光源及电视监视器。

2）模拟组织硅胶模块 1 块，15cm 缝线 1 根，普通持针器、分离钳、剪刀各 1 把。

### 3. 操作步骤

1）经 12mm 穿刺孔将针放入模拟器内。

2）左、右手协调配合将针持置于正位。

3）按照外科手术原则进行腔镜下缝合、绕线打结（1 个外科结+1 个单结）。

4）剪线并将针取出模拟器（图 7-14）。

### 4. 考核标准

以成功完成一个腔镜外科结（1 个外科结+1 个单结）所用时间来计算；超过 240 秒记为不合格；选手必须在指定区域进行连续缝合打结；过度牵拉模块，导致组织撕裂记为无效。

### 5. 注意事项

1）针放入模拟器的方法要正确，夹线进针或持针进针均可。

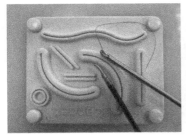 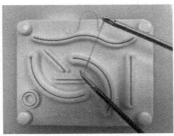 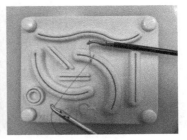

图 7-14 缝合打结训练

2）右手要灵活、充分地配合，辅助操作器械充分配合主操作器械。

# 参 考 文 献

毕卫云，朱财林，杨桂涛. 2014. 利用腹腔镜模拟器开展外科医师岗前技能培训. 中国内镜杂志，20（10）：1109-1112.

姜保国，陈红. 2020. 中国医学生临床技能操作指南. 3 版. 北京：人民卫生出版社.

唐敏，叶俊，刘边疆，等. 2019. 腹腔镜模拟训练课程和考核标准的建立与评价. 南京医科大学学报（社会科学版），19（5）：419-422.

杨博华. 2013. 中医外科临床技能实训. 北京：人民卫生出版社.

中华人民共和国卫生部. 2009. 医务人员手卫生规范.

Xie S，Zheng W，Zhou Y，et al. 2022. Evidence-based assessment of acupuncture skills using a newly developed simulation-based test. World Journal of Acupuncture-Moxibustion，32（4）：298-304.